D1750929

Gesellschaft für Ernährungsforschung e. V. (Hrsg.)
Prof. Dr. med. Peter Billigmann · Dr. rer. nat. Stefan Siebrecht

Physiologie des L-Carnitins und seine Bedeutung für Sportler

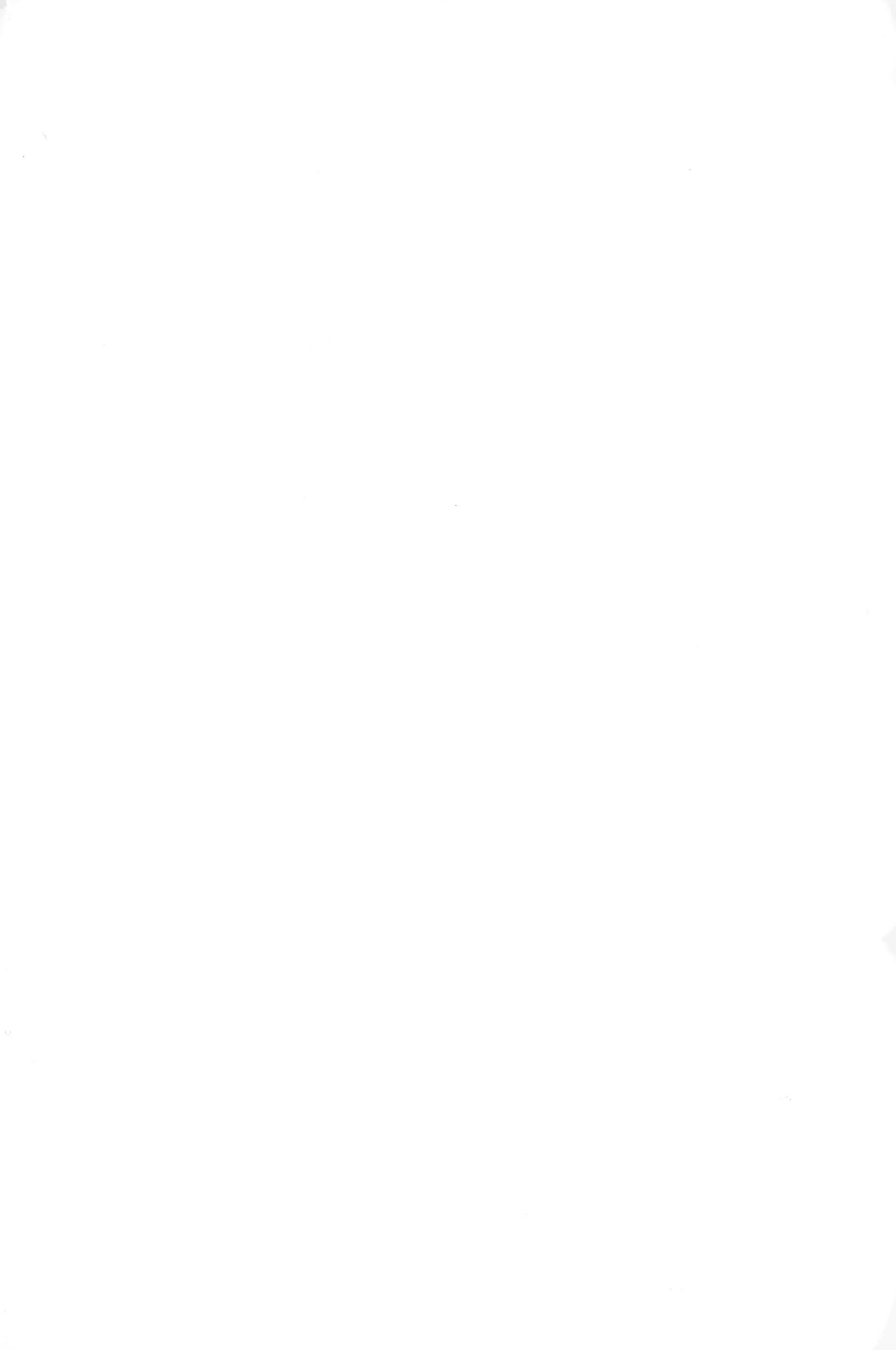

Gesellschaft für Ernährungsforschung e. V. (Hrsg.)
Prof. Dr. med. Peter Billigmann · Dr. rer. nat. Stefan Siebrecht

Physiologie des L-Carnitins und seine Bedeutung für Sportler

schlütersche

Bibliografische Information Der Deutschen Bibliothek
Die Deutsche Bibliothek verzeichnet diese Publikation in der Deutschen Nationalbibliografie;
detaillierte bibliografische Daten sind im Internet über http://dnb.ddb.de abrufbar.

ISBN 3-89993-752-X

Anschrift der Herausgeberin:

Gesellschaft für Ernährungsforschung e. V.
Max-Eyth-Straße 39
89231 Neu-Ulm
e-Mail info@gfe-ev.de

© 2004, Schlütersche Verlagsgesellschaft mbH & Co. KG
    Hans-Böckler-Allee 7, 30173 Hannover

Alle Rechte vorbehalten. Das Werk ist urheberrechtlich geschützt. Jede Verwertung außerhalb
der gesetzlich geregelten Fälle muss vom Verlag schriftlich genehmigt werden.
Eine Markenbezeichnung kann warenzeichenrechtlich geschützt sein, ohne dass dies
besonders gekennzeichnet wurde.

Gestaltung: Schlütersche Verlagsgesellschaft mbH & Co. KG
Satz: Die Feder, Konzeption vor dem Druck GmbH, Wetzlar
Druck und Bindung: Richard Bretschneider GmbH, Braunschweig

Inhalt

Vorwort 9
Über die Autoren 10
Einleitung 11

Teil 1: Physiologie des L-Carnitins 13

1 Was ist L-Carnitin? 13
- 1.1 Kurze Geschichte des L-Carnitins 14
- 1.2 Vorkommen von L-Carnitin 15
- 1.2.1 L-Carnitin Vorkommen im menschlichen Körper 15
- 1.2.2 L-Carnitin in Abhängigkeit von Alter und Geschlecht 15
- 1.2.3 L-Carnitin Vorkommen in der Nahrung 16
- 1.3 L-Carnitinaufnahme mit der Nahrung 16
- 1.4 Die körpereigene L-Carnitin-Biosynthese 18
- 1.4.1 Ablauf der L-Carnitin-Biosynthese in unserem Körper 19
- 1.4.2 Regulation der körpereigenen L-Carnitin-Biosynthese 20
- 1.4.3 Exogenes L-Carnitin hemmt nicht die L-Carnitin-Biosynthese ... 21
- 1.4.4 Lysin-, Methionin- und Proteinmangel 21
- 1.4.5 Vitamin C-Mangel 22
- 1.4.6 Eisenmangel 22
- 1.4.7 Pyridoxinmangel (Vitamin B6) 24
- 1.4.8 Folsäuremangel 24
- 1.4.9 Riboflavinmangel (Vitamin B2) 24
- 1.4.10 Cobalaminmangel (Vitamin B12) 24
- 1.5 Beeinflussung des L-Carnitin-Turnovers auf die L-Carnitin-Biosynthese 25
- 1.5.1 Größenordnung der L-Carnitin-Biosynthese 26
- 1.6 L-Carnitin-Bedarfsdeckung durch Biosynthese und Nahrung 28
- 1.7 Stoffwechsel des L-Carnitins 28
- 1.7.1 Resorption im Darm 28
- 1.7.2 Resorption von L-Carnitin im Gewebe 29
- 1.7.3 Rückresorption in der Niere 30
- 1.7.4 Turnover, Abbau und Ausscheidung von L-Carnitin 31
- 1.8 L-Carnitin-Mangel 32

2 Physiologische Funktionen von L-Carnitin 35
- 2.1 Transport von Fettsäuren (katalytische Funktion) 35
- 2.1.1 Transport von langkettigen Fettsäuren durch die Mitochondrienmembran 35
- 2.1.2 Transport von Fettsäuren aus den Peroxisomen in die Mitochondrien 38
- 2.1.3 Export von organischen Säuren (»Entgiftungsfunktion«) 38
- 2.2 Funktion als Puffer für Coenzym A (metabolische Funktion) 39
- 2.2.1 Entgiftungsfunktion, Schutz der Mitochondrienmembranen 41
- 2.2.2 Einfluss von L-Carnitin auf den ATP-Transport 41
- 2.2.3 Speicherung von Acetyl-Resten 41
- 2.2.4 Einfluss auf die Verbrennung mittel- und kurzkettiger Fettsäuren 42
- 2.2.5 Steigerung der Hippursäureproduktion 43

2.2.6	Einfluss auf die Bildung von Ketonkörpern	43
2.3	L-Carnitin als sekundäres Antioxidanz	46
2.3.1	Lipoperoxide	47
2.3.2	L-Carnitin steigert die antioxidativen Schutzsysteme	47
2.4	L-Carnitin-Wirkung auf die Blutgefäße	50
2.4.1	Mögliche Mechanismen der Gefäßerweiterung durch L-Carnitin	50
2.4.2	Folgen einer Gefäßerweiterung durch L-Carnitin	51
2.5	L-Carnitin und der Kohlenhydratstoffwechsel	54
2.5.1	Optimierung des Kohlenhydratstoffwechsels durch L-Carnitin	55
2.5.2	Einfluss auf PDH und Glucoseverwertung	55
2.5.3	Einfluss auf die Laktatbildung	55
2.6	L-Carnitin und der Fettstoffwechsel	56
2.6.1	Steigerung der Fettverbrennung: in vitro Studien	58
2.6.2	Steigerung des Fettstoffwechsels in vivo bei Tieren	58
2.6.3	Steigerung des Fettstoffwechsels in vivo beim Menschen	59
2.6.4	Gesammelte Studien zur Steigerung der Fettverbrennung durch L-Carnitin	65
2.7	L-Carnitin und der Proteinstoffwechsel	66
2.7.1	Spareffekt auf verzweigte Aminosäuren (BCAA) durch L-Carnitin	66
2.7.2	Antikatabole Effekte des L-Carnitins	67
2.8	L-Carnitin und Ammonium	68
2.8.1	Wie und wann entsteht Ammonium in unserem Körper?	68
2.8.2	Ammonium bei eiweißreicher Sporternährung	69
2.8.3	Warum ist Ammonium so giftig?	69
2.8.4	Wie schützt L-Carnitin vor dem giftigen Ammonium?	70
2.8.5	Studien zu L-Carnitin und Ammonium	71
2.8.6	Zusammenfassung L-Carnitin und Ammonium	72
2.9	L-Carnitin und biologische Zellmembranen	72
2.9.1	Aufbau und Funktion von Membranen	73
2.9.2	Eigenschaften von L-Carnitin und Acyl-Carnitinen	73
2.9.3	Effekte von L-Carnitin und seinen Esterderivaten auf Membranen	74
2.9.4	Bereitstellung von aktivierten Fettsäuren für die Membran-Synthese	74
2.9.5	Schutz der Membranlipide vor Peroxidation	75
2.9.6	Modulierung der Membran-Eigenschaften	75
2.9.7	Wirkung auf Rezeptor- und Transportproteine	75
2.9.8	Leckschlagen von Membranen	76
2.9.9	Andere Effekte	76
2.9.10	Zusammenfassung L-Carnitin und Membranen	76
2.10	L-Carnitin und die Erythrozyten	77
2.10.1	Einfluss auf die Zellmembranen der Erythrozyten	77
2.10.2	L-Carnitin und Erythropoetin	78
2.11	L-Carnitin und das Immunsystem	79
2.11.1	Immunologische Begriffe und Erklärungen	79
2.11.2	Körperfremde Immunstimulanzien	80
2.11.3	L-Carnitin und das Immunsystem	80
2.11.4	Schutz des Immunsystems durch L-Carnitin-Supplemente	84
2.11.5	Diphterie und Myokarditis	85
2.11.6	Effekte von L-Carnitin auf das Immunsystem	86
2.11.7	Zusammenfassung Immunsystem und L-Carnitin	87

Teil 2: Bedeutung des L-Carnitins für den Sportler 89

3   Sinn und Zweck der Sportlernahrung 89

4   L-Carnitin als Teil einer optimierten Sporternährung 93

5   L-Carnitin: Sporthistorischer Rückblick 95

6   L-Carnitin bei Sportlern 99
     6.1   Erhöhter L-Carnitin-Bedarf bei Sportlern 99
     6.1.1   Erhöhte L-Carnitinausscheidung beim Sport 99
     6.2   Verringerte L-Carnitinaufnahme mit der Nahrung 100
     6.3   Einschränkung der L-Carnitin-Biosynthese bei Sportlern 101
     6.4   L-Carnitin-Mangel bei Sportlern 101
     6.4.1   Sekundärer L-Carnitin-Mangel bei Sportlern? 102
     6.4.2   Funktionaler (relativer) L-Carnitin-Mangel 102
     6.4.3   Mangel an freiem L-Carnitin im Blut 104
     6.4.4   Mangel an freiem L-Carnitin in der Muskulatur 105

7   Steigerung des Muskel-L-Carnitin-Gehaltes 109

8   L-Carnitin – Wirkungen auf den Sportler 115
     8.1   L-Carnitin reduziert den oxidativen Stress beim Sport 117
     8.2   L-Carnitin verhindert Muskelschäden 119
     8.3   L-Carnitin reduziert die Laktatbildung 121
     8.4   Physiologische Leistungssteigerung durch L-Carnitin 124
     8.5   L-Carnitin und Stresshormone im Sport 128
     8.6   L-Carnitin und die Energieproduktion (ATP) 129
     8.7   L-Carnitin und das Sportlerherz 130
     8.8   L-Carnitin und Ammonium im Sport 131
     8.9   L-Carnitin für das Blut des Sportlers 132
     8.10   L-Carnitin und das Immunsystem des Sportlers 132

9   Liste aller Studien über L-Carnitin bei Sportlern 135

10   Herstellung und Sicherheit von L-Carnitin 143
     10.1   Sicherheit von L-Carnitin 143
     10.2   Herstellung von L-Carnitin 143
     10.2.1   Industrielle Herstellung von D, L-Carnitin 144
     10.2.2   Herstellung von L-Carnitin nach dem L-Carnipure-Verfahren 144
     10.2.3   Unterschied zwischen D-Carnitin und L-Carnitin 145
     10.3   L-Carnitin Rohstoffe für die orale Anwendung 147
     10.4   Mögliche Dosierungen 148

11   Zusammenfassung 151

12   Abbildungsverzeichnis 153

13   Tabellenverzeichnis 155

14   Literatur 157

15   Register 185

Vorwort

Sportlernahrung hat heute nicht mehr allein zum Ziel, die Leistungsfähigkeit von Spitzensportlern zu steigern. Es geht vielmehr um den Erhalt der Leistungsfähigkeit des Sportlers und den Schutz seiner Gesundheit vor Schäden, die durch eine allzu hohe Belastungsintensität hervorgerufen werden. Förderung der Regeneration, Stabilisierung des Immunsystems und auch Schutz des Herzens sind elementare Aufgaben, die durch eine richtige Ernährung beeinflusst werden können.

Unter diesen Aspekten gewinnen Nährstoffe vermehrt an Bedeutung, z. B. die klassischen Vitamine und Mineralien, aber auch andere Nährstoffe wie Aminosäuren, Omega-3-Fettsäuren, L-Carnitin, Q10, Creatin und weitere Nährstoffe. Sie steigern nicht direkt die Leistungsfähigkeit von Spitzensportlern – was dann auch Diskussionen über Doping auslösen würde –, sondern sind einfach wesentliche Stoffe für unseren Körper.

Eine Supplementation mit Nährstoffen ist legal, sicher und – richtig angewandt – empfehlenswert. Gerade junge Sportler denken heute häufig zu wenig an ihre Gesundheit, und es kommt leider immer wieder vor, dass Athleten wie Fabrice Salanson (Radfahrer, 22 Jahre) oder Marc-Vivian Foe (Fußballnationalspieler Kamerun, 28 Jahre) am plötzlichen Herztod sterben. Diese schockierenden Folgen mögen zeigen, wie wichtig eine richtige Gesundheitsvorsorge ist. Über die Ursachen und die Möglichkeiten, so etwas zu verhindern, wird immer wieder diskutiert und spekuliert.

Nährstoffe wie Aminosäuren, Omega-3-Fettsäuren, Coenzym Q10, L-Carnitin und andere Substanzen sind hierbei mehr als nur mögliche Mittel zur Leistungssteigerung. Sie verdienen eine genauere wissenschaftliche Betrachtung aller Aspekte und Bedingungen, unter denen sie einen gewissen Schutz für die Gesundheit von aktiven Menschen und Profisportlern leisten können.

In diesem Sinne liefert dieses Buch erstmalig eine ausführliche Zusammenfassung über den Einfluss von L-Carnitin auf die Gesundheit und Leistungsfähigkeit von Sportlern.

Dr. rer. nat. Stefan Siebrecht
Präsident der Gesellschaft für
Ernährungsforschung e. V.

Über die Autoren

Dr. rer. nat. Stefan Siebrecht

Stefan Siebrecht ist einer der fundiertesten Kenner von L-Carnitin. Er war acht Jahre bei der Lonza Group Manager für Marktentwicklung Ernährung Europa. Zuvor hat er bei Merck Sharp & Dohme im Bereich Herz-Kreislauf-Erkrankungen gearbeitet und war für die Doler AG und für Novartis Nutrition tätig. Dr. Siebrecht ist Präsident der Gesellschaft für Ernährungsforschung (GfE) e.V. mit Sitz in Neu-Ulm.

Prof. Dr. med. Peter Billigmann

Peter Billigmann ist Facharzt für Allgemeinmedizin und hat sich auf Sportmedizin spezialisiert. Er war Leistungssportler und betreut heute viele aktive Profisportler. Er ist und war u. a. Teamarzt und Leistungsdiagnostiker vieler Profivereine und Mannschaften, wie z. B. dem 1. FC Kaiserslautern und dem MSV Duisburg (Fußballbundesliga), der Düsseldorfer EG (Eishockey), dem TTC Grenzau (Tischtennis), dem VC Mendig (Volleyball) und den Radsportteams Coast und Gerolsteiner. Er verfügt über langjährige Erfahrung im Sport und kennt alle Möglichkeiten, wie Sportler ihre Leistung auf physiologisch sinnvolle Weise gesund erhalten und steigern können.

Einleitung

L-Carnitin gehört zu den wohl interessantesten und meist diskutierten Nahrungsergänzungen (Supplementen) auf dem Weltmarkt. Es existieren zahlreiche Thesen, Befunde, aber auch vage Vermutungen über die Wirksamkeit bzw. das Wirkungsspektrum von L-Carnitin gerade beim Menschen. Häufig sind leider haltlose Versprechungen in Werbeanzeigen oder unseriöse Information im Sinne der Verkaufsförderung.

L-Carnitin ist kein Therapeutikum und auch kein Arzneimittel. Es hat jedoch als natürlich vorkommender Nahrungsinhaltsstoff viele nützliche Wirkungen für den Sportler und für den gesundheitsbewussten Normalbürger. Neben wissenschaftlich untermauerten Tatsachen müssen auch positive Erfahrungsberichte von Anwendern berücksichtigt werden.

In diesem Buch werden die vielfältigen Wirkungen von L-Carnitin auf den Organismus des Sportlers zusammengefasst. Hierzu existieren zahlreiche Studien. Insgesamt wurden über 30 verschiedene Parameter in den Studien gemessen und untersucht. Auch wenn sich bisher keine einheitlich positiven Daten ermitteln lassen, so zeigt diese Analyse doch positive Effekte, da sich in 53 von 60 Arbeiten immer mindestens ein Parameter durch eine L-Carnitin Supplementation verbesserte. Bei vielen dieser Untersuchungen unterscheiden sich Belastungsart und -intensität ebenso wie die Dauer und Höhe der Dosierung, so dass Vergleiche und direkte Schlussfolgerungen manchmal kaum möglich sind. Hinzu kommt: Viele Arbeiten, die sich mit einer L-Carnitin-Einnahme befassen, entsprechen nicht strengsten wissenschaftlichen Kriterien. Dies wird bei der Besprechung der Untersuchungen berücksichtigt und deutlich herausgestellt.

Dieses Buch soll einen Überblick geben über alle relevanten Parameter, die in den Studien mit L-Carnitin gemessen wurden. Das unterschiedliche Design der Studien erschwert eine vergleichende Betrachtung und ergibt für viele Effekte bisher kein einheitliches Bild. Die Analyse der Literatur zeigt jedoch vielfach Hinweise auf günstige Effekte des L-Carnitins, insbesondere im Bereich der Regeneration und der Verarbeitung von Belastungsreizen durch den Organismus.

Wie in der klinischen Medizin, so wird auch in der Sportmedizin zunehmend die Forderung laut, Studien nur noch nach den Kriterien der »evidence based medicine« durchzuführen und zu akzeptieren, um die angewandten diagnostischen und therapeutischen Verfahren in ihrer Wirksamkeit durch harte wissenschaftliche Fakten eindeutig zu belegen. Es ist jedoch oft schon schwierig, für sportmedizinische Studien eine genügende Zahl vergleichbarer Probanden zu rekrutieren. In der sportmedizinischen Praxis bewegt man sich daher oft in einer »Grauzone der Unwissenschaftlichkeit« und muss sich häufig auf seine eigenen Erfahrungen besinnen. Eigene Erfahrungen zeigen, dass bereits kleine Beeinflussungen der äußeren Umstände dramatische Effekte auf die Leistungsfähigkeit von Sportlern haben können. Es ist daher falsch, sich allein auf wissenschaftliche Fakten zu beschränken und die persönlichen Erfahrungen behandelnder Sportärzte und Trainer nicht zu berücksichtigen.

Auch Erfahrungsberichte von Athleten liefern positive Hinweise darauf, dass Sportler aus Ausdauersportarten, aber auch Athleten aus Kraft- und Schnellkraftdisziplinen von einer L-Carnitinsupplementation profitieren können (Mares 2000).

Es sollen in diesem Buch daher nicht nur mögliche direkte leistungssteigernde Effekte einer L-Carnitin-Supplementation für den Sportler beleuchtet werden, sondern auch indirekte positive Wirkungen, wie die Verbesserung der Regenerationsfähigkeit und auf das Immunsystem, so dass sich mit diesem Buch erstmalig ein möglichst komplettes und umfassendes Werk über die Möglichkeiten für den Einsatz von L-Carnitin im Sport ergibt.

Teil 1: Physiologie des L-Carnitins

1 Was ist L-Carnitin?

L-Carnitin ist ein vitaminähnlicher und bedingt essenzieller Nährstoff (Richtlinie der EG, Gerichtsurteil Grasse, Urteil EuGH, Viell BGVV 2001) in der Ernährung des Menschen.

L-Carnitin ist ein wichtiger Bestandteil unserer täglichen Nahrung und kommt praktisch in jeder Zelle unseres Körpers vor. Es spielt eine wichtige essenzielle Rolle in der Fettverbrennung und in der Energieproduktion des menschlichen Körpers. L-Carnitin übt in den Zellen von Mensch und Tier eine Schlüsselfunktion in der Energiebereitstellung aus (Di Lisa 1995, Scholte 1996, Siliprandi 1994). Ohne L-Carnitin kann der Mensch langkettige Fettsäuren nicht verwerten und keine Energie aus diesen Fettsäuren gewinnen. L-Carnitin ist darüber hinaus im Organismus an vielen weiteren biochemischen Prozessen direkt oder indirekt beteiligt. So fördert L-Carnitin auch die Integrität und die Funktion von Zellmembranen und entfaltet neuroprotektive Effekte. Chemisch gesehen ist L-Carnitin ein Amino-Buttersäure-Derivat und ein relativ kleines und einfaches Molekül.

Chemische Struktur von L-Carnitin:

L-Carnitin ist:
- ein bedingt essenzieller Nährstoff mit vitaminähnlichen Eigenschaften
- essenziell für den Fettstoffwechsel
- ein natürlicher Bestandteil unserer täglichen Nahrung
- im Körper weit verbreitet, kommt praktisch in jeder Zelle vor
- wird auch vom Körper selbst hergestellt, ist somit auch eine körpereigene Substanz
- eine Lebensmittelzutat, kein Arzneimittel oder Dopingmittel
- seit fast 100 Jahren bekannt
- eine sichere Nahrungsergänzung, die keine schädigenden Nebenwirkungen hat
- ein Nährstoff mit positiven gesundheitsfördernden Eigenschaften
- mit mehr als 17.000 wissenschaftlichen Arbeiten gut dokumentiert
- auch heute noch stark umforscht, jährlich erscheinen ca. 300–600 neue Publikationen

Ist L-Carnitin ein Vitamin?
Im »Handbook of Vitamins«, der amerikanischen Bibel der Vitamine, werden unter dem Kapitel »vitaminlike substances« (vitaminähnliche Verbindungen) insgesamt nur vier Substanzen erwähnt, die vitaminähnlichen Charakter haben und im Prinzip den Vitaminen gleichgestellt werden. Diese sind *Cholin, Inositol, Taurin und L-Carnitin.* L-Carnitin ist somit heute als ein vitaminähnlicher Nährstoff mit physiologischer Bedeutung klassifiziert.

Was ist L-Carnitin?

1.1 Kurze Geschichte des L-Carnitins

1905 Carnitin wird fast zeitgleich von zwei Arbeitsgruppen als Bestandteil der Muskulatur im Liebig'schen Fleischextrakt entdeckt. Dabei wurde das L-Carnitin aus einer Lösung von Muskelextrakt mit Kaliumwismutjodidlösung (Gulewitsch und Krimberg, Moskau 1905) und mit Tanninlösung (Kutscher, Marburg 1905) ausgefällt und erstmalig isoliert. Man gab der Substanz den Namen Carnitin (von »carnis«, lateinisch = Fleisch).

1927 Die chemische Struktur des L-Carnitins als 3-Hydroxy-4-N-trimethyl-aminobuttersäure wird aufgeklärt (Tomita und Sendju 1927).

1935 Der deutsche Forscher Prof. Strack (Leipzig) beginnt in Leipzig mit seiner über 40 Jahre dauernden L-Carnitin-Forschung. Er ist der erste, dem es gelingt, L-Carnitin im Labor synthetisch herzustellen, und er führt auch die ersten menschlichen Studien mit L-Carnitin durch. Insgesamt veröffentlicht Prof. Strack über 200 wissenschaftliche Arbeiten über L-Carnitin und meldet zahlreiche Patente an.

1948 Fraenkel studiert die B-Vitamine am Modell des weißen Mehlwurms Tenebrio Molitor und entdeckt ein neues und unbekanntes Vitamin, das essenziell für die Fettverbrennung und die Metamorphose des Mehlwurms ist. Er gab ihm den Namen Vitamin Bt (Fraenkel, Blewett und Coles 1948).

1952 Vitamin Bt wird als Carnitin identifiziert (Carter 1952).

1953 Die Konfiguration von Carnitin wird als L-Carnitin erkannt und erste Mengen von L-Carnitin werden aus synthetisch hergestelltem D, L-Carnitin gewonnen (Strack 1953). Dies führte zum ersten Patent zur Herstellung von reinem L-Carnitin durch Strack 1959.

1955 Die entscheidende Bedeutung von L-Carnitin bei der Verbrennung von Fettsäuren in den Mitochondrien wird entdeckt. Die Palmitatoxidation von homogenisierter Rattenleber wurde durch Zusatz von Muskelextrakt gesteigert. Es zeigte sich, dass das im Muskelextrakt vorhandene L-Carnitin die mitochondriale Oxidation der langkettigen Fettsäuren stimuliert hatte (Fritz 1955).

1955 wurde das Enzym Carnitin-Acetyltransferase entdeckt (Friedmann und Fraenkel 1955), welches die reversible Übertragung von aktivierten Acetylgruppen zwischen L-Carnitin und dem Coenzym A katalysiert und somit zur Bildung der aktivierten Essigsäure beiträgt, die als Bindeglied zwischen dem Kohlenhydrat- und dem Fettstoffwechsel von großer Bedeutung ist. Heute ist auch diese Funktion von L-Carnitin allgemein anerkannt und hat in alle medizinischen und biochemischen Lehrbücher Eingang gefunden.

1957 Ohne Vitamin Bt (L-Carnitin) konnten die Larven des Mehlwurms ihre Fettspeicher nicht zur Energiegewinnung nutzen und starben an Verfettung (Fraenkel und Friedmann 1957).

1959 Erstes Patent für ein Verfahren, um reines L- und D-Carnitin herzustellen (Strack 1959).

1962 Die Hypothese, dass L-Carnitin Fettsäuren durch die Mitochondrien-Membran transportiert (Fritz 1962), wird bewiesen (Fritz und Yue 1963, Bremer 1962).

1963 Das Enzym Carnitin-Palmtoyltransferase wird entdeckt, welches die reversible Übertragung von aktivierten langkettigen Fettsäuren zwischen L-Carnitin und dem Coenzym A katalysiert und eine Hauptrolle im Fettstoffwechsel spielt (Bremer 1963, Fritz und Yue 1963).

1967 Prof. Strack veröffentlicht als erster eine Studie mit L-Carnitin bei Frühgeborenen und belegt, dass L-Carnitin den physiologischen Gewichtssturz von Frühgeborenen reduziert und zu einem besseren Wachstum der Säuglinge führt (Strack 1967).

1970 Die empfindliche radioenzymatische Untersuchungsmethode zur Bestimmung von L-Carnitingehalten wird entwickelt (Cederblad und Lindstedt 1970).

1973 Die ersten Fälle eines angeborenen primären L-Carnitin-Mangels werden diagnostiziert (Engel und Angelini 1973).

1982 Entwicklung des biologischen L-Carnipure®-Verfahrens zur Herstellung des reinsten L-Carnitins.

1980–2003 wurde weltweit die L-Carnitin Forschung intensiviert und sehr viele neue Ergebnisse über den Einfluss des L-Carnitins bei Erkrankungen wie AIDS, Alzheimer, Herzinfarkten, Schlaganfällen, Diabetes, Übergewicht, erhöhte Blutfettwerte sowie günstige Einflüsse auf das Immunsystem, bei Schwangerschaft und beim Sport werden entdeckt.

1.2 Vorkommen von L-Carnitin

1.2.1 L-Carnitin Vorkommen im menschlichen Körper

L-Carnitin ist in Grammmengen im menschlichen Körper gespeichert. Etwa 95–98 % dieser Menge befinden sich beim Menschen im Muskelgewebe der Skelettmuskulatur und des Herzens (Engel und Rebouche 1984; Scholte und De Jonge 1987). Mit Ausnahme des epidymalen Gewebes (Brooks 1980, Carter 1980) ist die Carnitinkonzentration in der Muskulatur am höchsten. Ein Mensch enthält je nach Körpergewicht etwa 100 µmol oder 16–25 Gramm L-Carnitin. Die Menge an L-Carnitin in unserem Körper ist im Vergleich zu Vitaminen, Mineralien und Spurenelementen sehr groß und unterstreicht die Bedeutung des L-Carnitins für den Körper.

Die menschlichen Körperorgane enthalten L-Carnitin in ganz unterschiedlichen Mengen. Besonders Muskeln, Herz, Leber, Nebenhoden, Spermien, Immunzellen und die roten Blutkörperchen enthalten viel L-Carnitin. Neue Erkenntnisse zeigen, dass L-Carnitin auch in Hautzellen in hoher Konzentration vorkommt. Die Zellen dieser Organe benötigen sehr viel Energie und sind deshalb stark auf eine ausreichende Versorgung mit L-Carnitin angewiesen. Überall dort, wo viel Energie benötigt bzw. erzeugt wird, findet man auch L-Carnitin. Auch die Muttermilch enthält viel L-Carnitin, denn es ist für das Neugeborene lebensnotwendig, da es L-Carnitin noch nicht selbst herstellen kann.

Die Normalwerte für L-Carnitin im Blut schwanken zwischen 40–60 µmol/ml (Engel 1984). Der Muskel enthält mit 3.000–4.000 µmol/g etwa 50- bis 100-mal so viel L-Carnitin wie das Blut. Da etwa 98 % des gesamten L-Carnitins in der Skelettmuskulatur und im Herzen lokalisiert ist und nur etwa 0,4 % des gesamten L-Carnitins im Blut zirkulieren (Engel 1984), kann aus der Messung des L-Carnitinspiegels im Blut nicht auf den L-Carnitingehalt in der Muskulatur geschlossen werden.

1.2.2 L-Carnitin in Abhängigkeit von Alter und Geschlecht

Männer verfügen über signifikant höhere L-Carnitinspiegel als Frauen und zwar sowohl im Blut (Bohmer 1977, Cederblad 1976, Borum 1980) als auch in der Muskulatur (Borum

Tabelle 1: L-Carnitinverteilung beim Menschen

L-Carnitin-Verteilung im menschlichen Körper Organ	mg/kg	µmol/g	mg
Skelettmuskel	640	3,96	10.000
Leber	470	2,80	650
Herz	770	4,80	220
Niere	160	1,00	60
Gehirn	50	0,30	80
Blutplasma	8	0,05	30
Spermien	9.600	65,00	
Immunzellen	160		
Erythrozyten	38		
Muttermilch	12		

Was ist L-Carnitin?

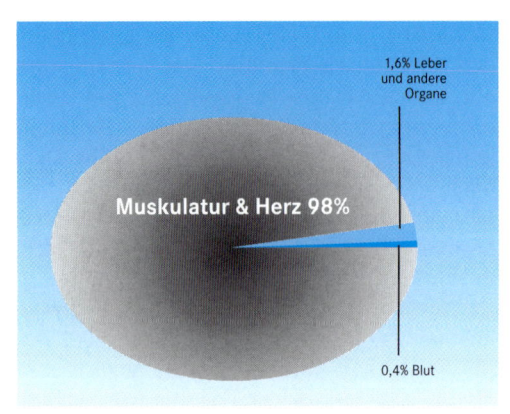

Abb. 1: L-Carnitinverteilung beim Menschen

(Bildbeschriftung: 1,6% Leber und andere Organe; Muskulatur & Herz 98%; 0,4% Blut)

1980). Der L-Carnitingehalt der Muskulatur ist nach der Geburt gering und nimmt dann mit zunehmendem Alter stetig zu. Im Alter von 16 Jahren wurden in der Muskulatur jedoch immer noch geringere L-Carnitin-Konzentrationen gemessen als bei Erwachsenen (Borum 1980).

1.2.3 L-Carnitin Vorkommen in der Nahrung

L-Carnitin ist vor allem in Fleisch-, Fisch- und Milchprodukten enthalten. Pflanzliche Produkte enthalten wenig bis gar kein L-Carnitin. Mischköstler nehmen daher mehr L-Carnitin zu sich als Vegetarier. Unterschiedliche Bestimmungsmethoden lieferten in der Vergangenheit unterschiedliche und teilweise widersprüchliche Werte für den L-Carnitingehalt in Lebensmitteln und Körpergeweben (Panter 1969, Snoswell 1972, Erfle 1974, McNeil 1975, Snoswell 1975, Rudman 1977, Mitchell 1978, Tanphaichitr 1980, Bartel 1981, Sandor 1982, Schweizerisches Vitamininstitut 1994). In allen Studien über Carnitingehalte vor dem Jahr 2000 war die Anzahl der analysierten Lebensmittelproben relativ gering, so dass die tägliche L-Carnitin-Aufnahme mittels dieser wenigen Werte von den Autoren nur sehr grob geschätzt werden konnte.

Aus diesem Grund wurde eine zwei Jahre dauernde Studie durchgeführt, in der hunderte verschiedener Lebensmittel auf ihren L-Carnitin-Gehalt analysiert und eine neue Referenzliste für die L-Carnitingehalte in unserer Nahrung erstellt wurde (Gustavsen 2000). Dabei wurden teilweise erstaunliche neue Erkenntnisse gewonnen. So ist z. B. der altbewährte Liebig'sche Fleischextrakt mit einem Gehalt von ca. 40 g L-Carnitin pro Kilogramm das carnitinreichste Lebensmittel.

Ferner war der bis dahin angenommene Wert von Rindfleisch mit 700 mg pro kg zu niedrig; er liegt wohl eher weit über 1.000 mg (1.200–1.500 mg/kg). Bisher war nur der Carnitingehalt des Schafffleisches (mit 2.100 mg) oberhalb von 1.000 mg/kg angeben. Gustavsen konnte aber eine ganze Reihe von Fleischsorten identifizieren, deren Gehalte weit über 1.000 mg/kg liegen. Vor allem Wildtiere, die ständig in Bewegung und auf der Flucht sind, enthalten sehr viel L-Carnitin, wie z. B. Hirsch, Reh, Känguru, Strauß, Elch, Wildschwein, Hase, Rentier. Hier zeigt sich, dass die Wildtierarten mehr L-Carnitin enthalten als ihre domestizierten Haustierverwandten, die sich weniger bewegen und auch fetteres Fleisch liefern (Hase 860 mg vs. Kaninchen 240 mg, Wildschwein 420 mg vs. Hausschwein 190 mg).

1.3 L-Carnitinaufnahme mit der Nahrung

Die durchschnittliche Aufnahme von L-Carnitin pro Tag über alle Tage und alle Bevölkerungsschichten schwankt sehr stark und wird von verschiedenen Wissenschaftlern unterschiedlich geschätzt. Mischköstler nehmen täglich zwischen 2 und 12 µmol (= 20–200 mg) L-Carnitin pro kg Körpergewicht mit der Nahrung auf (Rebouche 1992, 1998), andere Wissenschaftler sprechen von 300 mg am Tag (Schek 1994). Vegetarier nehmen dagegen nur 0,1 µmol L-Carnitin pro Tag und kg Körpergewicht auf (Rebouche 1992, 1998).

Mit Hilfe dieser neuesten und bisher umfangreichsten Referenzliste von Gustavsen 2000 sowie anhand nationaler und internationaler Verzehrstudien konnten Harmeyer und Gustavsen die durchschnittliche und maximale tägliche Aufnahme von L-Carnitin mit der Nahrung heute genauer abschätzen. Die Auto-

L-Carnitinaufnahme mit der Nahrung

Tabelle 2: L-Carnitin-Gehalt in Lebensmitteln in mg/kg untersuchter Substanz
(nach Gustavsen HSM, Bestimmung des L-Carnitin-Gehaltes in rohen und zubereiteten pflanzlichen und tierischen Lebensmitteln, Inaugural Dissertation zur Erlangung des Doktorgrades, Physiologisches Institut der tierärztlichen Hochschule Hannover, 2000)

Tierische Produkte	mg/kg	Pflanzliche Produkte	mg/kg	Milchprodukte	mg/kg	Meeresfrüchte	mg/kg
Fleischextrakt	36.860	Steinpilze getrocknet	388	Ziegenkäse	127	Hummer (Körper)	270
Ziegenkeule	2.210	Spitzmorcheln getrocknet	208	Kondensmilch	97	Felsenaustern	243
Hirschkalbssteak	1.930	Pfifferlinge getrocknet	126	Schafskäse	65	Langustenschwanz	154
Lammkeule	1.900	Austernpilze frisch	50	Hüttenkäse	53	Hummer (Schere)	142
Känguruhsteak	1.660	Steinpilze frisch	28	Joghurt	41	Seelachsfilet	132
Rehkeule	1.640	Champignons frisch	26	Milch	40	Heringe (gebraten)	124
Lammfilet	1.610	Pfifferlinge frisch	13	Sahne	38	Seelachs (Alaska)	97
Elchbraten	1.600	Nudeln	7,0	Schafskäse/Rind	36	Heringe (Grün)	86
Hirsch	1.500	Mandeln	6,7	Milcheis	35	Riesengarnelen	74
Rinderbraten	1.430	Erdnüsse	5,8	Buttermilch	34	Aal (geräuchert)	65
Rinderhüftsteak	1.350	Fenchel	5,3	Quark	30	Scholle	63
Strauß	1.280	Brokkoli	4,8	Briekäse	27	Schillerlocke	56
Rindsgulasch	1.270	Weizenbrot	4,1	Zaziki	27	Egli Filets	55
Rentiersteak	1.210	Avokado	4,0	Creme Fraiche	26	Meerbrasse	50
Hasenkeule	1.200	Möhren	4,0	Molke	22	Hecht	40
Rinderbeinfleisch	1.180	Blumenkohl	3,6	Gouda, alt	20	Seezunge	38
Pferdefleisch	1.170	Weizenbrötchen	3,5	Camembert	18	Hering (Filet)	37
Rehrücken	1.160	Papaya	3,5	Mozzarella	18	Kaviar	37
Ziegenrücken	1.120	Zucchini	3,4	Harzer Käse	17	Wildlachs	37
Kalbsschnitzel	1.050	Auberginen	3,0	Frischkäse	16	Thunfisch	34
Kalbsrücken	1.020	Paranüsse	3,0	Edamer	15	Schellfisch	33
Roastbeef	1.010	Reis	3,0	Gouda, jung	14	Makrele	32
Hase	860	Kirschen	2,6	Butter	11	Lachs	31
Rinderhackfleisch	470	Haselnüsse	2,5	Hefe	11	Haifisch	30
Wildschweinrücken	420	Walnüsse	2,5	Kochkäse	11	Krabben (Cocktail)	30
Bratwurst	386	Kartoffeln	2,3	Gorgonzola	10	Miesmuscheln	28
Corned Beef	320	Gurken	1,9	Butterkäse	8	Forelle	28
Cervelatwurst	300	Roggenbrot	1,8	Babybel	6	Seeteufel	24
Entenbrust	288	Mais	1,6			Tintenfisch	21
Schweineschnitzel	274	Pflaumen	1,6				
Schweinegulasch	264	Erbsen	1,4				
Schweinefleisch	244	Paprika	1,4				
Kaninchenkeule	232	Pfirsich	1,4				
Mettwurst	220	Bohnen	1,2				
Taubenbrust	211	Tomaten	1,1				
Lachsschinken	205	Bananen	1,0				
Schweinefilet	190	Kiwi	0,8				
Flugentenkeule	189	Blattsalat	0,6				
Wiener Wurst	176	Bier	0,6				
Weißwurst	170	Äpfel	0,5				
Wachtelbrust	166	Margarine	0,5				
Putenkeule/Filet	133	Birnen	0,3				
Hinterschinken	121	Orangen, Zitronen	0,1				
Bierschinken	120						
Kalbsleberwurst	92						
Mortadella	92						
Hähnchenkeule	80						
Hähnchenbrust	78						
Hänchenfilet	62						
Fasanenbrust	60						
Entenleber	43						
Schweineleber	36						
Fleischwurst	30						
Blutwurst	12						
Hühnereier	8						

ren dieser Arbeit kommen dabei zu dem Schluss, dass durchschnittlich wohl zwischen 100 und 300 mg L-Carnitin pro Tag mit der Nahrung aufgenommen werden. Bei einer ausgesprochen fleischreichen Ernährung können aber auch bis zu 1.000 mg L-Carnitin, im Extremfall sogar 2.000 Milligramm L-Carnitin am Tag mit der Nahrung aufgenommen werden (Harmeyer 2000).

In den 80er Jahren gab es in der Sporternährung die Phase des Carboloadings, eine Diätform, bei der große Mengen Kohlenhydrate und Proteine verzehrt wurden. Sportler wurden dabei praktisch ausschließlich mit Steaks, Nudel- und Reisgerichten ernährt. Ein normales Rindersteak (250 g) enthält 350 mg L-Carnitin, ein T-Bone Steak (400 g) sogar 480 mg. Dazu kommen weitere Mengen an L-Carnitin, die täglich mit Käse, Milch, Buttermilch Jogurt, Eis, Fisch, Suppen etc. aufgenommen werden können. Während eines Grillabends oder Barbecues kann es also durchaus zur Aufnahme von 1.000 mg L-Carnitin durch 2–3 kleine Steaks oder Filetstücke kommen.

Vegetarier verfügen über signifikant erniedrigte L-Carnitin-Plasmaspiegel (Delanghe 1989, Lombard 1989, Föhrenbach 1993, Krajcovicova-Kudlackova 1997 und 1999, Krähenbühl 2000, Richter 1999, Riedel 1992). Leider gibt es bisher keine Ergebnisse über den Muskel-Carnitingehalt von Vegetariern. Langfristige vegetarische Ernährung führt aber vermutlich auch zu einer Reduktion der L-Carnitinspeicher im Körper. Ausdauersport und Vegetarismus zusammen verstärken sich und senken die Plasma-L-Carnitinspiegel bis in den L-Carnitin-Mangelbereich (Föhrenbach 1993, Riedel 1992).

Kinder, die vegetarisch oder parenteral ernährt werden, können einen schweren L-Carnitin-Mangel entwickeln, da sie noch nicht ausreichend L-Carnitin selbst herstellen können (Etzioni 1984, Kanaka 1992).

Einer Unterversorgung kann durch die Ergänzung der Nahrung mit L-Carnitin vorgebeugt werden. Werden Erwachsene über längere Zeit ohne L-Carnitin ernährt, sinken die L-Carnitin-Spiegel im Blut und Gewebe ab und es kommt zu Mangelerscheinungen. Deshalb enthält heute auch jede Sondennahrung L-Carnitin.

1.4 Die körpereigene L-Carnitin-Biosynthese

Evolutionsmäßig zählen die L-Carnitinstoffwechselwege neben der Glycolyse zu den ältesten in unserem Körper. Carnitin ist chemisch ein kleines Molekül und kommt praktisch in allen Zellen unseres Körpers vor. Man findet L-Carnitin schon in den frühesten Arche-Bakterien, wo es für manche Arten die einzige Kohlenstoff- und Stickstoffquelle ist (Peluso 2000). Für andere Bakterien ist

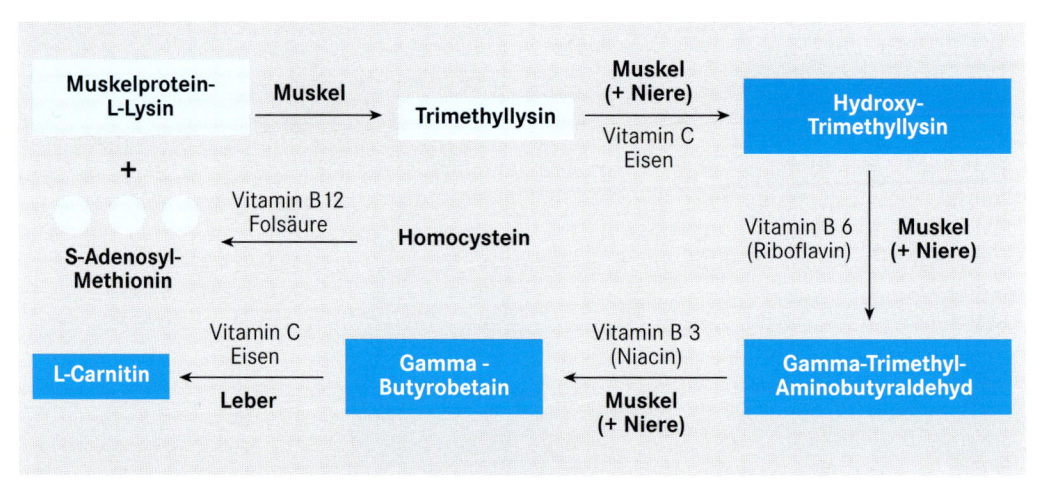

Abb. 2: Grafische Darstellung der L-Carnitin-Biosynthese nach Haeckel 1990

L-Carnitin eine osmoprotektive Verbindung (Jebbar 1998, Robert 2000, Peluso 2000).
Die L-Carnitin-Biosynthese läuft in allen Säugetierorganismen nach dem gleichen Mechanismus ab und ist in der Vergangenheit in einigen Reviewartikeln ausführlich beschrieben worden (Bremer 1983, Hoppel 1986, Rebouche 1986, 1991, 1992, Bieber 1988, Brass 1992).
L-Carnitin wird aus den beiden essenziellen Aminosäuren Lysin und Methionin synthetisiert. Die vier Kohlenstoffatome des L-Carnitin-Kohlenstoffskeletts stammen, ebenso wie das Stickstoffatom, vom Lysin (Kohlenstoffatome 3 bis 6) (Horne 1971 und 1973, Cox 1973, Tanphaichitr 1973), die drei Methylgruppen am Stickstoff stammen vom Methylgruppendonator S-Adenosyl-Methionin (Bremer 1961, Wolf 1961).
Die L-Carnitin-Biosynthese ist abhängig von einer ausreichenden Versorgung mit den essenziellen Nährstoffen Vitamin C, B3, B6, B12, Folsäure, Eisen, den essenziellen Aminosäuren Lysin und Methionin und wird durch 5 Enzyme gesteuert. Ein Mangel an einem dieser Stoffe schränkt die L-Carnitin-Biosynthese ein. Auch ein Mangel an Riboflavin führt zu einer Absenkung der L-Carnitin-Spiegel im Körper, da Riboflavin für den Protein-Turnover wichtig ist. Eine Reduktion des Protein-Turnovers durch Riboflavinmangel schränkt auch die L-Carnitin-Synthese ein.

1.4.1 Ablauf der L-Carnitin-Biosynthese in unserem Körper

An der L-Carnitin-Synthese sind mehrere Organe des menschlichen Körpers gemeinsam beteiligt. Die ersten vier Schritte der L-Carnitin-Biosynthese finden jedoch hauptsächlich in der Skelettmuskulatur des Menschen statt.
L-Carnitin wird zwar prinzipiell aus den Aminosäuren Lysin und Methionin hergestellt, aber die L-Carnitin-Biosynthese kann nicht direkt auf die in der Nahrung enthaltenen Aminosäuren Methionin und Lysin zurückgreifen, sondern muss diese erst in Proteine einbauen und dann aus den aufgebauten Proteinen wieder abbauen. Säugetiere, wie auch der Mensch (Mammalier) können nur proteingebundenes Lysin mittels eines Enzyms (der Lysin-Methyltransferase) zu proteingebundenem Epsilon-N-Trimethyl-Lysin umsetzen (Cox und Hoppel 1973). Das proteingebundene Epsilon-N-Trimethyl-Lysin ist als Vorläufer des für die sich daran anschließende Carnitinsynthese anzusehen (Rebouche 1976, 1986, Olson 1987). In Untersuchungen über die Verteilung von Trimethyl-Lysin wurde nachgewiesen, dass etwa 70 % dieses Vorläufers in der Skelettmuskulatur vorliegt (Davis 1983, Davis 1986). Das proteingebundene Epsilon-N-Trimethyl-Lysin wird im Säugetierorganismus erst durch Proteolyse, d. h. durch zellulären Proteinabbau, für weitere Schritte der Carnitinsynthese verfügbar (Labadie 1976).
Beim Menschen, wie generell bei allen Säugetieren, ist die Synthese des ersten Zwischenprodukts des Synthesewegs Trimethyl-L-Lysin, eine posttranslationale Modifikation der Proteinsynthese; es wird für die weitere Carnitinsynthese nur über den normalen Prozess des »Proteinturnovers« bereit gestellt. Die intrazelluläre Trimethyl-Lysin-Freisetzung durch Protolyse ist ein Teil des allgemeinen Proteinstoffwechsels infolge eines Proteinabbaus (Hoppel 1986).
Nach Berechnungen von Harmeyer muss der menschliche Körper ca. 30 g Muskelprotein abbauen, um 1 g L-Carnitin herzustellen (Harmeyer 2001).
Die nächsten Syntheseschritte bis zur Bildung von Trimethylaminobutanoat (= Gamma-Butyrobetain) erfolgen praktisch in allen Geweben (Rebouche 1991, 1992, Cox 1974, Haigler 1974, Tanphaichitr 1974, Rebouche 1980, Englard 1979), vor allem aber in der Skelettmuskulatur, und hängen allein von der Verfügbarkeit an freiem Trimethyl-Lysin ab, die in der Skelettmuskulatur am höchsten ist. Das am letzten Umwandlungsschritt beteiligte Enzym (Gamma-Butyrobetainhydroxylase) kommt im Skelettmuskel und im Herzen nicht vor. Diese Gewebe geben daher das Gamma-Butyrobetain an das Blut ab und nehmen dafür im Gegenzug L-Carnitin aus dem Blut auf (Rebouche 1980).

Der letzte Schritt der L-Carnitin-Biosynthese ist die stereospezifische Hydroxylierung am β-Kohlenstoffatom des Gamma-Butyrobetains unter Bildung von L-Carnitin. Das Enzym, das diese Reaktion katalysiert, die Gamma-Butyrobetain-Hydroxylase, eine Dioxygenase (Rebouche 1991), ist nur in wenigen Geweben vorhanden, wobei Speziesunterschiede zu beachten sind. Beim Menschen konnte das Enzym in der Leber, in den Nieren und im Gehirn nachgewiesen werden (Englard 1978 und 1979, Cederblad 1979), bei Ratten ist es überwiegend in der Leber und nur in einem geringeren Ausmaß in den Hoden lokalisiert (Rebouche 1991, Cox 1974, Bohmer 1974, Zaspel 1980, LaBadie 1976, Frenkel 1980).

Auch bei der Hydroxylasereaktion von Gamma-Butyrobetain zu L-Carnitin werden wieder Alpha-Keto(oxo)glutarat und Sauerstoff benötigt und die Anwesenheit von ausreichend Vitamin C und Eisen-Ionen (Fe^{2+}) ist erforderlich.

Alle vorliegenden Untersuchungsergebnisse belegen daher folgende Sequenz der humanen endogenen Carnitinsynthese:

1. Skelettmuskel
- Bildung und Freisetzung von proteingebundenem Trimethyl-L-Lysin als Ausgangspunkt der Synthese von Gamma-Butyrobetain
- Synthese von Gamma-Butyrobetain in den Muskelzellen
- Abgabe von Gamma-Butyrobetain an das Blut im 1:1-Austausch mit extrazellulärem L-Carnitin (Sartorelli 1989, Siliprandi 1989)

2. Blut
- Transport von Gamma-Butyrobetain zu Leber und Nieren

3. Leber, Niere
- Aufnahme von Gamma-Butyrobetain aus dem Blut
- Hydroxylierung von Gamma-Butyrobetain zu L-Carnitin
- Abgabe von L-Carnitin oder Acylcarnitin an das Blut

1.4.2 Regulation der körpereigenen L-Carnitin-Biosynthese

Unser Körper kann die L-Carnitin-Biosynthese nicht steigern

Besonders hervorzuheben ist, dass bei erhöhten L-Carnitin-Verlusten keine Rückkopplung zur endogenen L-Carnitin-Synthese besteht und nicht mehr L-Carnitin vom Körper hergestellt wird (Hoppel und Davis 1986). Dies erklärt die Beobachtung, dass sich z. B. während der Schwangerschaft bei Hemodialysepatienten (Borum 1986) und bei parenteraler Ernährung ein L-Carnitinmangel einstellt.

Die Verfügbarkeit von Trimethyl-Lysin bestimmt die L-Carnitinbiosynthese

Der Stoffwechselweg der Carnitin-Biosynthese enthält mehrere Schritte, welche die Syntheserate limitieren können. Endogenes Trimethyl-L-Lysin wird, wie bereits beschrieben, für die L-Carnitin-Synthese nur durch den Abbau von Proteinen, die diese Aminosäure enthalten, verfügbar (Rebouche 1991, Hoppel 1986, Davis 1986, Zaspel 1980, Rebouche 1982). Die Verfügbarkeit von Trimethyl-L-Lysin und die L-Carnitin-Syntheserate liegen in der gleichen Größenordnung. Nur 15–20 % von exogen zugeführtem Trimethyl-Lysin werden letztlich für die L-Carnitin-Synthese verwertet, an der sowohl die Niere als auch die Leber beteiligt sind (Carter 1979, Rebouche 1980). Untersuchungen von Rebouche und Olson konnten eindeutig zeigen, dass allein die Verfügbarkeit von Epsilon-Trimethyl-Lysin im Körper die Größenordnung und Geschwindigkeit der L-Carnitin-Biosynthese bestimmt und reguliert (Rebouche 1986, Olson 1987). Bis heute ist kein anderer Regulationsmechanismus der L-Carnitin-Biosynthese gefunden worden (Lohninger 2001).

Da beim Menschen die Verfügbarkeit von proteingebundenem Trimethyl-L-Lysin die Rate der endogenen L-Carnitin-Synthese bestimmt, ist ein Anstieg der Lysinmethylierung und/oder ein Anstieg der Proteinumsatzrate der einzige Weg, diese Syntheserate anzuheben. Ein spezifischer Anstieg der Lysin-

Methylierungsrate ist unwahrscheinlich, da kein bestimmtes Muskel-Protein bekannt ist, das allein als Substrat für die L-Carnitin-Synthese dient. Dagegen weisen Stoffwechsellagen, die durch einen allgemein erhöhten Proteinumsatz charakterisiert sind, auch einen erhöhten L-Carnitin-Turnover auf. Bei Ausdauer-Athleten ist daher nicht nur der Muskel-Carnitingehalt, sondern vermutlich auch die L-Carnitin-Biosynthese erhöht.

1.4.3 Exogenes L-Carnitin hemmt nicht die L-Carnitin-Biosynthese

Die Leber enthält selbst nur geringe Mengen freien Trimethyl-L-Lysins (LaBadie 1976, Dunn 1982) und nimmt dies aus dem Blut auch nur langsam auf. Die Leber allein ist somit nicht in der Lage, L-Carnitin vollständig zu produzieren (Davis 1983, Zaspel 1980, Cox 1974, Davis 1986), sondern nimmt vor allem Gamma-Butyrobetain aus dem Blut auf, welches dann in L-Carnitin umgewandelt wird. Dieser Schritt, die Hydroxylierung von Gamma-Butyrobetain zu L-Carnitin, ist dagegen nicht ratenlimitierend. In zahlreichen Untersuchungen (Bieber 1988, Rebouche 1986, Rebouche 1991, Rebouche 1989, Olson 1987, Rebouche 1983, Giovannini 1991) wurde festgestellt, dass die L-Carnitin-Biosynthese nicht durch die Gamma-Butyrobetain-Hydroxylase limitiert wird (Rebouche 1989).

Dies wurde eindrucksvoll durch in vivo Untersuchungen belegt, die zeigten, dass Ratten in der Lage sind, ihre normale L-Carnitin-Biosyntheserate hundertfach zu erhöhen, wenn dem Futter ausreichende Mengen an Gamma-Butyrobetain zugesetzt wurden (Rebouche 1991, Rebouche 1986, Rebouche 1983). Beim Menschen konnte bei ausreichender Gamma-Butyrobetainzufuhr ein dreißigfacher Anstieg der endogenen L-Carnitin-Biosyntheserate nachgewiesen werden (Rebouche 1991, Rebouche 1989, Olson 1987).

Lediglich bei sehr hohen Mengen von Gamma-Butyrobetain oder L-Carnitin von etwa 1 % der Gesamt-Nahrungsmenge wurde eine Reduktion der Umwandlung von Trimethyl-Lysin in Gamma-Butyrobetain bei Ratten beobachtet. Dieser Effekt beruht aber eher auf der kompetetiven Aufnahme von Gamma-Butyrobetain in den einzelnen Geweben, vor allem der Leber und Muskulatur, als auf einer Einschränkung der L-Carnitin-Biosynthese (Rebouche 1983).

Es ist daher allgemein anerkannt, dass eine Verminderung der Aktivität der Gamma-Butyrobetain-Hydroxylase auf einen Spiegel, der die normale L-Carnitin-Biosyntheserate reduzieren würde, wenn überhaupt, dann nur durch einen schweren Mangel an Ascorbinsäure möglich ist (Rebouche 1991). Somit kann exogenes L-Carnitin auch nicht direkt eine Hemmung der endogenen L-Carnitin-Biosynthese bewirken. Nach biochemischen Grundgesetzen erfolgt die Regulation des Substratflusses durch einen Stoffwechselweg bei den ersten Syntheseschritten. Das so genannte »ratenlimitierende Enzym« oder der »ratenlimitierende Stoffwechselschritt« ist im Falle der Carnitinbiosynthese die Bildung von peptid- oder proteingebundenem Trimethyl-L-Lysin. Dieser Vorgang findet nicht in der Leber, sondern in peripheren Geweben, vor allem der Skelettmuskulatur, statt (Bremer 1983, Rebouche 1992, Bieber 1988, Rebouche 1991, Giovannini 1991). Es besteht daher also nicht die Gefahr, dass durch eine zusätzliche Einnahme von L-Carnitin oder bei einem hohen Konsum carnitinhaltiger Lebensmitteln wie Fleisch, Fisch und Milchprodukte die L-Carnitin-Biosynthese in irgendeiner Weise nachhaltig eingeschränkt wird.

1.4.4 Lysin-, Methionin- und Proteinmangel

Durch Lysin-Mangelernährung (Böhles 1985, Borum 1977, Tanphaichitr 1973, Khan 1979), Methionin-Mangelernährung (Allen 1982) und Protein-Mangelernährung (Khan 1977, Mikhail 1976) wird die L-Carnitin-Biosynthese behindert und die Gehalte von L-Carnitin im Blut und Gewebe werden reduziert. Ratten, die eine Lysin-Mangelernährung erhielten, entwickelten einen L-Carnitin-Mangel, der ihr Wachstum reduzierte und zu einer Blutanämie führte (Tanphaichitr 1971).

1.4.5 Vitamin C-Mangel

Ein dauerhafter Mangel an Vitamin C in der Ernährung führt nachweisbar zu Skorbut. Vitamin C-Mangel führt auch zu einer Einschränkung der L-Carnitin-Biosynthese und somit zu L-Carnitin-Mangel (Dunn 1984, Rebouche 1991, Hughes 1988, Nelson 1981). Es ist wahrscheinlich, dass die ersten Symptome von Skorbut, wie Mattigkeit, Erschöpfung, Schwäche und Müdigkeit, auf einen L-Carnitin-Mangel zurückgehen (Hughes 1988). 90 Tage Vitamin C-arme Skorbut-»Diät« führten zunächst zu L-Carnitin-Mangelsymptomen wie Muskelschwäche, Mattigkeit, Erschöpfung und Müdigkeit, bevor es zu den typischen Vitamin C-Mangelsymptomen wie Veränderungen der Schleimhäute kam (Hodges 1971). Zusätzlich steigt die L-Carnitinausscheidung im Urin bei Vitamin C-Mangel (Jacob 1997).

1.4.6 Eisenmangel

Eisenstoffwechsel: Ohne Eisen keine Atmung
Ohne Sauerstoff sterben wir innerhalb weniger Minuten! Sauerstoff ist der wichtigste Nährstoff unseres Lebens und alle Zellen und Organe brauchen ihn. Transportiert wird der lebensnotwendige Sauerstoff in unserem Blut durch Billionen kleine rote Blutkörperchen, die Erythrozyten. Nur 0,008 mm groß, gelangen sie praktisch durch jedes Blutgefäß und versorgen praktisch jeden Ort in unserem Körper mit Sauerstoff. Sie leisten dabei wahrlich Schwerstarbeit. Dreimal pro Minute rasen sie durch Herz und Lunge und tauschen mit den Organen in 0,5 Sekunden den in der Lunge aufgenommen Sauerstoff gegen Kohlendioxid aus. Täglich bildet der Körper neue Erythrozyten im Knochenmark, während Leber und Milz nicht mehr funktionierende Erythrozyten auflösen.

Im Körper eines Erwachsenen befinden sich ca. 3–5 g Eisen (0,2–0,3 g beim Säugling). Davon sind 70 % im Hämoglobin, 9 % im Myoglobin, 7 % im Ferritin (Langzeitspeicher) gespeichert. Ferritin ist die einzige Speicherform des Eisens (ca. 0,7 g, 0,2–0,5 g Leber). 1 mg (ca. 10 % des Nahrungseisens) werden täglich resorbiert. Ausscheidung pro Tag: über den Darm (0,5 mg), über den Urin (0,1 mg), über den Schweiß (0,1 mg). Pro Tag werden 8–9 g Hämoglobin im menschlichen Körper umgesetzt, d. h. auf- bzw. abgebaut. Dadurch werden ca. 25 mg Eisen pro Tag freigesetzt, davon werden 95 % = 24 mg zurück gewonnen und wieder verwendet.

Das in den Nieren produzierte Hormon Erythropoetin stimuliert die Neubildung von Erythrozyten und erhöht den Hämatokrit-Wert. Der Hämatokrit-Wert beschreibt den Prozentsatz der roten Blutkörperchen am Gesamtblut. Er hängt auch ab von der zugeführten Flüssigkeitsmenge. Ein zu hoher Hämatokrit ist gefährlich, da zu dickes Blut zu Herzinfarkten und Schlaganfällen führen kann. Durch Trinken wird das Blut verdünnt und der Hämatokrit sinkt. Bei Sportlern steigt der Hämatokrit zunächst an, durch Flüssigkeit sinkt er dann wieder ab. Nach einer anstrengenden Belastung kann es passieren, dass durch übersteigertes Durstgefühl so viel getrunken wird und das Blut so weit verdünnt wird, dass Ärzte glauben, es läge eine Blutarmut vor. Es handelt sich hier jedoch lediglich um einen Verdünnungseffekt, der bis zu fünf Tage nach dem Wettkampf anhalten kann. Dann zirkuliert bis zu 25 % mehr Blutplasma in den Blutgefäßen. Die Anzahl der Blutzellen bleibt jedoch gleich. Normalerweise produziert das Knochenmark 2,4 Millionen neue Erythrozyten pro Sekunde. Im Notfall kann die Produktion bis zu verzehnfacht werden. Die Produktion des roten Blutfarbstoffs Hämoglobin dauert jedoch etwas länger und kann nicht so rasch gesteigert werden. Hämoglobin und Myglobin sind Eiweißmoleküle, die im Innern ein Eisenatom tragen, an das der Sauerstoff gebunden wird. Eisen hat eine sehr hohe Affinität zu Sauerstoff und ist darum das ideale Element, um Sauerstoff zu binden. Eisen ist ein essenzielles Spurenelement um muss täglich mit der Nahrung zugeführt werden.

Eisen und L-Carnitin
Eisen hat auch einen besonders starken Einfluss auf die L-Carnitinbiosynthese und den L-Carnitinstatus. Reduziertes Eisen (Fe^{2+}) ist essenziell notwendig für zwei Reaktionen der

Die körpereigene L-Carnitin-Biosynthese

Tabelle 3: Stadien eines Eisenmangels

Stadium des Eisenmangels	Blutparameter	Leistungsfähigkeit
Subklinischer Eisenmangel	Serum Ferritin ↓ Transferrin ↑	gelegentlich herabgesetzte Leistungsfähigkeit
Klinischer Eisenmangel	Serum Ferritin ↓ Transferrin ↑ Serum L-Carnitin ↓	herabgesetzte Leistungsfähigkeit
Eisenmangelanämie	Serum Ferritin ↓ Transferrin ↑ Serum L-Carnitin ↓ Hämoglobin ↓ Hämatokrit ↓ Erythrozyten ↓ Blutarmut/Anämie	deutlich herabgesetzte Leisungsfähigkeit

L-Carnitinbiosynthese (Bartholomey 1985). Ein Mangel an Eisen in Form niedriger Serum-Ferritinwerte geht meist mit erniedrigten L-Carnitinwerten im Plasma einher (Nelson 1981).

Eisenmangel bei Vegetariern
Vegetarische Kost reduziert die Aufnahme von Eisen mit der Nahrung und kann zu Eisen- und Lysinmangel und zu erniedrigten L-Carnitinspiegeln führen (Föhrenbach 1993). Eine fleischhaltige, ausgewogene Ernährung reicht in der Regel vollkommen aus, um eine Eisenmangelanämie zu verhindern. Der Darm kann auch nicht mehr als 1,5 mg Eisen am Tag aufnehmen.

Eisenmangel bei Frauen
Frauen haben einen erhöhten Eisenbedarf und oft niedrigere Eisenwerte im Blut als Männer (Milman 1994, 1995). Ursache dafür könnten eine verringerte Eisenaufnahme (Lennon 1986) und höhere Eisenverluste sein (Jacobs 1983). Bei Frauen kann daher die L-Carnitin-Biosynthese eher eingeschränkt sein als bei Männern. Frauen verfügen auch über niedrigere L-Carnitinspiegel im Blut und in der Muskulatur als Männer. Studien haben gezeigt, dass niedrige Serum-Ferritinwerte bei Frauen immer mit erniedrigten L-Carnitinwerten im Plasma und in der Muskulatur einhergehen (Cederblad 1974, Harper 1993, Nelson 1981).

Das Risiko eines Eisenmangels und somit auch eines L-Carnitin-Mangels ist bei Frauen daher größer als bei Männern. Durch die Blutverluste bei der Menstruation gehen dem weiblichen Körper ca. 10–30 mg Eisen pro Monat verloren (0,5 mg/ml). Bei der Geburt eines Kindes gehen der Mutter mit dem Blut ca. 500 mg Eisen verloren, durch die Stillzeit 0,5 mg pro Tag. Stillende Mütter haben daher durch die großen Eisenverluste einen erhöhten Eisenbedarf und vermutlich auch eine eingeschränkte L-Carnitin-Biosynthese, erkennbar daran, dass während Schwangerschaft und Stillzeit die L-Carnitin-Plasmawerte erniedrigt sind und in der Muttermilch während der Dauer der Stillzeit stetig abnehmen. Dieser temporäre sekundäre L-Carnitin-Mangel kann während der Stillzeit zu Kraftlosigkeit, verminderter Leistungsfähigkeit, Müdigkeit, rascher Erschöpfung und somit zu einer Verminderung des Wohlbefindens führen.

Zusammenfassung
Erhöhte Eisenverluste bzw. ein Eisenmangel kann entstehen durch:
- vermehrtes starkes Schwitzen beim Sport
- Menstruation bei Frauen

- Vegetarische Ernährung
- Blutzellzerstörung in den Fußsohlen beim Laufen
- Stress oder Medikamente (Aspirin, Diclofenac, Ibuprofen)
- bedingte Mikroblutungen im Darm
- schwere Virusdefekte
- Folsäuremangel und Vitamin B12-Mangel

1.4.7 Pyridoxinmangel (Vitamin B 6)

Vitamin B 6-Mangel kann zu einer Einschränkung der L-Carnitin-Biosynthese und zu einer Reduktion der Gehalte an L-Carnitin im Plasma und Gewebe führen (Khan-Siddiqui 1987, Cho 1990, Loo 1987, Scholte 1987). Ernährungsstudien an Sportlern belegen eine Vitamin B 6-Unterversorgung bei etwa 20 % aller Sportler (Rokitzki 1994).

1.4.8 Folsäuremangel

Folsäure in der Form der Tetrahydrofolsäure ist ein wichtiger Kofaktor für die Synthese des S-Adenosyl-Methionins, welches als Methylgruppendonor zwingend für die Synthese des Trimethel-Lysins gebraucht wird. Eine Unterversorgung an Folsäure kann daher eine unzureichende L-Carnitin-Synthese bedingen und eine Ursache für die Entwicklung des Kearns-Sayre-Syndroms sein (Allen 1983).

1.4.9 Riboflavinmangel (Vitamin B 2)

Studien haben gezeigt, dass ein Riboflavinmangel die Aktivität der Fett abbauenden Enzyme reduziert (Ross 1987, Brady 1992) und die Fettverbrennung einschränkt (Taniguchi 1972, Hoppel 1976, 1979, Olpin 1982, Brijlal 1999). Der Abbau von Acylresten in den Mitochondrien, auch von den verzweigten Aminosäuren, wird durch einen Riboflavinmangel gehemmt, während die peroxisomale Beta-Oxidation verstärkt wird (Veitch 1989). In den Mitochondrien häufen sich dadurch Acylreste an, die auf L-Carnitin übertragen und aus den Zellen geschleust werden. Ein Riboflavinmangel führte zu einer Reduktion der L-Carnitinspiegel im Blut und im Gewebe (Khan-Siddiqui 1987, Araki 1994, Bykov 1996, Bykov 1997, Veitch 1985). Wird die Funktion des Riboflavins durch einen Antagonisten wie 1-Aminio-Prolin gestört, sinkt der Protein-Turnover und die Umwandlung von proteingebundenem Trimethyl-Lysin in 4-N-Trimethylaminobutyrate und dann wird die L-Carnitin-Biosynthese um 60–80 % reduziert.

1.4.10 Cobalaminmangel (Vitamin B 12)

Vitamin B12-Mangel schränkt die Aktivität der Enzyme Methylmalonyl-CoA-mutase und der N5-methyltetrahydrofolate-homocysteine methyltransferase (methionine synthase) ein (Enns 1999). Die Folgen sind eine Methylmalonacidurie und eine Hyperhomocysteinämie. Bei der Methylmalonacidurie steigt die Produktion von Methylmalonsäure bis auf das 200-fache an, wobei Methylmalonsäure an L-Carnitin gebunden, über den Urin ausgeschieden wird und es so zu erhöhten L-Carnitinverlusten kommt. Als Folge der Hyperhomocysteinämie kann es zu einem Mangel an S-Adenosylmethionin kommen, welches absolut essenziell für die L-Carnitinbiosynthese ist. Vitamin B12-Mangel schränkt ferner die Atmungskette und die Phosphorylierung in Lebermitochondrien ein (Gessler 192). Vitamin B12-Mangel führt so zu einer Verschiebung des Energiestoffwechsels und zur verstärkten Bildung von Propionsäure-Resten und Propionyl-L-Carnitin, welches mit dem Urin ausgeschieden wird (Brass 1988 und 1989). Die tägliche L-Carnitinausscheidung über Probionyl-L-Carnitin stieg bei Ratten unter Vitamin B12-Mangel auf das 10- bis 20-fache an (Brass 1988). Durch die Gabe von L-Carnitin an Ratten mit Vitamin B12-Mangel konnten die überschüssigen Propionsäure-Reste zu 65 bis 71 % in Form von Propionyl-L-Carnitin über den Urin entfernt werden (Brass 1989). Ein lang andauernder Vitamin B12-Mangel kann daher durch erhöhte Verluste an L-Carnitin und Einschränkung der

L-Carnitinbiosynthese zu erniedrigten L-Carnitinspiegeln im Blut und im Gewebe führen (Brass 1989). Des weiteren scheinen Vitamin B12-Gaben auch die L-Carnitinbiosynthese günstig zu beeinflussen. Durch Injektion von Vitamin B12 konnte bei gesunden Ratten die L-Carnitinbiosynthese und der L-Carnitingehalt in der Leber um 32 bis 53 % gesteigert werden (Podlepa 1988).

1.5 Beeinflussung des L-Carnitin-Turnovers auf die L-Carnitin-Biosynthese

Fasten und Kalorienreduktion
Fasten und kalorienreduzierte Diäten führen zu einer gesteigerten Mobilisation von Fettsäuren. Der L-Carnitinbedarf und die L-Carnitinausscheidung erhöhen sich. Gleichzeitig sinkt der Trimethyl-Lysingehalt des Körpers vermutlich aufgrund einer gesteigerten L-Carnitin-Biosynthese in der Leber ab (Davis 1983). Wird dem Körper dann nicht genügend Lysin und Methionin zugeführt, kann er keine neuen Proteine und auch kein neues proteingebundenes Trimethyl-Lysin mehr aufbauen. Fasten führt dann zu einer Einschränkung der L-Carnitin-Biosynthese in der Leber und zu einem Absinken des Gamma-Butyrobetain Gehaltes in der Leber (Sandor 1989).

Einschränkungen der L-Carnitin-Biosynthese durch Krankheiten
Krankheiten können die L-Carnitin-Biosynthese einschränken (Katz 1995). Ein L-Carnitin-Mangel kann auch durch verschiedene Krankheiten ausgelöst werden. Oft sind dabei erhöhte Verluste an Acyl-L-Carnitinen mit dem Urin die Ursache, die nicht mehr durch die Biosynthese oder durch das Nahrungs-L-Carnitin gedeckt werden, wie z. B. bei Nierenerkrankungen, Dialyse, Fanconi Syndrom, Leberzirrhose, unbehandelter Diabetes Mellitus, Mangelernährung, Reye Syndrom und verschiedene andere hormonelle oder neuromuskuläre Erkrankungen (Kendler 1986).

Auch Arzneimitteltherapien können einen L-Carnitin-Mangel induzieren, wie Pivampicilinsäure, Na-Benzoat, Valproinsäure, Acetylsalicylsäure, Benzodiazepine und andere.

Vegetarische Ernährung
Vegetarische Ernährung kann zu einem Mangel an einem der Rohstoffe für die L-Carnitin-Biosynthese führen und sie dadurch einschränken. Bei Vegetariern beobachtet man auch signifikant erniedrigte L-Carnitin Spiegel im Blut (Krajcovicova-Kudlakova 1999, Lombard 1989, Riedel 1992).

Steigerung der L-Carnitin-Biosynthese durch Nährstoffe nicht möglich
Die L-Carnitin-Biosynthese lässt sich nicht durch eine erhöhte Zufuhr von Nährstoffen, wie Vitaminen, den Aminosäuren Lysin oder Methionin, steigern, sondern nur optimieren, sofern sie vorher aufgrund eines Mangels eingeschränkt war. Bei Ratten wurde oral zugeführtes Epsilon-Trimethyl-Lysin zu ca. 30 % aufgenommen und in L-Carnitin umgewandelt (Rebouche 1987). Auch bei Kindern konnten die L-Carnitin-Spiegel im Blut durch die Gabe von Epsilon-Trimethyl-Lysin verdoppelt und durch Gamma-Butyrobetain verdreifacht werden. Durch die Gabe von Gamma-Butyrobetain erhöhte sich gleichzeitig die L-Carnitin-Ausscheidung im Urin um den Faktor 30 (Olson 1987). Epsilon-Trimethyl-Lysin und Gamma-Butyrobetain kommen aber in unserer Nahrung praktisch nicht vor und sind weder kommerziell erhältlich noch rechtlich zugelassen. Außerdem ist ein funktionierender Leberstoffwechsel die Voraussetzung für eine Gabe dieser Stoffe. Eine langfristige und hoch dosierte Gabe ist vor allem bei Patienten mit Leberproblemen nicht zu empfehlen, da der Leberstoffwechsel sonst stark beansprucht wird.

Die L-Carnitin-Biosynthese ist bei Kindern nicht voll entwickelt
Die Aktivität des Schlüsselenzyms der L-Carnitin-Biosynthese in der Leber, der Gamma-Butyrobetain-Hydroxylase beträgt bei Kindern in den ersten Lebensmonaten nur 12 % der Aktivität von Erwachsenen. Sie steigt

dann langsam aber stetig an, beträgt im Alter von 2,5 Jahren ca. 30 % und erreicht erst im Alter von ca. 15 Jahren 100 % der Aktivität von Erwachsenen (Rebouche et al. 1980). Kinder bis zu einem Lebensalter von 15 Jahren sind daher besonders auf eine ausreichende Versorgung mit L-Carnitin über die Nahrung angewiesen. Kinder, die carnitinfrei parenteral ernährt werden, bekommen alle einen L-Carnitin-Mangel mit einer Reduktion der L-Carnitinspiegel im Gewebe und im Blut (Schmidt 1990). Die körpereigene Biosynthese ist bei Neugeborenen vieler Säugetiere zu Beginn nur schwach entwickelt. Neugeborene sind daher darauf angewiesen, L-Carnitin mit der Muttermilch aufzunehmen. Die Muttermilch von Säugetieren enthält L-Carnitin in relativ hoher Konzentration (Erfle 1970, 1974, Snoswell 1975, Kerner 1984, Roos 1992). Kinder sind daher auf eine Zufuhr des L-Carnitin mit der Nahrung bzw. mit der Muttermilch angewiesen. Es werden immer wieder Fälle beschrieben, in denen Kinder zwanghaft vegetarisch ernährt wurden und schwerste L-Carnitin-Mangelerscheinungen bekamen.

So wurde der Fall einer vegan lebenden Mutter und eines lacto-ovo-vegetarisch lebenden Vaters bekannt, die ihr Kind nach dem Abstillen (nach 10 Wochen) fünf Monate lang ausschließlich mit einer Mischung aus Mandelmilch und Wasser ernährten. Das Kind musste mit schwerer Unterernährung, Jod- und Calciummangel und schwerem L-Carnitinmangel eingeliefert und künstlich ernährt werden (Kanaka 1992). Der extreme L-Carnitinmangel hatte eine Herz- und Leberverfettung, Herzschwäche und Atmungsprobleme bei dem Kind verursacht.

Bei einem 12-jährigen Jungen wurden seit dem ersten Lebensjahr immer wieder Symptome wie häufiges Erbrechen, Lethargie und Unterzuckerung beobachtet. Diese Symptome traten häufiger auf und wurden stärker, als der Junge vegetarische Ernährung erhielt. Man stellte bei dem Jungen dann einen systemischen L-Carnitinmangel fest. Nach der regelmäßigen Einnahme von L-Carnitin verschwanden alle Symptome (Etzioni 1984).

Die L-Carnitin-Biosynthese lässt mit dem Alter nach

Die L-Carnitin-Synthese lässt, wie viele andere Stoffwechselprozesse auch, mit zunehmendem Lebensalter nach. Dies könnte im Zusammenhang stehen mit der bei älteren Menschen beobachteten Verschiebung der Stoffwechselaktivitäten und der Körperzusammensetzung. Der Fettstoffwechsel lässt mit zunehmendem Alter nach, Fett wird vermehrt im Gewebe eingelagert, während gleichzeitig verstärkt Aminosäuren und Proteine abgebaut werden. Die Folgen sind Muskelabbau, bei gleichzeitiger Gewebe-, Herz- und Leberverfettung.

Im Alter wurde bei Tieren und Menschen auch eine Reduktion der L-Carnitinspiegel im Gewebe und eine reduzierte Aktivität der Enzyme des Fettstoffwechsels gefunden (Opalka 2000, Lohninger 2004). Durch die orale Gabe von L-Carnitin konnte bei älteren Menschen die Aktivität und die Produktion der Enzyme des Fettstoffwechsels wieder normalisiert werden (Lohninger 2004). L-Carnitin ist daher für ältere Menschen wie für Kinder von besonderer Bedeutung und kann quasi als ein Vitamin ähnlicher Nährstoff angesehen werden.

1.5.1 Größenordnung der L-Carnitin-Biosynthese

Die Leistung der L-Carnitin-Biosynthese ist verglichen mit dem Gesamtbestand von 16–25 g L-Carnitin im Körper relativ gering. L-Carnitin kommt praktisch in jeder Zelle des Körpers vor.

Der L-Carnitin-Gehalt unterliegt einem komplexen Regelwerk, gesteuert durch die Eigensynthese des Körpers, die Ausscheidung über Niere und Darm, Abbau durch Darmbakterien sowie durch die Aufnahme von Nahrungscarnitin.

Leider gibt es bisher kein Verfahren und keine Studie, welche die Höhe der L-Carnitin-Biosynthese genau messen kann. Die L-Carnitin-Syntheserate wurde in der Vergangenheit auf 1,2 µmol/Tag/kg Körpergewicht oder ca. 100 µmol/Tag oder ca. 16–20 mg/Tag geschätzt (Rebouche 1992).

Alle Angaben über die Höhe der L-Carnitin-Biosynthese beruhen auf einer einzigen Arbeit von Rudman 1977. In dieser Studie wurden 6 Probanden lediglich 6 Tage carnitinfrei ernährt. In diesem Zeitraum sank die renale L-Carnitinausscheidung von 400–500 µmol pro Tag auf 100 µmol, und dies wurde dann mit der Höhe der L-Carnitin-Biosynthese gleichgesetzt. Dieser angenommene Wert für die L-Carnitin-Biosynthese ist dann in den ersten Übersichtsartikeln von Scholte & de Jonge 1987 und Rebouche 1992 übernommen worden und geistert als ein absoluter Wert für die Höhe der L-Carnitin-Biosynthese durch die Literatur (Rebouche 1998, Bässler 1992, Müller 1998, Schek 1994). Er wird immer wieder zitiert, weil bis heute keine gemessenen Werte existieren und dieser geschätzte Wert der einzige ist, den man überhaupt zur L-Carnitin-Biosynthese angeben kann – und sei es nur der Vollständigkeit halber.

Die Bestimmung der L-Carnitin-Ausscheidungsrate in dieser einzigen sechstägigen Studie hat absolut keine Aussagekraft über die Größenordnung des L-Carnitinstoffwechsels (Lohninger 2001). Die L-Carnitin-Biosynthese kann nicht gleichgesetzt werden mit der Höhe der L-Carnitin-Ausscheidung, weil täglich ein bestimmter Anteil L-Carnitin über den Leber-Galle-Kreislauf in den Darm gelangt und dort durch bakereologischen Abbau verloren geht. Selbst wenn der Körper also im Urin kein L-Carnitin mehr ausscheidet, so wird von ihm trotzdem täglich L-Carnitin produziert und geht durch Abbau verloren. Außerdem wird die L-Carnitin-Ausscheidung auch noch von vielen anderen Parametern beeinflusst:

1. Die L-Carnitinausscheidung unterliegt großen täglichen Schwankungen und wird durch Aktivität, Tag-Nacht-Zyklus, Hormone, Ernährung, Geschlecht, Alter etc. beeinflusst.
2. Die L-Carnitinausscheidung wird auch bei carnitinfreier Ernährung stark von der gegebenen Diät beeinflusst (Leschke 1984). Im Vergleich zu einer kohlenhydratreichen Diät ist bei einer fettreichen Diät die Ausscheidung von L-Carnitin erhöht (Rebouche 1993, Stadler 1993). Auch eine Diät, die reich an Proteinen ist, resultiert in einer erhöhten Carnitin-Sekretion durch einen Anstieg der glomerulären Filtrationsrate (Rebouche 1993, Stadler 1993).
3. Die L-Carnitinausscheidung hängt auch sehr stark von den Begleitumständen ab (Maebashi 1976, Valkner und Bieber 1982): Die normale Ausscheidung von L-Carnitin bei Männern von 433 ± 20 µmol/Tag und bei Frauen von 276 ± 18 µmol/Tag stieg nach 5 Fasttagen auf das Fünffache an. Bei traumatisierten und frisch operierten Patienten kann die L-Carnitinausscheidung um den Faktor 10 ansteigen (Lohninger 2001).
4. Bei carnitinfreier Ernährung erhöht der Körper die Rückresorbtionsrate von L-Carnitin in der Niere und senkt die L-Carnitinausscheidung mit dem Urin, um L-Carnitin zu sparen (Rudman 1977). (Man würde hier also eine Reduktion der Biosynthese bei carnitinfreier Ernährung messen, wenn man die Ausscheidungsrate mit der Biosynthese gleichsetzte.)
5. L-Carnitin gelangt täglich auch über die Gallenflüssigkeit in den Darm und wird dort durch Bakterien abgebaut (Seim 1980, Seim 1982, Rebouche und Seim 1998, Hanschmann 1996). Die Größenordnung dieses endogenen bakteriologischen Abbaus ist bis heute völlig unbekannt.

Berechnungen der L-Carnitin-Biosynthese allein aufgrund der mit dem Urin ausgeschiedenen L-Carnitinmengen sind daher ungeeignet, um die Größenordnung der L-Carnitin-Biosynthese genau zu bestimmen. Leider gibt es zur Zeit kein Verfahren, um die vom Körper täglich hergestellte Menge L-Carnitin zu bestimmen. Die genaue Bestimmung der Größenordnung der köpereigenen L-Carnitin-Synthese z. B. über isotopenmarkierte Vorläufer des L-Carnitins ist technisch nicht realisierbar und in der Vergangenheit fehlgeschlagen (Rebouche 1992). Aus diesem Grund ist die Angabe einer Syntheserate von 16–20 mg nur eine sehr ungenaue Schätzung. Unser Körper baut täglich etwa bis zu 400 g Proteine auf und ab. Um etwa 1 g L-Carnitin zu produzieren, muss unser Körper ca. 30 g Muskelmasse abbauen, um genügend Lysin und Methionin zu bekommen, so dass die tägliche L-Carnitin-Synthese auch ein Vielfaches des heute angenommenen Wertes betragen könnte.

1.6 L-Carnitin-Bedarfsdeckung durch Biosynthese und Nahrung

Obwohl unser Körper L-Carnitin selber herstellen kann, wird ca. 57–84 % des L-Carnitins aus unserer Nahrung von unserem Körper aufgenommen. Dies zeigt, dass das Nahrungs-L-Carnitin für unseren Körper eine wichtige Rolle spielt, da er es sicherlich sonst nicht zu einem derart hohen Prozentsatz aus der Nahrung aufnehmen würde. Die überwiegende Zahl der Wissenschaftler ist sich heute darüber einig, dass unser Organismus mehr L-Carnitin mit der Nahrung aufnimmt als er selbst herstellt (Schek 1994). Diese Meinung hat auch schon Eingang in die führenden medizinischen Lehrbücher gefunden (Tietz Textbook of Clinical Chemistry). Über den Prozentsatz des täglichen L-Carnitins aus der Nahrung und aus der körpereigenen Synthese gibt es allerdings unterschiedliche Angaben.

Nach DiDonato stammen ungefähr 75 % des gesamten Körperbestandes an L-Carnitin aus der Nahrung, während nur 25 % in der menschlichen Leber aus dem Vorläufer Gamma-Butyrobetain hergestellt wurden (DiDonato 1992). In führenden amerikanischen medizinischen Lehrbüchern wird angeben, dass bei einer normalen Mischkost vom Körper $2/3$ des täglich zugeführten L-Carnitins mit der Nahrung aufgenommen werden und $1/3$ vom Körper selbst hergestellt werden (Burtis und Ashwood 1999, Rebouche 1977). Andere Autoren schätzen, dass rund 50 % des täglichen L-Carnitins aus der Nahrung stammen und 50 % selbst vom Körper hergestellt werden (Heinonen 1992).

Auch eine voll funktionierende Biosynthese kann die Entstehung eines sekundären systemischen L-Carnitin-Mangels nicht verhindern. In Patienten mit systemischem L-Carnitin-Mangel wurde z. B. keine Einschränkung der L-Carnitin-Biosynthese im Körper gefunden (Bach 1982).

L-Carnitin-Mangel durch parenterale Ernährung
Trotz optimaler Eigensynsthese kann der Körper einen totalen Entzug des L-Carnitins mit der Nahrung anscheinend nicht durch die Biosynthese kompensieren. Bei L-Carnitin-freier parenteraler Ernährung kann der Körper durch die Abgabe von L-Carnitin aus dem Muskel etwa 20 Tage einen normalen L-Carnitin-Spiegel im Blut aufrecht erhalten, bevor dann auch die Plasmaspiegel sinken (Hahn 1982) und es kann sich ein systemischer sekundärer L-Carnitin-Mangel im Blut und im Gewebe einstellen. Ein 65-jähriger Mann litt nach dem Erhalt von carnitinfreier parenteraler Ernährung nach einer Darmoperation an fortschreitender Muskelschwäche und unter Leberproblemen. Muskelbiospien zeigten Myriaden kleiner Fetttröpfchen in seinen Typ-I-Muskelfasern. Durch L-Carnitingaben besserten sich die Symptome und die Fetttröpfchen konnten reduziert werden (Miyjima 1990). Dieses Beispiel verdeutlicht, dass bei total L-Carnitin-freier Ernährung langsam ein Mangel an L-Carnitin in allen Geweben entstehen kann, weil die Biosynthese allein den Bedarf des Körpers nicht 100-prozentig decken kann. In diesem Fall war die Biosynthese vermutlich durch das fortgeschrittene Lebensalter und den dadurch geringeren Proteinturnover zusätzlich reduziert.

1.7 Stoffwechsel des L-Carnitins

1.7.1 Resorption im Darm

Das L-Carnitin aus der Nahrung wird von zwei unterschiedlichen und gleichzeitig ablaufenden Transportmechanismen, einem aktiven und einem passiven Transport, vor allem im Duodenum und Jejunum aufgenommen (Shaw 1983, Gudjonsson 1985, Li 1992, Harris 1995). Im Ileum ist nur noch passive Diffusion möglich (Shaw 1983).

Stoffwechsel des L-Carnitins

a) Aktiver Transport des L-Carnitins im Darm
   - sättigbar
   - natriumabhängig (1:1 Austausch von L-Carnitin gegen Natrium)
   - ATP-abhängig, verbraucht Energie, energieaufwändig
   - hombre durch D-Carnitin und Acetyl-Carnitin
   - überwiegt bei der Aufnahme geringer Dosierungen (< 1.000 mg)

b) Passiver Transport des L-Carnitins im Darm
   - diffusionskontrolliert
   - linear abhängig von der Konzentration des L-Carnitins im Darm
   - nicht sättigbar
   - energieunabhängig
   - überwiegt bei der Aufnahme größerer Dosierungen (> 1.000 mg)

Resorbiertes L-Carnitin wird bereits in den Darmzellen acetyliert und so ein Gemisch aus Acetyl-Carnitin und L-Carnitin über die Pfortader an die Leber oder direkt an den großen Blutkreislauf abgegeben (Seim und Kleber 1994).

Die Mucosa-Zelle der Darmflora verfügt über einen ausgesprochen aktiven L-Carnitin-Metabolismus. Sie kann das resorbierte L-Carnitin lange Zeit in hoher Konzentration speichern, mit Fettsäuren verbinden und L-Carnitin in freier oder in veresterter Form an das Blut abgeben.

Die Resorptionsquote des oral applizierten L-Carnitins wird immer mit der Bioverfügbarkeit gleichgesetzt. Die Resorptionsquote wird von verschiedenen Wissenschaftlern unterschiedlich geschätzt und angegeben: Demnach soll L-Carnitin zu einem hohen Prozentsatz aus der Nahrung, nämlich zu 54–87 % (Stadler 1993) bzw. 63–75 % (Rebouche 1991) resorbiert werden. Von einer Zwei-Gramm-Dosis als Nahrungsergänzung werden dagegen nur schätzungsweise 20 % resorbiert (Rebouche 1991) bzw. bei hoch dosierter Einnahme soll die Resorption auf 10–20 % (Al Weiz 1987) sinken. Bei andauernder hoch dosierter Einnahme wurde die Resorption auf nur noch 4 % geschätzt (Scholte 1987). In all diesen Studien wurden immer Einzeldosierungen von L-Carnitin gegeben und die Resorption allein in der Abhängigkeit von der Dosierung gesehen. L-Carnitin wird aber immer häufiger in Fertigprodukten wie Functional food, in Riegeln und Getränken eingesetzt. Bisher wurde die Resorption von L-Carnitin aus komplexen Nahrungsgemischen und -produkten noch nicht untersucht. Fütterungsversuche bei Tieren zeigen jedoch, dass die Resorption des L-Carnitins neben der Höhe der Dosis auch stark von der Art der aufgenommenen Nahrung und deren Zusammensetzung abhängig ist.

Es zeigte sich, dass bei gleicher Dosierung ein höher Plasma-Carnitinspiegel gemessen wurde, wenn L-Carnitin zusammen mit Fett gegeben wurde. Auch Zusätze wie Lecithin oder Cholin verbessern die Resorption des L-Carnitins und führen zu höheren L-Carnitinspiegeln im Blut und im Gewebe (Daily 1993, Daily 1995, Broquist 1982). Die Resorptionsquote von L-Carnitin in einem formulierten und komplexen Lebensmittel ist somit sehr wahrscheinlich höher, als wenn es allein und in isolierter Form gegeben wird.

1.7.2 Resorption von L-Carnitin im Gewebe

Der Anteil des von den Geweben akkumulierten L-Carnitins ist unterschiedlich. Unsere Körperzellen enthalten ca. 40–100-mal mehr L-Carnitin als das Blut (ca. 40 μmol) und deshalb ist ein aktiver und energieaufwändiger Transport von L-Carnitin in die Zellen notwendig (Molstad 1977, Vary 1982, Siliprandi 1989). 80 % des L-Carnitins im Herzen werden bei geringen Dosierungen (<1 g) aktiv resorbiert (Vary 1982). Dieser aktive Transport ist sättigbar, erfordert viel Energie in Form von ATP und ist abhängig von Natrium-Ionen. Ein Energiemangel in der Zelle führt zu einer verminderten Aufnahmefähigkeit von L-Carnitin und zu einem Abfall der L-Carnitin-Konzentration in der

Was ist L-Carnitin?

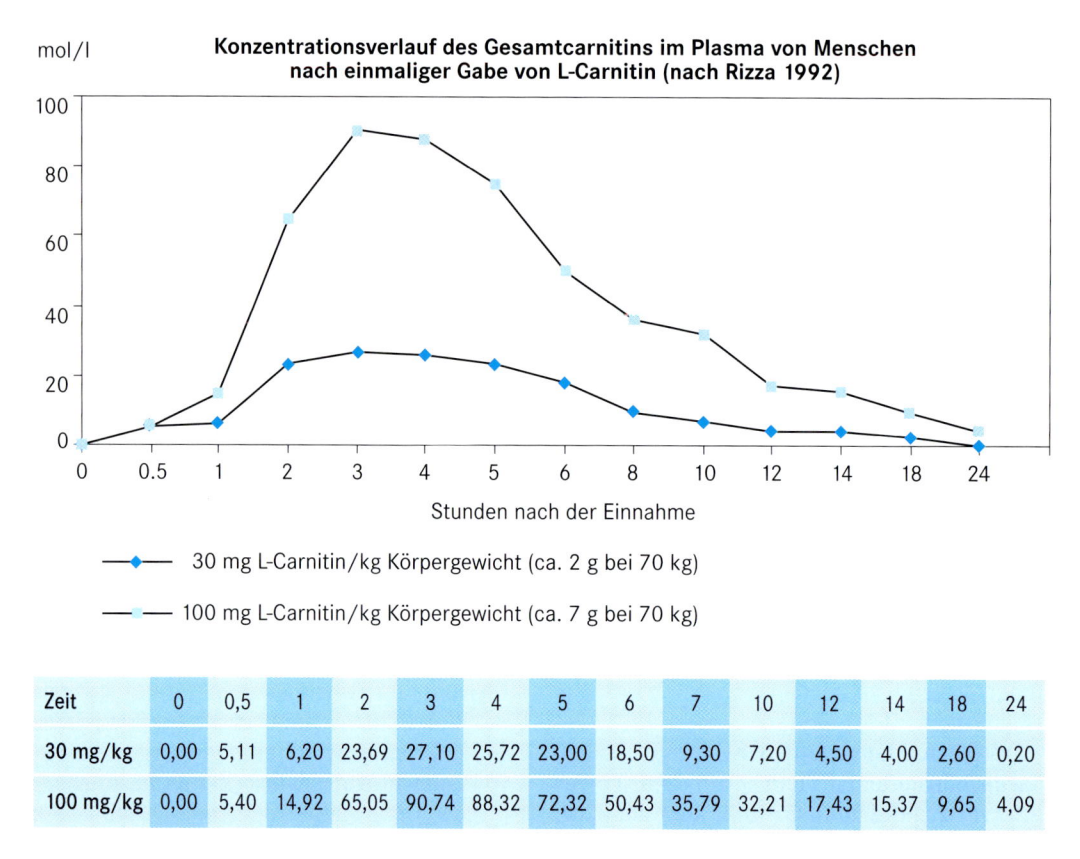

Konzentrationsverlauf des Gesamtcarnitins im Plasma von Menschen nach einmaliger Gabe von L-Carnitin (nach Rizza 1992)

mol/l auf der y-Achse, Stunden nach der Einnahme auf der x-Achse.

— ◆ — 30 mg L-Carnitin/kg Körpergewicht (ca. 2 g bei 70 kg)
— ■ — 100 mg L-Carnitin/kg Körpergewicht (ca. 7 g bei 70 kg)

Zeit	0	0,5	1	2	3	4	5	6	7	10	12	14	18	24
30 mg/kg	0,00	5,11	6,20	23,69	27,10	25,72	23,00	18,50	9,30	7,20	4,50	4,00	2,60	0,20
100 mg/kg	0,00	5,40	14,92	65,05	90,74	88,32	72,32	50,43	35,79	32,21	17,43	15,37	9,65	4,09

Abb. 3: Tabelle nach Rizza 1992, Werte angegeben in mmol/l

Zelle, z. B. bei Herzschwäche in der Herzmuskelzelle. Bei der oralen Gabe höherer L-Carnitin-Konzentrationen gewinnt der passive Transport des L-Carnitins mehr an Bedeutung. Über die passive Diffusion kann L-Carnitin bei einer Mangelsituation im Gewebe durch Erhöhung der Plasmaspiegel (z. B. durch die Gabe von 1 g dreimal pro Tag) in das Gewebe eindringen und die Mangelsituation reduzieren.

1 g L-Carnitin pro Tag über 120 Tage führte zu einer Stabilisierung der Carnitinpools bei Sportlern (Arenas 1991). 2 g L-Carnitin pro Tag führen nach 28 Tagen zu einem Anstieg des Gesamtcarnitins und des freien L-Carnitins im Muskel (Neary 1992).

1.7.3 Rückresorption in der Niere

L-Carnitin und L-Carnitin-Ester sind in den Glomeruli frei filtrierbar. Freies Carnitin wird beim Menschen mit normalem L-Carnitinstatus zu mehr als 98 % resorbiert (Engel 1981, Li 1992, Frohlich 1978). Damit wird das freie L-Carnitin von der Niere wie eine essenzielle Aminosäure behandelt. Sie achtet darauf, dass ihr möglichst wenig L-Carnitin verloren geht. Die tubuläre Resorption geht bei steigender Plasmakonzentration von L-Carnitin prozentual zurück (Carlin 1986, Bieber 1988). Bei L-Carnitin-Zulagen steigt die renale L-Carnitinausscheidung deshalb relativ stark an (Baker 1992). Ein Teil des L-Carnitins gelangt kontinuierlich über den Leber-Galle-Kreislauf in den Darm und wird dort von bestimmten

Darmbakterien abgebaut. Dabei entstehen einige Metaboliten des L-Carnitins, wie z. B. Crotonobetain oder Gamma-Butyrobetain. Gamma-Butyrobetain ist wie L-Carnitin ebenfalls ein körpereigener Stoff, der vom Körper resorbiert und von der Leber direkt in L-Carnitin umgewandelt werden kann.

1.7.4 Turnover, Abbau und Ausscheidung von L-Carnitin

L-Carnitin wird vom Stoffwechsel des Menschen nicht abgebaut. Auf der Basis eines auf anderen Wegen langsam stattfindenden Abbaus des L-Carnitins zu Trimethyl-N-Oxid wurde beim Menschen eine Halbwertszeit für das L-Carnitin von 90 Tagen bestimmt (Strack 1963). Bei Untersuchungen zum L-Carnitin-Turnover bei Ratten wurde eine Halbwertszeit von 67 Tagen ermittelt (Wolf 1961). Die Halbwertszeit sinkt unter Cholinmangel, Alloxandiabetes und Kälteadaption auf 2–4 Tage (Mehlmann 1971). Zwischen den kinetisch ermittelten Daten und den spezifischen enzymatisch ermittelten Methoden gab es bisher eine nicht geklärte Diskrepanz (Brooks 1975, Cederblad 1976, Tsai 1975). Diese Diskrepanz wurde als eine indirekte Bestätigung eines ausgeprägten katabolen Stoffwechsels des L-Carnitins gewertet (Strack 1979, Seim 1979), der vor allem im Darm stattfindet. Beim Abbau des L-Carnitins durch anaerobe Darmbakterien entstehen Metaboliten wie Trimethylamin, Trimethylaminoxid, vor allem aber Gamma-Butyrobetain und Crotonobetain, welche bisher nicht von den Analysen und Berechnungen erfasst wurden. Anaerobe Mikroorganismen im Darm bauen L-Carnitin zu Butyrobetain ab, um es als Wasserstoffakzeptor für den Wasserstoff aus dem Wasser nutzen, aus dem sie den Sauerstoff für ihre Atmung gewinnen.

Sowohl endogenes als auch exogenes L-Carnitin wird von der Leber gespeichert und zu einem bisher unbekannten Prozentsatz in die Galle abgegeben und gelangt über den Gallensaft wieder in den Dünndarm, wo ein Teil des L-Carnitins erneut absorbiert wird (enterohepatischer Kreislauf) (Gudjonson 1985). Ein anderer Teil wird unverändert ausgeschieden und ein Teil wird von Bakterien abgebaut.

Die Ausscheidung von unverändertem L-Carnitin über die Fäces ist beim Menschen sehr gering (1 µmol/d) (Schek 199). Schätzungsweise 0,1–0,3 % des Körperbestandes an L-Carnitin werden täglich messbar unverändert als L-Carnitin über den Urin und den Stuhl ausgeschieden (Heinonen 1996).

Männer scheiden durchschnittlich 59,3 ± 3,3 mg L-Carnitin täglich, Frauen durchschnittlich 44,1 ± 2,9 mg L-Carnitin mit dem Urin aus (Maebashi 1976).

Der Hauptausscheidungsweg des L-Carnitins ist jedoch die Niere (Rudman 1977; Mitchell 1978, Bremer 1983). Bei einer Dosierung von 1 g L-Carnitin als Nahrungsergänzung findet man sechs Stunden nach der Einnahme etwa 10 % der Dosis im Urin wieder (Frohlich 1978).

Die Ausscheidung von L-Carnitin
- entsorgt Acyl-/Acetyl-L-Carnitin leichter als freies L-Carnitin
- beträgt durchschnittlich 30–100 mg pro Tag bei normaler Mischkost
- erfolgt über den Urin als freies und Acyl-/Acetyl-L-Carnitin
- ist in der Schwangerschaft erhöht (Entsorgung von Acyl-Carnitinen)
- ist in der Stillzeit erhöht (über die Muttermilch)
- ist bei protein- und fettreicher Kost erhöht (Stadler 1993)
- ist im Hungerzustand erhöht (verstärkte Ausscheidung von Acyl-Carnitinen)
- ist bei Nierenerkrankungen erhöht
- ist bei Männern höher als bei Frauen
- ist bei Erwachsenen höher als bei Kindern
- ist bei Mischköstlern höher als bei Vegetariern
- ist im wachen Zustand höher als im Schlaf
- ist unter Belastung höher als in der Ruhe

Was ist L-Carnitin?

1.8 L-Carnitin-Mangel

Unser Körper bekommt durch Nahrung genügend L-Carnitin, so dass ein klinisch manifester ernährungsbedingter L-Carnitinmangel selten ist. Jedoch gibt es Situationen, in denen unser Körper trotz Fleischkonsums zu wenig L-Carnitin bekommt und sich eine Unterversorgung oder sogar ein sekundärer L-Carnitinmangel einstellen kann, z. B. bei schwangeren Frauen, Diabetikern, Sportlern, die sich vegetarisch ernähren, bei langfristiger parenteraler Ernährung, Dialyse etc.

Auch die Folgen einer jahrelangen subklinischen Unterversorgung mit L-Carnitin sind bisher nicht bekannt. Aus Fütterungsstudien an Tieren weiß man jedoch, dass L-Carnitinmangel in der Kindheit zu Wachstum und Entwicklungsstörungen führt. Niemand weiß außerdem, ob und wie viele Menschen in der Welt unterversorgt sind oder sich in einem L-Carnitindefizit befinden.

Ein klinischer L-Carnitinmangel schränkt die Fettverwertung ein. Bei Patienten mit L-Carnitinmangel sinkt der L-Carnitingehalt in den Fibroblasten und die Fettverbrennung wird reduziert. Bei Gabe von L-Carnitin konnte die Fettverbrennung in den Fibroblasten in vivo gesteigert werden (Mitchell 1982). Der Körper lagert bei einem L-Carnitinmangel daher mehr Fett ein und die gesamte Energieproduktion im Körper wird negativ beeinflusst. Die Folge sind rasche Erschöpfbarkeit, Leistungsminderung, Muskelschwäche, Müdigkeit, Verlängerung der Erholungszeit nach Belastung, Schwächung des Immunsystems, Verschlechterung der Blutparameter, Herzerkrankungen, Leberfunktionsstörungen. Ein L-Carnitinmagel ist auch an der Entwicklung von Herz-Kreislauf-Erkrankungen beteiligt.

Menschen mit funktionalem L-Carnitin-Mangel ermüden schneller, fühlen sich häufiger schlapp, sind infektanfälliger. Diese Symptome sind unspezifisch und werden meist nicht mit einer möglichen Unterversorgung an L-Carnitin in Verbindung gebracht.

Eine Gewebeprobe aus dem Armmuskel (Trizeps) zeigt wie sich im Extremfall (in Ab-

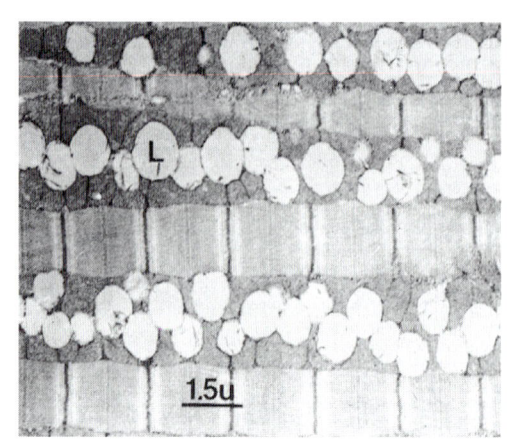

Abb. 4a: Fetttröpfchen im Triceps eines Patienten mit L-Carnitin-Mangel (Regitz 1987)

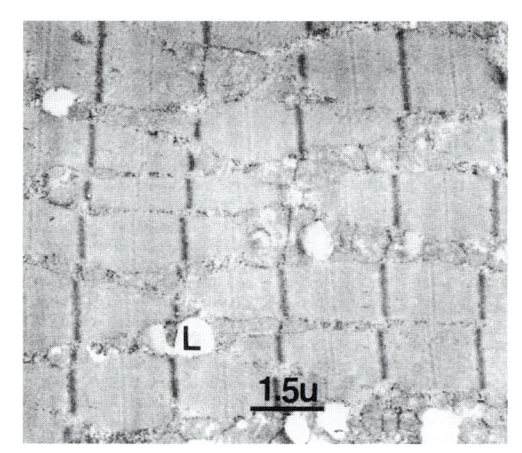

Abb. 4b: Nach 6-monatiger Therapie durch die Gabe von L-Carnitin (Regitz 1987)

bildung 4a) bei L-Carnitin-Mangel das Fett in der Muskulatur ansammelt. Die Funktion von Muskulatur, Herz und Leber dieses Menschen waren stark beeinträchtigt. Nach Einnahme von L-Carnitin über einen Zeitraum von sechs Monaten konnte das Fett durch die Muskulatur dieses Patienten wieder besser verwertet werden. Das im Gewebe übermäßig gespeicherte Fett wurde abgebaut und die Funktion von Herz, Leber und Muskeln wurde verbessert (siehe Abbildung 4 b). Diese Fotos wurden von Frau Prof. Dr. Regitz im Herzzentrum Berlin aufgenommen und freundlicherweise zur Verfügung gestellt.

L-Carnitin-Mangel

Anzeichen einer L-Carnitin-Unterversorgung
- sind sehr unspezifisch und werden oft nicht erkannt
- verminderte Leistungsfähigkeit
- rasche Ermüdung und Erschöpfung
- verringerte Fettverwertung und Fetteinlagerung im Gewebe
- gesteigerte Infektanfälligkeit
- schlechte Blutwerte und Anämie
- erhöhte Blutfettwerte, wie erhöhte freie Fettsäuren oder erhöhte Triglyceride

2 Physiologische Funktionen von L-Carnitin

L-Carnitin übt in den Zellen von Mensch und Tier eine Schlüsselfunktion in der Energiebereitstellung aus (Di Lisa 1995, Scholte 1996, Siliprandi 1994). L-Carnitin ist im Organismus auch an vielen weiteren biochemischen Prozessen direkt oder indirekt beteiligt. Man kann die physiologischen Wirkungen des L-Carnitins in folgende Gruppen einteilen:

Metabolische Effekte

Transport von organischen Säuren (Fettsäuren)
- Transport von langkettigen Fettsäure durch die Mitochondrienmembran
- Transport von Fettsäuren aus den Peroxisomen in die Mitochondrien
- Export von toxischen organischen Säuren (»Entgiftungsfunktion«)

Pufferung des Coenzym A Pools
- Entgiftungsfunktion für die Mitochondrien
- Schutz der Mitochondrienmembran
- Verbesserung des Glucosestoffwechsels
- Regulierung der Pyruvatdehydrogenase-Aktivität
- Verminderung der Bildung von Laktat aus Pyruvat
- Einfluss auf Aminosäurestoffwechsel
- Speicherung von Acyl-/Acetyl-Komponenten
- Entkopplung der ATP-Translokase
- Förderung des Transportes von ATP aus den Mitochondrien ins Zytosol
- Gefäßerweiterung durch Entkopplung der i-NOS
- Stimulation der Verbrennung der kurz- und mittelkettigen Fettsäuren
- Reduktion des Ketose-Risikos durch Reduktion der Ketonkörperbildung
- Wirkung als sekundäres Antioxidanz
- Wirkung auf den alpha-Liponsäurestoffwechsel
- Steigerung der Hippursäureproduktion
- Steigerung weiterer CoA-abhängiger biochemischer Reaktionen

Membranassoziierte Effekte
- Immunzellen, Spermien, Erythrozyten
- Haut, Haare, Endothelzellen, Mitochondrien, Nervenzellen

Neurologische Effekte
- Wirkung auf Rezeptoren, z. B. im Gehirn und in den Gefäßen

2.1 Transport von Fettsäuren (katalytische Funktion)

L-Carnitin ist absolut essenziell für die Durchschleusung von langkettigen Fettsäuren durch die innere Mitochondrienmembran. Diese Funktion des L-Carnitins ist seit Fritz 1955 bewiesen und hat bereits Eingang in die Biochemielehrbücher gefunden. Für den Transport der Fettsäuren benötigt die Zelle geringe, katalytisch wirkende Mengen L-Carnitin. Diese Funktion allein erklärt also nicht den extrem hohen L-Carnitin-Gehalt von Muskelzellen im Vergleich zu Coenzym A. Es muss folglich noch andere Wirkmechanismen geben, in denen L-Carnitin eine wichtige Rolle spielt.

2.1.1 Transport von langkettigen Fettsäuren durch die Mitochondrienmembran

Unsere Zellen können die Energie aus der Nahrung nicht direkt nutzen. Die Energiequellen unserer Nahrung wie Kohlenhydrate (= Zucker), Fette (= Fettsäuren + Glycerin) und Proteine (= Eiweiße, bestehend aus aneinander gebundenen Aminosäuren) müssen von unserem Organismus zunächst in ATP umgewandelt werden. ATP ist die wichtigste Energiewährung unseres Körpers und wird ständig verbraucht und wieder aufgebaut. Die Zellen können aus ATP sofort Energie für alle notwendigen Prozesse unseres Körpers gewinnen. Eine Zelle besteht aus einer sie umgebenden Zellmembran, einem Zellkern und sie enthält verschiedene Organellen wie Mitochondrien, Peroxisomen, Mikrotubuli etc. Die Flüssigkeit, in der diese Organellen und der Zellkern sozusagen schwimmen, nennt man Zytosol.

Die meisten Zellen können ATP selber produzieren, und zwar in eigens dafür vorgesehenen Zell-Kraftwerken, den so genannten Mitochondrien. Deren einzige Aufgabe ist es, den Energieträger ATP zu produzieren. Die Zellen enthalten unterschiedlich viele Mitochondrien, je nachdem wie viel Energie die Zelle benötigt. Spermien enthalten 20 Mitochondrien, Nierenzellen 300 und Leberzellen 800–20.000 Mitochondrien pro Zelle.

Mitochondrien enthalten praktisch alle Enzyme der Atmungskette, des Fettstoffwechsel und des Zitronensäure-Kreislaufs, um aus Fettsäuren und anderen Quellen ATP zu erzeugen. Der Zufluss an Energiequellen zu diesen Brennkammern des Körpers ist strikt geregelt und die Mitochondrien sind durch eine doppelte Membran gut vom Rest der Zelle, dem Zytosol geschützt. Die äußere Hülle der Mitochondrien bildet eine glatte Membran, die einige Poren in Form von Ionenkanälen (Porin) enthält. Dahinter folgt eine stark gefaltete zweite innere Membran, die praktisch undurchlässig ist für Coenzym A und langkettige Fettsäuren wie Palmitinsäure.

Dagegen können kurzkettige und mittelkettige Fettsäuren (KCT und MCT) ungehindert durch beide Membranen in das Innere der Mitochondrien gelangen, wo sie dann in ATP umgewandelt werden. KCT und MCT sind daher so genannte schnelle Fette, die vom Körper nicht gespeichert, sondern rasch in Energie umgewandelt, also verbrannt werden. Mit 50 % den größten Anteil der Fette in unserer Nahrung bilden die langkettigen Fettsäuren, die vom Körper in großen Mengen gespeichert und nur sehr langsam verbrannt werden. Langkettige Fettsäuren können von unserem Stoffwechsel nicht direkt genutzt, sondern nur in den Mitochondrien der Zellen verbrannt werden. Dazu müssen diese Fettsäuren im Zytosol der Zelle zunächst einmal aktiviert werden. Dabei spielt das Coenzym A eine entscheidende Rolle. Coenzym A ist sozusagen unser wichtigster Biokatalysator, der unsere Energiegewinnung und sehr viele weitere chemische Reaktionen in unserem Körper erst ermöglicht. Jede Energieproduktion, ob aus Fettsäuren, Kohlenhydraten oder Proteinen, läuft in unserem Körper über die Aktivierung durch Coenzym A! 95 % des gesamten Coenzym A Pools befindet sich in den Mitochondrien, während sich 95 % des L-Carnitins im Zytosol der Zelle, also außerhalb des Mitochondriums befindet (Neely 1978, Idell-Wenger 1978).

Im ersten Schritt werden die langkettigen Fettsäuren im Zytosol an Coenzym A gebunden und es entsteht eine Verbindung, das Acyl-Coenzym A (siehe Kasten unten). Dies geschieht im Zytosol der Zelle, also außerhalb des Mitochondriums. Jedoch können weder Coenzym A noch Acyl-Coenzym A die innere Mitochondrien-Membran passieren. Dazu müssen die Fettsäuren erst an L-Carnitin gebunden werden. Für diese Reaktion haben die Mitochondrien in der äußeren Membran (hin zum Zytosol) ein Enzym, welches die Fettsäuren vom Acyl-Coenzym A auf L-Carnitin überträgt.

Nur L-Carnitin ist in der Lage, die innere Mitochondrien-Membran zu passieren und es kann dabei organische Säuren in Form von so genannten Acyl-Carnitinen transportieren. Für diese Funktion des Fettstoffwechsels ist L-Carnitin essenziell, d. h. absolut zwingend notwendig. Anders ausgedrückt: Ohne L-Car-

---

Reaktion 1 (im Zytosol):
Fettsäure + Coenzym A → Acyl-Coenzym A

Reaktion 2 (im Zytosol):
Acyl-Coenzym A + L-Carnitin → Acyl-Carnitin + Coenzym A

Transport von Fettsäuren (katalytische Funktion)

Reaktion 3 (im Mitochondrium):
Acyl-Carnitin + Coenzym A (CPT 2) → Acyl-Coenzym A + L-Carnitin

nitin kann der Körper langkettige Fettsäuren nicht verbrennen und nicht energetisch nutzen, da sie ohne L-Carnitin nicht in die Mitochondrien gelangen können. Dieses Enzym ist die Carnitin-Palmitoyltransferase (CPT 1) und gilt als das geschwindigkeitsbestimmende Enzym des Fettstoffwechsels. Studien belegen, dass die Aktivität der CPT 1 und die Verfügbarkeit an freiem L-Carnitin in der Zelle limitierende Faktoren der Fettverbrennung unter Belastung darstellen können (van Loon 2000). Je mehr langkettige Fettsäuren die CPT 1 auf L-Carnitin überträgt, umso mehr Fettsäuren können in die Mitochondrien gelangen.

Für den Transport des L-Carnitins und des Acyl-L-Carnitins durch die innere Mitochondrien-Membran ist das Enzym L-Carnitin-Translokase verantwortlich. Dieses Enzym tauscht immer ein L-Carnitin aus dem Inneren des Mitochondriums gegen ein L-Carnitin aus dem Zytosol aus. Durch diesen 1:1-Antiport wird die L-Carnitin-Konzentration im Innern des Mitochondriums praktisch konstant gehalten. Dies geschieht, um zu verhindern, dass das Mitochondrium mit Fettsäuren überflutet wird.

Im Mitochondrium angekommen, werden die Fettsäuren vom Acyl-Carnitin durch das Enzym Carnitin-Palmitoyltransferase 2 wieder auf Coenzym A übertragen (siehe Kasten oben).

In den Mitochondrien werden die an Coenzym A gebundenen langkettigen Fettsäuren (C16, C18 oder mehr C-Atome) durch die so genannte Beta-Oxidation zu kleineren Essigsäure-Molekülen (C2-Einheiten) abgebaut, welche dann im Zitronsäuresäurezyklus zu CO_2 und Wasser verbrannt werden. Dabei entsteht aus jedem Acetyl-CoA (siehe Kasten unten).

Dabei entsteht aus jeder einzelnen Fettsäure sehr viel Energie, pro Molekül Palmitinsäure z. B. entstehen 106 Moleküle ATP. ATP ist die physiologische Energieform, die in allen Zellen des Körpers genutzt werden kann. ATP wird in der Zelle kontinuierlich gebildet und verbraucht. Es ist der wichtigste und unmittelbare Überträger von Energie und dient nicht zur Speicherung freier Energie. ATP kann von unserem Körper nicht gespeichert werden. In einer typischen Zelle wird ein ATP-Molekül innerhalb einer Minute nach seiner Bildung schon wieder verbraucht. Unser Körper setzt also gespeicherte Energie in Form von Fetten nur dann in ATP um, wenn er sie auch benötigt. Der ATP Durchsatz ist dadurch sehr hoch. Ein ruhender Mensch verbraucht innerhalb von 24 h etwa 40 kg ATP. Bei intensiver Arbeit kann der ATP-Durchsatz auf 500 g pro Minute ansteigen. ATP ist ein Nucleotid und besteht aus Adenin, Ribose und einer Triphosphateinheit. Als aktive Form tritt gewöhnlich ein Komplex aus ATP mit Magnesium-Ionen (Mg^{2+}) oder Mangan-Ionen (Mn^{2+}) auf. ATP ist ein energiereiches Molekül, weil seine Triphosphateinheit aus zwei Phosphorsäureanhydridbindungen besteht, die bei ihrer Hydrolyse sehr viel Energie freisetzen. Das ATP, welches in den Mitochondrien entsteht, muss dann noch aus den Mitochondrien heraustransportiert werden, um von anderen Teilen der Zelle genutzt werden zu können. Dafür ist das Enzym ATP-Translokase verantwortlich. Dieses Enzym wird aber durch hohe Konzentrationen an langkettigem Acyl-Coenzym A und Acyl-Carnitin gehemmt.

Die Gleichung des Zitratzyklus:
Acetyl-CoA + $3NAD^+$ + FAD + GDP + P_i + $2H_2O$ → $2CO_2$ + 3NADH + $FADH_2$ + GTP + $2H^+$ + CoA

2.1.2 Transport von Fettsäuren aus den Peroxisomen in die Mitochondrien

Die Peroxisomen stellen das zweite Fett verbrennende System der Zelle dar. Sehr lange Fettsäuren, z. B. Cerotat, können in den Mitochondrien nicht verbrannt werden, sondern werden zuerst in den Peroxisomen mit Hilfe von Sauerstoff zu kürzeren mittelkettigen Fettsäuren (C2–C8) abgebaut (Jacobs 1991). Innerhalb der Peroxisomen werden diese durch das Enzym Carnitin-Octanoyl-Transferase auf L-Carnitin übertragen. L-Carnitin transportiert diese dann als Acyl-L-Carnitin aus den Peroxisomen hinaus und in die Mitochondrien, wo sie verbrannt werden (Bieber 1982, Jacobs 1995). Man spricht hier von dem so genannten »L-Carnitin Shuttle«. 10–25 % aller in den Mitochondrien verbrannten C2-Einheiten stammen von den Peroxisomen (Debeer 1983). Die peroxisomale Verbrennung von Fett ist abhängig von der Verfügbarkeit an freiem Coenzym A und ist damit durch L-Carnitin beeinflussbar (Sleboda 1995).

Die peroxisomale Fettsäureoxidation kann durch Fibrate auf das 10–20fache des Normalen gesteigert werden (Rhead 1983). Als Folge davon ergibt sich eine Senkung der Triglyceride im Blut. Bei einer Therapie mit Fibraten besteht daher auch ein erhöhter Bedarf an L-Carnitin für den »L-Carnitin-Shuttle«.

2.1.3 Export von organischen Säuren (»Entgiftungsfunktion«)

Für den reinen Transport der Fettsäuren zur Energiegewinnung sind katalytische Mengen an L-Carnitin notwendig. Jedoch hat es noch weitere wichtige Funktionen, für die die Zelle große Mengen L-Carnitin gespeichert hat. Genauso wie L-Carnitin organische Säuren (Fettsäuren) in das Mitochondrium hinein transportiert, können auch Säuren aus dem Mitochondrium und der Zelle heraustransportiert werden.

L-Carnitin entfernt toxische Acylreste aus den Mitochondrien. Ein Überschuss an Acetatresten sowie langkettige Acyl-CoA-Verbindungen können Rhythmusstörungen auslösen. Langkettige Acylreste wirken wie Tenside und weichen die Zellmembranen auf. Dadurch verlieren diese ihre schützende Wirkung und es entstehen Löcher in den Membranen, durch die Wasser eindringt. Die Zellen quellen auf und platzen. L-Carnitin hilft dabei, dass Acyl-Carnitin-Verbindungen die Mitochondrien und die Zelle verlassen und stellen ein Entgiftungssystem des Körpers für toxische Säurereste dar. Für viele Säurereste wurde die Übertragung über einen Coenzym A-Ester auf L-Carnitin nachgewiesen.

- Valproinsäure
- Propionsäure
- Pivampicillinsäure
- Benzoate

Wenn also vom L-Carnitin die Rede ist, welches für den Transport von Fettsäuren zur Verfügung steht, ist immer das freie L-Carnitin gemeint, da das Acyl-Carnitin für diese Funktion ja bereits gebraucht wurde bzw. damit »verbraucht« wurde, und für weitere Transporte unbrauchbar ist. Vergleichbar ist dies mit einer LKW-Spedition, denn nur die freien LKWs können noch beladen werden, voll beladene LKWs nicht mehr. Aus den Acyl-Carnitinen wird erst nach dem Einschleusen der Fettsäure in das Mitochondrium wieder L-Carnitin freigesetzt und steht auch dann erst wieder zur Verfügung. Der Gesamt-Carnitinspiegel im Muskel bleibt unter normalen Umständen nahezu konstant, woraus immer wieder der falsche Schluss gezogen wurde, L-Carnitin werde nicht verbraucht. Es kann aber zu Situationen kommen, in denen zwar der Gesamt-Carnitinspiegel normal ist, aber ein Mangel an freiem L-Carnitin vorliegt. Dies ist der Fall, wenn unter bestimmten Umständen, z. B. bei Sauerstoffmangel, die Produktion von Acyl-Coenzym A so stark ansteigt, dass sehr viel Acyl-Carnitin gebildet wird und der freie L-Carnitinspiegel sinkt. In diesen Situationen wird mehr L-Carnitin verbraucht als regeneriert wird, und dies kann zu einem funktionalen L-Carnitin-Mangel, zu Störungen und zu einer Einschränkung der Fettver-

Funktion als Puffer für Coenzym A (metabolische Funktion)

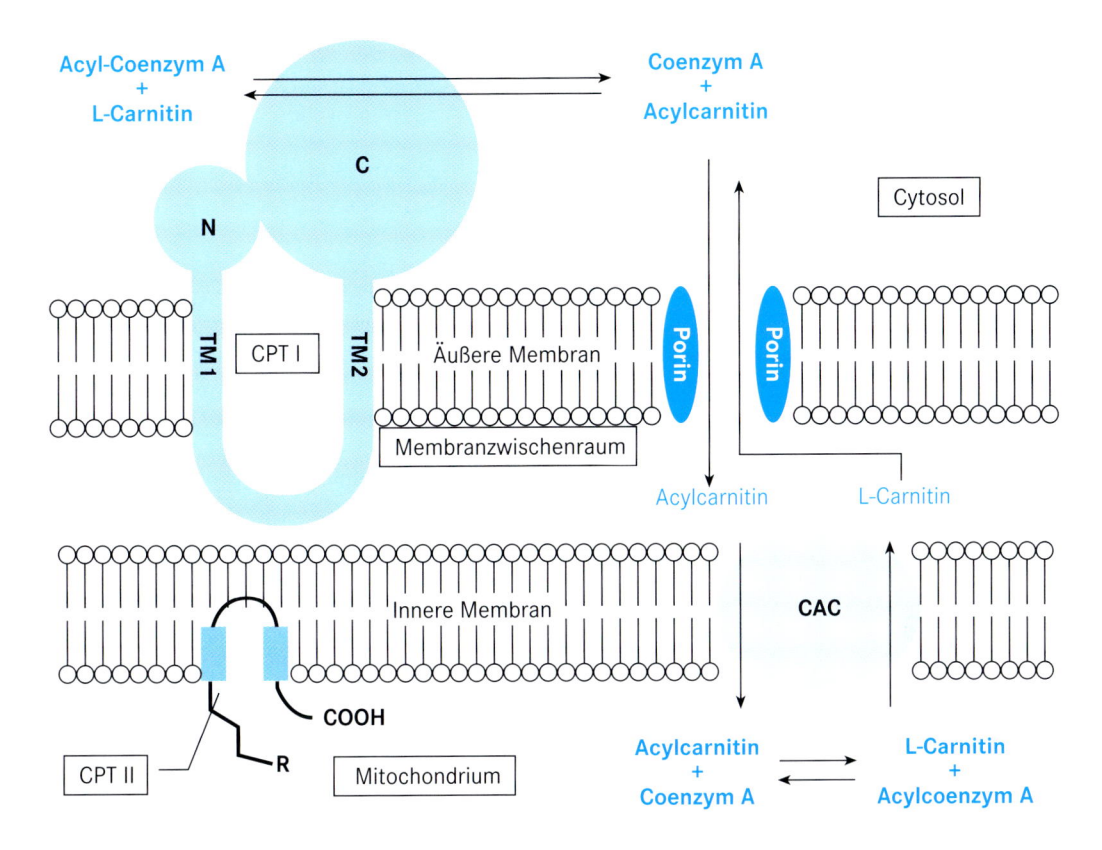

Abb. 5: Der Fettsäuretransport durch L-Carnitin

brennung führen. Dieser funktionale L-Carnitin-Mangel ist grundsätzlich abzugrenzen von einem klinischen L-Carnitin-Mangel, der sich durch eine absolute Reduktion des Gesamt-L-Carnitinspiegels auszeichnet.

2.2 Funktion als Puffer für Coenzym A (metabolische Funktion)

L-Carnitin befindet sich innerhalb einer Zelle nur zu 5 % innerhalb des Mitochondriums. 95 % des L-Carnitins befinden sich im Zytosol (Neely 1978, Idell-Wenger 1978).
Eine Muskelzelle enthält insgesamt ca. 20–60 µmol Coenzym A, aber 20.000 µmol L-Carnitin pro kg Trockenmasse bzw. 4.000–5.000 µmol pro kg Feuchtmasse. Damit enthält eine Muskelzelle etwa 300–1.000-mal soviel L-Carnitin wie Coenzym A (Heinonen 1996, Harmeyer 1998, Constantin-Theodesiu 1992)! L-Carnitin kommt in Muskelzellen in millimolaren (0,001 mol) Konzentrationen vor, während die meisten anderen an der Energiegewinnung beteiligten Substrate im mikromolaren (0,000001 mol) Bereich liegen. Diese hohe Konzentration an Carnitin ist erforderlich, um als Speicher zu fungieren. Außer den bisher genannten Funktionen sind noch weitere biochemische Funktionen von Carnitin beschrieben worden.
Da für den reinen Transport von Fettsäuren nur geringe katalytische Mengen L-Carnitin benötigt werden, muss der absolut größte Teil des gespeicherten L-Carnitins andere Funktionen erfüllen. Die zweite und eigentliche Hauptfunktion des L-Carnitins ist, als Puffer-

Physiologische Funktionen von L-Carnitin

Tabelle 4: Physiologische Substanzen in Muskelzellen nach Harmeyer 1998

Substanz	µmol/kg Feuchtmasse
Zitrat	250
ATP	500
CoA	80
Freies Carnitin	4.500
Acetyl-Carnitin	20
Pyruvat	45
α-Ketoglutarat	130

substanz zu dienen, um Coenzym A in Belastungssituationen freizuhalten (metabolische Funktion).

Ablauf der Pufferreaktion
Die Pufferreaktion läuft immer dann ab, wenn im Körper vermehrt organische Säuren entweder vom Stoffwechsel gebildet oder mit der Nahrung (oder als Arzneimittel) aufgenommen werden.
Bei metabolischen Zuständen wie Sauerstoffmangel, Ketose, Diabetes, Hunger, Schwangerschaft oder sportlichen Hochleistungen im anaeroben Bereich akkumuliert Acetyl-CoA in den Mitochondrien (Carter 1981), weil die Kapazität des Zitratzyklus für den Abbau der unter diesen Bedingungen gebildeten Mengen an Acetyl-CoA nicht ausreicht.
Alle Energieträger werden im Stoffwechsel durch Bindung an Coenzym A aktiviert, zu Acetyl-CoA abgebaut und treten dann durch Kondensation mit Oxalacetat zu Zitrat in den Zitratzyklus ein. Dort wird unter normalen aeroben Bedingungen Energie erzeugt. Bei Sauerstoffmangel oder einem Überschuss an organischen Säureresten ist der Zitratzyklus jedoch blockiert, bzw. es ist nicht genügend Oxalacetat vorhanden. Es häuft sich folglich Acetyl-CoA an und es kommt zu einem Rückstau in der Zelle, bei dem sich auch langkettige CoA-Verbindungen anhäufen.

Situationen, die zu einem starken Anstieg aktivierter organischer Säuren in Form von Acyl-/Acetyl-CoA Produktion führen:

- bei Sauerstoffmangel (Ischämie), z. B. bei Arteriosklerose oder Herzhypertrophie
- bei und kurz vor einem Herzinfarkt
- bei starker anaerober Belastung
- bei Stress (wenn Stresshormone Glucagon, Somatotropin, Cortison, Adrenalin ansteigt, z. B. bei Trauma, Schock, Sepsis)
- bei metabolischen Acidosen (Propionacidämie, Malonacidurie)
- bei Insulinresistenz und vermindertem Insulin
- bei genetisch bedingten Enzymdefekten, die zum Anstieg von Stoffwechselprodukten führen (z. B. Reye Syndrom)
- bei schlecht eingestelltem Diabetes
- bei Dialysepatienten
- beim nephrotischen Syndrom
- bei Fastenkuren und Hungeracidosen
- bei starkem Alkoholkonsum

L-Carnitin fungiert in diesen Krisensituationen als Empfängermolekül für aktivierte Fettsäuren von Acyl-Coenzym A. Enzyme übertragen die aktivierten organischen Säuren von Acyl-CoA auf freies L-Carnitin und bilden Acylcarnitine.
Diese Acylcarnitine können dann die Mitochondrien leicht verlassen und ins Zytoplasma gelangen, wobei im Gegenzug über einen 1:1-Antiport freies L-Carnitin ins Mitochondrium eintritt (Bieber 1984). Die Konzentration des Gesamtcarnitins bleibt also konstant, während sich die L-Carnitinfraktionen verschieben. Der Gesamt-Carnitinspiegel ist daher für die Funktionsfähigkeit des Stoffwechsels weniger ausschlaggebend, die Konzentration des freien L-Carnitins und das AC/FC-Verhältnis sind bessere Parameter zur Beschreibung der L-Carnitin Situation.
Die Zelle speichert also diese großen Mengen L-Carnitin, um im Notfall das lebenswichtige

Funktion als Puffer für Coenzym A (metabolische Funktion)

Pufferreaktion des L-Carnitins mit Coenzym A:

Acyl-Coenzym A + L-Carnitin $\xrightarrow{(CPT\ 1)}$ Acyl-Carnitin + Coenzym A

Coenzym A freizuhalten. Dieses ist einer der wichtigsten Biokatalysatoren des menschlichen Stoffwechsels. Da Coenzym A sehr viele Reaktionen in unserem Stoffwechsel katalysiert und eine zentrale Rolle in unserem Stoffwechsel spielt, hat die Pufferreaktion mit L-Carnitin eine wichtige Bedeutung und spiegelt sich in vielen Erscheinungsformen wider.

2.2.1 Entgiftungsfunktion, Schutz der Mitochondrienmembranen

Sauerstoffmangel führt zu einer Anhäufung von langkettigen Fettsäuren in Form ihrer Coenzym A-Ester in den Mitochondrien. Diese sind in höherer Konzentration stark toxisch, da sie wie Tenside wirken, in die Mitochondrienmembranen eindringen und deren Permeabilität erhöhen, bis sie durchlässig werden. Wasser dringt in die Mitochondrien ein, Ionen gehen verloren, die Mitochondrien schwellen an und platzen. Dies beeinträchtigt den Energiestoffwechsel der gesamten Zelle, die dann zugrunde geht. Genau diese Reaktion läuft in einer Herzzelle bei Sauerstoffmangel kurz vor einem Herzinfarkt ab. L-Carnitin kann in dieser Situation die toxischen Acylreste von Acyl-CoA übernehmen und aus den Mitochondrien ausschleusen und so die Mitochondrien entgiften und vor der Zerstörung schützen. Dies wirkt sich letztlich auf die Funktion und Überlebensfähigkeit der gesamten Zelle aus. Wird L-Carnitin z. B. bei einem akuten Herzinfarkt gegeben, so kann diese Entgiftungsfunktion des L-Carnitins dazu führen, dass weniger Zellen im Myokard absterben, das Nekrosegebiet kleiner ausfällt, und die Schwere eines Infarktes also reduziert wird (Spagnoli 1982). Bereits der Kopplung der toxischen kurz- und langkettigen organischen Säuren an L-Carnitin ist eine entgiftende Wirkung zuzuschreiben, auch wenn die Acylcarnitine vorerst noch im Körper verbleiben (Kim 1984).

2.2.2 Einfluss von L-Carnitin auf den ATP-Transport

Das meiste ATP wird innerhalb der Mitochondrien produziert. Damit dieses ATP aber von der Zelle und anderen Körperorganen genutzt werden kann, muss es zuerst durch das Enzym ATP-Translokase aus den Mitochondrien heraus transportiert werden. Dieses Enzym wird jedoch durch große Mengen Acyl-/Acetyl-Coenzym A-Ester gehemmt, so dass es zu einem Stau des ATP im Mitochondrium kommt, während außerhalb des Mitochondriums ein ATP-Mangel entsteht. Durch die Gabe von L-Carnitin kann durch eine Erniedrigung der Acyl-/Acetyl-Coenzym A Ester durch Übernahme der Acyl-/Acetyl-Reste und deren Abtransport eine Entkopplung der ATP-Translokase erreicht werden, so dass dieses wieder leichter aus dem Mitochondrien gelangen kann und anderen Zellen und Organen zu Verfügung steht.

2.2.3 Speicherung von Acetyl-Resten

Die Zellen haben große Mengen L-Carnitin gespeichert, um notfalls große Mengen organischer Säurereste auf L-Carnitin zu übertragen. In dieser Eigenschaft dient L-Carnitin auch der Zwischenlagerung von kurzkettigen Fettsäuren in/aus Zellorganellen und Zytosol. Bei starker Belastung wird zum Beispiel ein starker Anstieg von Acetyl-Carnitin beobachtet. Dieses zwischengelagerte Acetyl-Carnitin steht dann, wenn wieder mehr Sauerstoff zur Verfügung steht, bereit, um zum Beispiel in der Regeneration direkt und rasch in ATP verwandelt zu werden. Die Bereitstellung von ATP wird gesteigert und dessen Transport durch die Mitochondrienmembran gefördert. Zudem dient Acetyl-Carnitin den Zellen als schnell abrufbare Energiequelle für Zellen wie Gehirnzellen, Nervenzellen, Immunzellen und Spermien, die Acetyl-Carnitin direkt als Energiequelle verwerten können.

2.2.4 Einfluss auf die Verbrennung mittel- und kurzkettiger Fettsäuren

L-Carnitin spielt auch eine wichtige Rolle bei der Verbrennung der mittel- und kurzkettigen Fettsäuren (MCT und KCT). Da der Körper kurz- und mittelkettige Fettsäure nicht wie die langkettige Fettsäuren (LCT) speichern kann, werden MCT- und KCT-Fettsäuren vom Körper sofort zur Energiegewinnung herangezogen und deren Verbrennung vor den LCT bevorzugt. KCT und MCT sind daher scheinbar energetisch schneller verfügbar als LCTs (Cotter 1987, Carpentier 1985).

Die mittelkettigen und kurzkettigen Fettsäuren können unabhängig vom L-Carnitin in die Mitochondrien diffundieren. Prof. Böhles vom Universitäts-Klinikum Frankfurt am Main konnte beweisen, dass durch Hemmung der CPT1 der Transport der langkettigen Fettsäuren völlig zusammenbricht, während der Transport der MCTs ungehemmt weiter funktionierte.

Trotzdem konnte in mehreren Studien ein Zusammenhang zwischen L-Carnitin und der Verbrennung der mittel- und kurzkettigen Fettsäuren gezeigt werden (Böhles 1988, Clarke 1988, Penn 1990). Dies liegt daran, dass, auch wenn die KCTs und die MCTs rasch und ungehindert in die Mitochondrien gelangen, sie dort trotzdem erst an Coenzym A gebunden werden, um dann einer Beta-Oxidation unterzogen werden zu können. Ein starker Einstrom von KCTs und MCTs führt daher zu einer vermehrten Bildung von Acyl-Coenzym A und zu einer verminderten Verfügbarkeit an freiem Coenzym A (Greith 1988).

Eine Überflutung der Mitochondrien durch ungehinderten und erhöhten Zufluss kurz- und mittelkettiger Fettsäuren führt daher zu einem CoA-Mangel und einer Anhäufung von KCT- und MCT-CoA-Estern. Dies kann zu einer drastischen Einschränkung anderer durch Coenzym A katalysierter Reaktionen wie zum Beispiel der Hippursäureproduktion führen. Hippursäure wird aus Glycin und Benzoesäure gebildet und diese Reaktion benötigt unbedingt freies Coenzym A. Durch eine MCT-Infusion wurde die Hippursäureausscheidung drastisch um $^2/_3$ reduziert und zeigt eine stark verringerte Verfügbarkeit an freiem Coenzym A durch die Verabreichung von MCT-Öl an (Greith 1988).

In einer solchen Situation werden die überschüssigen KCTs und MCTs vom Acyl-Coenzym A auf L-Carnitin übertragen, wodurch es zu einem Anstieg der Acyl-Carnitine in der Zelle kommt. L-Carnitin stellt somit eine Art Zwischenlager für überschüssige MCTs dar (Anon 1991).

Rössle konnte zeigen, dass auch MCT-Fettsäuren zumindest teilweise durch einen L-Carnitin-abhängigen Stoffwechselweg verbrannt werden (Rössle 1991). Bei einer MCT-Infusion sanken die freien L-Carnitinspiegel im Blut schneller und tiefer ab als bei einer Infusion mit LCT-Fettsäuren, und die Konzentration von kurzkettigem Acyl-Carnitin und Hydroxybutyrat (Abbau-Produkt der Fettsäuren) stiegen unter MCT-Fettsäuren höher an als unter LCT-Fettsäuren (Rössle 1991).

Kinder, die eine Babynahrung mit MCT und L-Carnitin erhielten, schieden signifikant weniger mittelkettige Dicarbonsäuren aus als Kinder, die MCT-Fettsäuren ohne den Zusatz von L-Carnitin erhielten (Rebouche 1990). Auch dies belegt eine Beteiligung des L-Carnitins am Stoffwechsel der MCT-Fettsäuren, vermutlich wie schon beschrieben, indirekt über eine Beteiligung am Coenzym A Stoffwechsel. Ein Teil der verabreichten MCT-Fettsäuren wird vom Körper aber auch als Acyl-Carnitine an das Blut abgegeben und dann ausgeschieden. Bei der Gabe von MCTs wurde daher eine erhöhte Ausscheidung von L-Carnitin beschrieben (Martinez 1997, Martinez-Triana 1998).

Diese erhöhten L-Carnitin-Verluste durch MCT-Gabe können sogar zu einem L-Carnitin-Mangel führen (Ishida 1994), so dass eine kombinierte Gabe von MCT und L-Carnitin erwogen werden muss. MCT-Öle spielen verstärkt eine Rolle in der enteralen und parenteralen Ernährung. Ein Problem in der parenteralen Ernährung stellen Glucose-Infusionen dar. Durch die Glucose-Infusion steigt die Insulin-Ausschüttung stark an und hemmt die energetische Verwertung von Fettsäuren. Die

Funktion als Puffer für Coenzym A (metabolische Funktion)

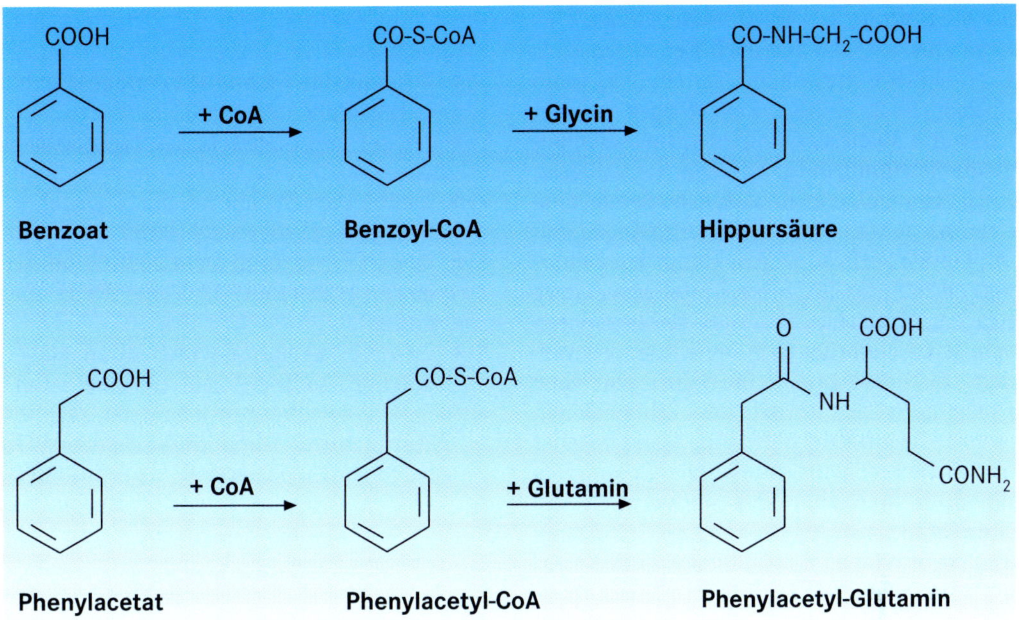

Abb. 6: Produktion von Hippursäure und Phenylacetyl-Glutamin

Leber dagegen ist ein Glucose produzierendes Organ, kein Glucose verbrauchendes. Eine Glucose-Infusion hemmt daher die Glucose-Produktion in der Leber, in der stattdessen Fettsäuren produziert und gespeichert werden. Dadurch entsteht langfristig eine Leberverfettung. Infusionen von Fettemulsionen führen dagegen in der Leber zu einer Steigerung der Glucoseproduktion und der Proteinsynthese, so dass trotz Fettinfusion keine Fettleberproblematik entsteht.

2.2.5 Steigerung der Hippursäureproduktion

Hippursäure wird aus Benzoesäure und Glycin innerhalb des Mitochondriums produziert; hierfür wird unbedingt freies CoA und ATP benötigt. Die Hippursäure-Produktion ist ein alternativer Ausscheidungsweg für überschüssigen Stickstoff, der sich im Körper als Glutamin und Glycin anhäuft. Diese beiden Aminosäuren können von unserem Körper mit entsorgt werden, indem Benzoat mit Glycin zu Hippursäure umgesetzt und Phenylacetat mit Glutamin zu Phenylacetyl-Glutamin verbunden wird. Beide Produkte können dann vom Körper mit dem Urin ausgeschieden werden. Im Falle einer Arginino-Succinasedefizienz häuft sich jedoch so viel überschüssiger Stickstoff als Glutamin und Glycin an, dass die Verfügbarkeit des Coenzym A so stark eingeschränkt ist, dass keine Hippursäure mehr produziert werden kann. Nach Gabe von L-Carnitin wurde wieder CoA frei und die Hippursäure-Produktion messbar gesteigert (Chalmers 1983, Roe 1982, 1983, 1984).

2.2.6 Einfluss auf die Bildung von Ketonkörpern

Ketonkörper sind Nebenprodukte des Fettstoffwechsels und werden hauptsächlich in den Lebermitochondrien gebildet. Ketonkörper sind wichtige Energieträger und können z. B. Organe wie Herz, Gehirn und Muskulatur in Hungerphasen ernähren, da sie die Glucose als Energiequelle ersetzen können. Unser Gehirn ist normalerweise ausschließlich auf die Verwertung von Glucose ausgerichtet. Es kann aber in Notzeiten auch Ketonkörper als Energiequelle verwenden. Im Hunger, wenn Glucose fehlt, werden Ketonkörper von der Leber aus Fettsäuren gebildet, um als Energiequelle vor allem für das Gehirn zu dienen. Auch in den ersten Lebensmonaten sind Ketonkörper eine wichtige Energiequelle und für die körperliche Entwicklung des Kindes von besonderer Bedeutung (McGarry 1980). Aus der Muttermilch werden die Fettsäuren vom Kind zunächst in Ketonkörper verwandelt – als Energiequelle für Gehirn und Herz. Es konnte gezeigt werden, dass Kinder, denen mehr L-Carnitin zur Verfügung stand, rascher und mehr Ketonkörper produzieren konnten, ihnen die Umstellung des Stoffwechsels von Glucose auf Fettverbrennung besser gelang und sie rascher an Gewicht zunahmen. Ketonkörper werden über das Blut zu anderen Organen transportiert und können praktisch alle Zellmembranen frei passieren. Täglich werden 15–20 mg Ketonkörper pro Tag mit dem Urin ausgeschieden. Die Konzentration der Ketonkörper im Blut ist normalerweise gering (10–20 mg/l). Ein Anstieg der Ketonkörper im Blut ist unter normalen Umständen unerwünscht und kann sogar gefährlich werden. Eine große Menge Ketonkörper im Blut ist ein Signal für unseren Körper, dass wir hungern und unsere Reserven verstärkt in Ketonkörper umgewandelt und mobilisiert werden. Daraufhin schränkt unser Stoffwechsel die Verbrennung von Fett ein, um Energie zu sparen. Gleichzeitig wirken Ketonkörper lähmend und machen uns müde. Dies ist auch ein Mechanismus, um im Hunger durch Reduktion der Aktivität Energie zu sparen. Im schlimmsten Fall können Ketonkörper sogar zum Koma und zum Tode führen, z. B. bei Stoffwechselentgleisung bei Diabetikern (diabetisches Koma).

Ketonkörper
- Sie sind eine wichtige Energiequelle in Notzeiten.
- Zu viel Ketonkörper zeigen Hungerphase an.
- Zu viel Ketonkörper geben ein Signal, Energiereserven zu schonen.
- Zu viel Ketonkörper geben ein Signal zur Einschränkung der Fettverbrennung.
- Zu viel Ketonkörper wirken lähmend und verursachen Koma.
- Zu viel Ketonkörper senken den pH-Wert des Blutes und führen zu einer Acidose (Übersäuerung).

Biochemischer Mechanismus der Ketonkörperbildung

Acetyl-Coenzym A, welches bei der Fettsäureoxidation entsteht, tritt nur dann in den Zitratzyklus ein, wenn Fett- und Kohlenhydratabbau in einem ausgewogenen Verhältnis zueinander stehen. Der Grund dafür liegt darin, dass der Eintritt von Acetyl-CoA in den Zitratzyklus von der Verfügbarkeit von Oxalacetat für die Zitratsynthese abhängig ist. Die Oxalacetatkonzentration sinkt jedoch, wenn Kohlenhydrate nicht verfügbar sind oder ungenügend verwertet werden. Oxalacetat entsteht normalerweise aus Pyruvat, dem Produkt der Glykolyse. Hier liegt nun die molekulare Antwort des Sprichwortes, dass Fett nur in der Flamme der Kohlenhydrate verbrennt. Im Hungerzustand und bei Diabetes wird Oxalacetat verwendet, um über die Gluconeogenese Glucose zu synthetisieren, steht also nicht für die Kondensation mit Acetyl-Coenzym A zu Zitrat zur Verfügung. Da im Hunger und bei Diabetes Glucose und Kohlenhydrate nicht in ausreichendem Maße zur Verfügung stehen, kommt es zu einer Steigerung der Fettmobilisation, wobei sich vermehrt Acetyl-CoA aus Fettsäuren anhäuft. Unter diesen Bedingungen kondensiert Acetyl-CoA zu Acetoacetat, D-3-Hydroxybutyrat und Aceton. Diese drei Verbindungen werden Ketonkörper genannt.

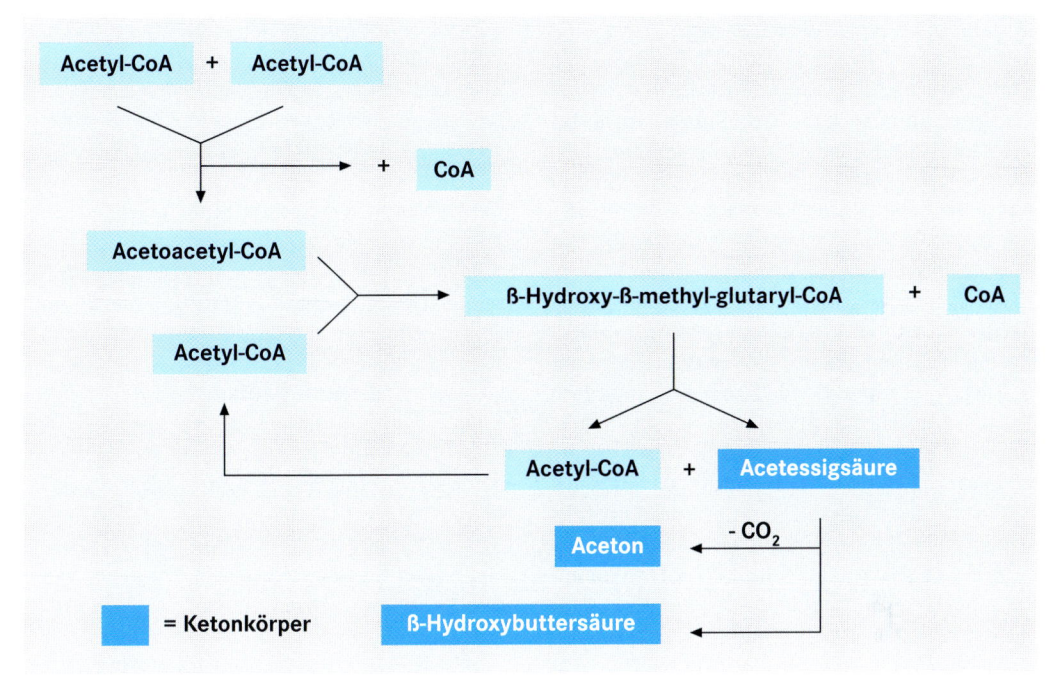

Funktion als Puffer für Coenzym A (metabolische Funktion)

Abb. 7: Bildung von Ketonkörpern aus Acetyl-CoA

Einfluss von L-Carnitin auf die Ketonkörperbildung
Unser Körper kann L-Carnitin dazu benutzen, um entweder mehr Ketonkörper zu erzeugen, z. B. wenn ein Energiemangel besteht, oder um die unerwünschte Produktion von Ketonkörpern zu reduzieren.

Steigerung der Ketonkörperbildung bei Säuglingen durch L-Carnitin
Die Fettverbrennung von Säuglingen läuft nach Geburt erst langsam an, und die Fettsäuren werden daher zunächst in Ketonkörper umgewandelt. Bei Säuglingen konnte die Fettverbrennung und die Produktion von Ketonkörpern aus Fettsäuren durch die Gabe von L-Carnitin gesteigert werden. Dadurch gewinnen die Kinder mehr nutzbare Energie aus der Muttermilch, sie wachsen schneller, verlieren nach der Geburt weniger Gewicht und die Umstellung des Stoffwechsels auf die Muttermilch gelingt rascher und besser.

Reduktion der unerwünschten Ketonkörperbildung bei Diabetes durch L-Carnitin
Bei Diabetes steht zwar genügend Glucose zur Verfügung, der Körper kann die Glucose aufgrund eines Mangels an Insulin oder einer unzureichenden Insulinwirkung jedoch nur schlecht verwerten. Darum steigt bei Diabetes die Aktivität des Fettstoffwechsels stark an, da der Körper verstärkt auf Fett als Energiequelle zurückgreift. Dabei entstehen große Mengen an Acyl-CoA und der Gehalt an freiem CoA sinkt. Um wieder Coenzym A freizusetzen, werden große Mengen Ketonkörper gebildet, die aber bei Diabetes unerwünscht und gefährlich sind. Sie können zu Übersäuerung und zur gefürchteten Ketoazidose führen. Ketonkörper wirken auch narkotisch und können zum diabetischen Koma führen. Indem L-Carnitin die Acyl-Reste vom Coenzym A übernimmt, wird wieder Coenzym A frei und die Bildung von Ketonkörpern wird reduziert. Bei insulinabhängigen Diabetikern konnte durch die Gabe von L-Carnitin eine Reduktion der Acetoacetat-Produktion erreicht werden (Nosadini 1982).

Physiologische Funktionen von L-Carnitin

Reduktion der unerwünschten Ketonkörperbildung bei Diäten durch L-Carnitin

Eine Reduktion der zugeführten Kalorien bei Diätprogrammen zum Abnehmen verstärkt die Mobilisation von Fettsäuren aus den körpereigenen Depots und führt zu einer Steigerung des Fettstoffwechsels. Auch werden wieder große Mengen Acyl-CoA gebildet und der Gehalt an freiem CoA sinkt. Um erneut Coenzym A freizusetzen, werden wieder große Mengen an Ketonkörper gebildet. Diese Ketonkörper machen einerseits müde und lustlos, andererseits signalisieren sie dem Körper eine Hungerphase, der daraufhin seinen Fettstoffwechsel einschränkt, um Energie zu sparen. Die Reduktion von Körperfett wird dadurch verlangsamt. Indem L-Carnitin-Gaben hier die Produktion von Ketonkörpern reduzieren, wirken sie der durch Ketonkörper verursachten Müdigkeit während der Diät entgegen. Gleichzeitig wird das Signal für die Einschränkung des Fettstoffwechsels reduziert, so dass der Abbau der körpereigenen Fettdepots besser abläuft.

Ketonkörperbildung beim Sport

Im Sport können beide Situationen auftreten: Einerseits kann durch L-Carnitin die Ketonkörperbildung beschleunigt und so mehr Energie aus Fett für Gehirn, Herz und Muskulatur erzeugt werden. Andererseits kann eine zu starke anaerobe Belastung zu einer zu starken Ketonkörperbildung führen, welche dann ermüdend auf den Sportler wirkt. In dieser Situation könnte L-Carnitin zu einer Reduktion der Ketonköper beitragen und die durch Ketonkörper erzeugte Müdigkeit reduzieren.

2.3 L-Carnitin als sekundäres Antioxidanz

Eine erwachsene Person konsumiert täglich etwa 1000 g Sauerstoff; davon werden ca. 3 % nicht direkt in der Atmungskette zu Wasser und Kohlendioxid reduziert, sondern zu anderen zytotoxischen Verbindungen umgewandelt. Die Summe dieser reaktiven Sauerstoffspezies repräsentiert den »oxidativen Stress«. Bei einem menschlichen Organismus, der keinem besonderen oxidativen Stress ausgesetzt ist, treten pro Tag und pro Zelle mehr als 10.000 oxidative DNA-Schäden auf, dies sind pro Mensch pro Tag ca. 1017 bis 1018 oxidative Schäden. Im Genom einer menschlichen Zelle werden innerhalb einer Lebensspanne von 70 Jahren mehr als 300 Millionen Nukleotide von mutativen Zerstörungsreaktionen erfasst. Diese mutativen Zerstörungsaktionen sind ein Hauptfaktor unseres Alterungsprozesses. Dauerhaft verstärkter oxidativer Stress führt zu einer Beschleunigung des Alterungsprozesses und kann langfristig auch zu Organschäden und Folgeerkrankungen wie Krebs, Atherosklerose, Diabetes, Herz-Kreislauf-Erkrankungen etc. führen. Oxidativer Stress wird verursacht durch reaktive Sauerstoffverbindungen.

> Reaktive Sauerstoffverbindungen:
> - Superoxid-Radikal ($^*O_2^-$)
> - Hydroxyl-Radikal ($^*OH$)
> - Hydrogenperoxidradikal ($^*OOH$)
> - Singulett-Sauerstoff-Radikal ($^*O_2$)
> - Hypochlorige Säure ($HOCl^-$)

Reaktive Sauerstoffverbindungen entstehen im Körper z. B. durch den Einfluss von Chemikalien bzw. Arzneimitteln, werden aber auch bei körperlichen Belastungen vermehrt gebildet und verursachen dann den so genannten oxidativen Stress. So können bei der zellulären Verstoffwechselung der Glukose z. B. Superoxidradikale entstehen (Rifici 1994, Thornalley 1985).

Bei gesunden Menschen steht die Bildung dieser Radikale im Einklang mit den antioxidativen Verteidigungskräften, so dass es zu keiner Schädigung kommt. Der menschliche Körper verfügt über ein besonderes Schutzsystem gegen freie Radikalverbindungen. Freie Radikale können z. B. direkt durch Radikalfänger wie Vitamin E oder Selenperoxidasen (Gluthathionperoxidase = GSH) abgefangen und reduziert werden. Vitamin C, Vitamin E und Selen, Glutathion, Liponsäure und Q10 gelten heute daher als wichtige antioxidative Substanzen, welche den Alterungsprozess verlangsamen können. Bestimmte Metallionen wie Cadmium, Nickel, Kobalt etc. und ihre Metallkomplexe dagegen beschleunigen den Zerfall der Lipidperoxide und verstärken damit ihre schädigende Wirkung, da der Körper weniger Zeit hat, um diese Substanzen mittels seines Abwehrsystems unschädlich zu machen. Normalerweise verfügt der Mensch also über ein ausreichend ausgeklügeltes und mehrstufiges Abwehrsystem gegen schädliche Sauerstoffverbindungen und freie Radikale, welches die Entstehung von Schädigungen und Krankheit normalerweise verhindert. Sind die oxidativen Kräfte jedoch geschwächt, z. B. bei Fehlernährung, einer vorliegenden Erkrankung (z. B. Diabetes) oder aufgrund extremer körperlicher Belastungen, so kann es zu einer oxidativen Schädigung von Proteinen, Zellmembranen und Erbanlagen (DNA) durch freie Radikale kommen.

2.3.1 Lipoperoxide

Reaktive Sauerstoffverbindungen sind so gefährlich, weil sie Substanzen im Körper angreifen und verändern, wodurch diese vom Körper nicht mehr über den normalen Stoffwechselweg abgebaut werden können, sondern sich andere Reaktionswege suchen und vom Körper mittels spezieller Mechanismen unschädlich gemacht werden müssen. Fette werden z. B. durch reaktive Sauerstoffverbindungen zu Lipoperoxiden oxidiert, die dann anders abgebaut werden als über die für Fettsäure übliche β-Oxidation. Lipoperoxide sind stark giftige Substanzen und können die Thiolgruppen von Proteinen oder Gluthathionen und anderen Sulfhydryl-Verbindungen schädigen und zur Bildung von unlöslichen Bestandteilen wie z. B. Lipofuscin in der Arterienwand oder in Nervenzellen führen (Lipofuscin ist ein Marker für den Alterungsprozess und wird mit zunehmendem Alter verstärkt gebildet). Beim Abbau der Lipoperoxide entstehen wieder neue Radikale, welche weitere Lipide und eine Reihe von kleine-

Aldehyd **Malondialdehyd** **Aldehyd**

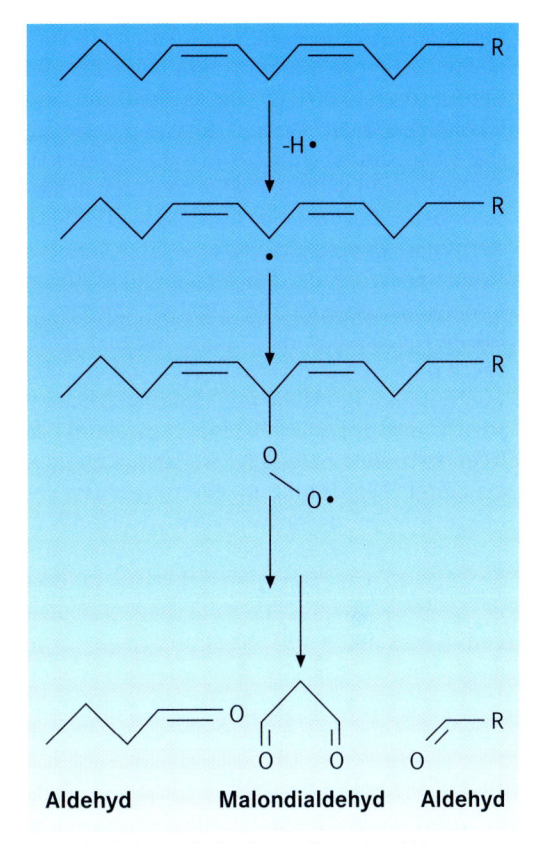

Abb. 8: Schematische Darstellung des Abbaus von Lipoperoxiden unter Bildung von Malondialdehyd (MDA)

ren, sehr reaktiven Verbindungen wie Aldehyde und Kohlenwasserstoffgase angreifen können. Aldehyde sind ebenfalls sehr reaktiv und können dann mit den Aminogruppen von Proteinen reagieren und zu einer Quervernetzung von Proteinen führen. Dies führt zu einer Versteifung der Proteinstrukturen, was die Tätigkeit z. B. von Zellmembranen oder Gefäßwänden beeinträchtigt.

2.3.2 L-Carnitin steigert die antioxidativen Schutzsysteme

L-Carnitin spielt über eine Beeinflussung des Coenzym A-Stoffwechsels auch eine indirekte Rolle für das antioxidative Verteidigungssystem unseres Körpers.

Bei alten Ratten steigerte eine L-Carnitinsupplementation den Antioxidantienstatus im Gehirn und reduzierte die Anhäufung von Lipofuscin, einem Marker für das physiologische Alter (Juliet 2001). Die Autoren führen das auf einen direkten oder indirekten Einfluss des L-Carnitins auf die Radikalbildung oder Radikalentgiftung zurück.

Malondialdehyd ist die meist untersuchte Aldehydverbindung und entsteht vor allem bei der Oxidation von ungesättigten Fettsäuren. In Studien konnte in vivo gezeigt werden, dass die Höhe der Lipidperoxidation positiv mit der Ausscheidung von MDA im Urin korreliert. Ein Anstieg der Lipidperoxidation führt direkt zu einem Anstieg der Konzentration an Malondialdehyd (MDA) im Gewebe, im Blut und im Urin. Die Messung der MDA-Konzentration im Urin oder im Blut ist somit ein guter Marker der Lipidperoxidation des oxidativen Stresses im Körper. Eine Reduktion des oxidativen Stresses sollte sich daher auch in einer Reduktion der MDA-Konzentration im Serum nachweisen lassen. Eine Reduktion der MDA-Konzentration durch eine Supplementation von L-Carnitin wurde in klinischen Studien nachgewiesen. Es konnte gezeigt werden, dass L-Carnitin die MDA-Konzentrationen im Herzen von Ratten (Sushamakumari 1989, Loester 2001), im Herzen von Kaninchen (Rahman 2001), in den Nerven von Ratten (Lowitt 1995, Deniz 1998) und in der Leber von Ratten (Bahcecioflu 1999) reduziert. Neueste Studien zeigen, dass L-Carnitin auch die MDA-Konzentration in vivo im Blut von Sportlern (Volek 2001) und Dialysepatienten reduziert (Vesela 2001).

Unter L-Carnitingabe wurde eine Zunahme der Konzentration an Glutathion in den Erythrozyten von Dialysepatienten (Vesela 2001) und in den Augenlinsen (Cavaliere 1990) festgestellt. Glutathion ist ein wichtiger antioxidativer Faktor, und ein Anstieg bedeutet, dass eine geringere oxidative Belastung besteht und gleichzeitig ein höherer Schutz vor Oxidation.

> In einer Studie erhielten 12 Dialysepatienten (Durchschnittsalter 55,5 Jahre) 15 mg/kg/kg L-Carnitin i. V. dreimal pro Woche (nach jeder Dialyse) über 6 Monate (Vesela 2001).
> Das freie L-Carnitin stieg (113,3 ± 11,2 nachher vs. 62,3 ± 16,7 µmol/l vorher $p < 0,001$), der Cholesterinspiegel sank (4,66 ± 0,30 nachher vs. 5,65 ± 1,53 µmol/l vorher $p < 0,05$), das LDL-Cholesterin sank (1,74 ± 0,86 nachher vs. 2,81 ± 1,43 mmol/l vorher $p < 0,05$), die Albumin Konzentration stieg signifikant von 34,8 ± 7,3 auf 46,0 ± 5,4 g/l ($p < 0,05$). Der oxidative Stress wurde reduziert messbar an einer Reduktion des Malondialdehyds im Blut (vorher 4,18 ± 0,72 nachher 3,07 ± 0,35 µmol/l ($p < 0,001$) und die antioxidativen Systeme wurde geschont und stiegen an wie das intraerythrocytär reduzierte Glutathion (vorher 1,65 ± 0,25 auf 2,23 ± 0,16 mmol/l ($p < 0,001$) und die antioxidative Kapazität des Plasmas stieg (von 1,65 ± 0,09 auf 2,06± 0,17 mmol/l ($p < 0,001$). Der Hämatokrit stieg durch L-Carnitin und die Erythropoetin (EPO) Dosis konnte im Durchschnitt von 5.500 auf 3.500 U/Woche reduziert werden. Keine dieser Veränderungen wurden in der Placebogruppe beobachtet.

Alpha-Liponsäure ist eine der stärksten antioxidativen Substanzen des Körpers. Alpha-Liponsäure hilft z. B. mit bei der Verbrennung von Pyruvat zu CO_2 und einem Acetylrest. Dabei wird die Alpha-Liponsäure reduziert und der Acetylrest wird an Alpha-Liponsäure gebunden und dann auf Coenzym A übertragen. Die reduzierte Alpha-Liponsäure wird dann durch NAD+ wieder in die oxidierte Form überführt. Zur Regeneration der Alpha-Liponsäure muss also ausreichend freies Coenzym A vorhanden sein. L-Carnitin kann hier dafür sorgen, dass genügend freies CoA für die Regeneration der Liponsäure vorhanden ist. Dies ist besonders unter starker Belastung von großer Bedeutung.

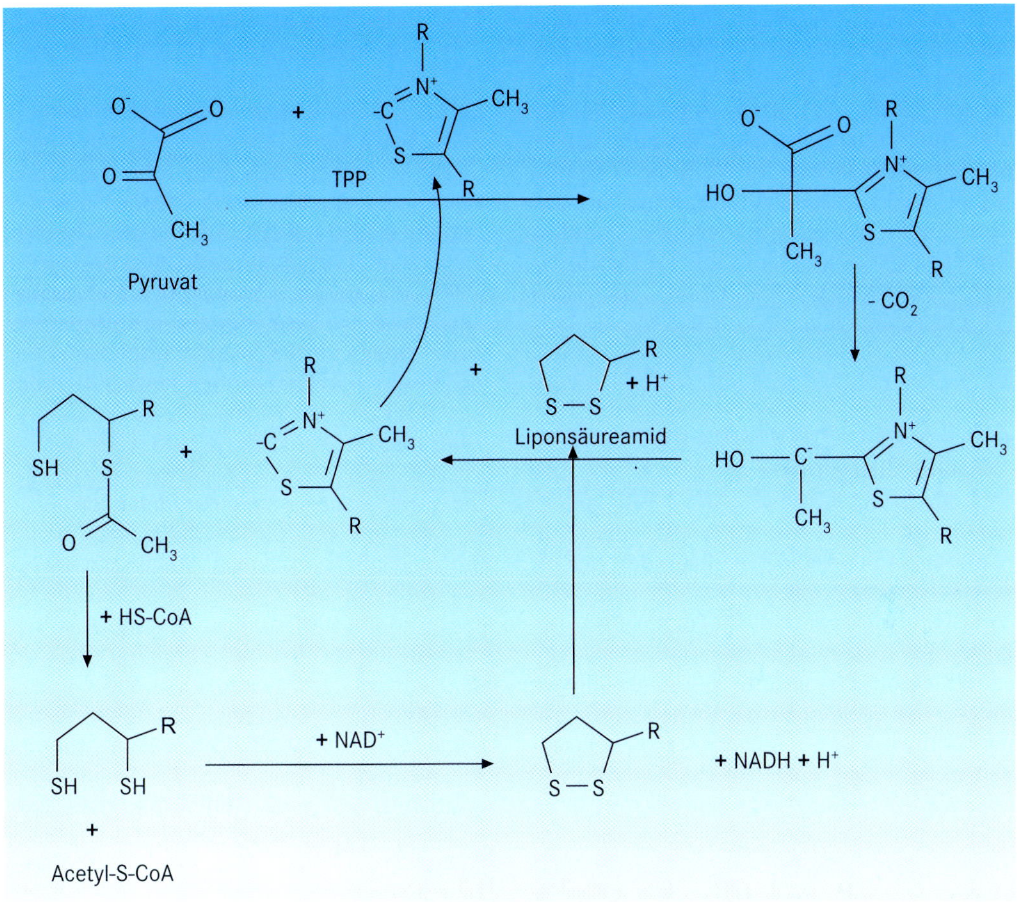

L-Carnitin als sekundäres Antioxidanz

Abb. 9: Liponsäure hilft beim Abbau von Pyruvat zu Acetyl-CoA

Alpha-Liponsäure wird als Arzneimittel vor allem in der Therapie des Diabetes Mellitus eingesetzt, da es anscheinend den Insulinrezeptor reparieren kann. Außerdem kann durch die Supplementation mit Alpha-Liponsäure der Blutglucosespiegel gesenkt werden (Khamaisi 1998 und 1999). Ein Nachteil scheint jedoch zu sein, dass die Alpha-Liponsäure nach der Applikation für ihre Regeneration Coenzym A bindet und blockiert, so dass andere Reaktionen des Coenzym A beeinträchtigt werden können. So wurde zum Beispiel nach Gabe von Alpha-Liponsäure eine Reduktion der Hippursäure-Bildung beobachtet (Gregus 1996). Für die Reaktion von Glycin mit Benzoat wird unbedingt freies CoA benötigt. In anderen Studien wurde nach Alpha-Liponsäureapplikation ein Anstieg der Acyl-Carnitin-Produktion, ein Anstieg der freien Fettsäuren und eine Reduktion des freien L-Carnitins im Plasma beobachtet (Khamaisi 1999). Beide Studien deuten an, dass es durch die Gabe von Alpha-Liponsäure zu einer Reduktion des freien CoA-Pools kommt und auch das L-Carnitin-System und die Fettverbrennung beeinflusst werden. Deshalb ist es sinnvoll, diesen negativen Effekt durch die gleichzeitige Gabe von L-Carnitin zu minimieren und CoA durch die Pufferreaktion mit L-Carnitin freizuhalten. Die Kombination von Alpha-Liponsäure mit L-Carnitin wurde aus diesem Grund an Ratten getestet. Es konnte gezeigt werden, dass diese Kombination tatsächlich synergistisch wirkt und eine Reduktion des oxidativen Stresses bewirkt (Liu und Ames 2001, Hagen 2002, Hagen und Ames 2002). Dabei wurde die Schädigung der Mitochondrien und der RNA/DNA Oxidation durch Radikale nicht nur verlangsamt oder verhindert, sondern teilweise sogar wieder rückgängig gemacht und das Erinnerungsvermögen wurde wieder gesteigert (Liu 2002, Liu und Ames 2002). Deshalb wird heute die Kombination von Alpha-Liponsäure mit L-Carnitin als gute »Anti-Aging«-Kombination empfohlen (Cronin 2002).

2.4 L-Carnitin-Wirkung auf die Blutgefäße

Die Blutgefäße sind ein sehr großflächiges Körperorgan. In unserem Körper befinden sich ca. 100.000 km Blutgefäße mit einer Oberfläche in der Größe von etwa zwei Fußballfeldern. Die Blutgefäße sind die Autobahnen, auf denen unserer Körper Nährstoffe an viele Organe liefert. Die Organe sind den Blutgefäßen nachgeschaltet. Wenn wir etwas essen oder trinken, gelangen viele Substanzen über unseren Darm in unser Blut. Die Blutgefäße sind nach unseren Schleimhautzellen die ersten Zellen unseres Körpers, die mit diesen Substanzen in Kontakt geraten. Sie spüren auch jede Art von Stress sofort, oder wenn wir etwas Fettes essen, Alkohol trinken, rauchen etc., und sie reagieren darauf. Die Blutgefäße werden von den so genannten Endothelzellen ausgekleidet und von glatten Muskelzellen umschlossen. Es wurde nun herausgefunden, dass Endothelzellen und glatte Muskelzellen einen von L-Carnitinabhängigen Energiestoffwechsel haben. L-Carnitin erfüllt im Körper bestimmte biochemische Aufgaben und ist vor allem bekannt als Transportmolekül für Fettsäuren. Neben den bisher bekannten Stoffwechselfunktionen des L-Carnitins für Muskel, Herz und andere Gewebe spielt L-Carnitin anscheinend auch eine sehr wichtige Rolle für den Stoffwechsel und die Funktion der Endothelzellen der Blutgefäße (Krämer 2000, Hülsmann 1988, 1992, Giamberardino 1996).

2.4.1 Mögliche Mechanismen der Gefäßerweiterung durch L-Carnitin

Lokale L-Carnitin-Verarmung der Endothelzellen bei Ischämie
Starke körperliche Belastung führen zu einem erheblichen Verlust an L-Carnitin aus den Endothelzellen (Ferranini 1988, Brevetti 1989, Hiatt 1989, Siliprandi 1990, Hülsmann 1992). Ursache ist, wie auch beim Herzinfarkt nachgewiesen, eine Sauerstoff-Unterversorgung (Spagnoli 1982). L-Carnitin kann den Zellen durch Löcher in der Plasma-Membranen verloren gehen – zusammen mit anderen zytosolischen Substanzen, wie z. B. bei der Verursachung von Zellschäden durch das Calcium paradox gezeigt werden konnte. Die Konversion von L-Carnitin zu Acyl-L-Carnitin führt ebenfalls zu einem Mangel an freiem L-Carnitin in den Zellen (Hülsmann 1992). Dieser L-Carnitin-Mangel beeinflusst den Energiestoffwechsel und kann die Fähigkeit der Gefäße, sich wieder zu erweitern, einschränken. Des Weiteren stimulieren auch Laktat und ein Absinken des PH-Wertes die Abgabe von L-Carnitin an das Plasma, vermutlich durch eine Steigerung der interendothelialen Zwischenräume (Peschechera 1995).

Reduktion der lokalen Laktat-Acidose durch L-Carnitin bei Ischämie
Belastungen können zu einer Reduktion des interstitiellen PH-Wertes führen, hauptsächlich durch die Sekretion von Laktat aus dem Muskel. Eine lokale Übersäuerung verursacht plasmalemmale Veränderungen und beeinflusst die Ionenströme durch die Membranen, z. B. auch von Calcium-Ionen. Daraus resultiert ein positiv ionotroper Effekt und eine Limitierung der Gefäßdurchblutung, welche wiederum die lokale Übersäuerung verschlimmert. Durch die L-Carnitin-Gabe wurde die Oxidation von Oleat in den Endothelzellen stark gesteigert (Dubelaar 1992). Eine verstärkte Produktion von ATP aus Fettsäuren ist der beste Weg, um die Glykolyse zu bremsen und die Produktion von Laktat zu reduzieren (Hülsmann 1992).

L-Carnitin-Wirkung auf die Blutgefäße

Gefäßerweiterung durch direkte Wirkung auf Rezeptoren
Chemisch ähnelt die Struktur des L-Carnitins dem Cholin. Es wurde daher immer wieder diskutiert, dass L-Carnitin direkt cholinähnliche Effekte auf die Rezeptoren des Nervensystems oder der Gefäßwände ausüben könnte. Auf diese Weise könnte L-Carnitin direkt eine Gefäßerweiterung in den Gefäßen hervorrufen. Außerdem kann L-Carnitin die Empfindlichkeit bestimmter Rezeptoren (z. B. der Muscarin-Rezeptoren) in den Endothelzellen verstärken und somit die Wirksamkeit der körpereigenen Regulationssubstanzen erhöhen.

Gefäßerweiterung durch Stimulation der NO-Produktion
Kremser und Kock konnten zeigen, dass durch die Gabe von L-Carnitin die NO-Synthase angeregt wird (Kock 1998, Kremser 2001). Endogenes NO ist einer der stärksten körpereigenen gefäßerweiternden Substanzen innerhalb des menschlichen Stoffwechsels. Eine L-Carnitingabe könnte über diesen Weg zu einer Gefäßerweiterung führen. Bei Herzpatienten spielt dieser Effekt eine besondere Rolle. In einigen Studien konnte bei L-Carnitineinnahme z. B. die Dosierung von NO-liefernden Medikamenten zur Erweiterung der Herzblutgefäße, wie Nitroglyzerin (Garzya 1980) oder Isosorbitdinitrat = ISDN (Fernandez 1992) reduziert und eingespart werden. Bettini machte in mehreren Studien die Beobachtung, dass Plasmacarnitin die Ausschüttung des »Endothelial derived relaxing factors« (= endogen produziertes Stickoxid = NO) und die Sensitivität des Muscarin-Rezeptors für NO in den Gefäßzellen potenziert (Bettini 1985, 1991, 1992).

Reduktion der durch Endothelin vermittelten Gefäßverengung
Es konnte gezeigt werden, dass L-Carnitin die durch Endothelin vermittelte Gefäßverengung und Blutdruckerhöhung reduziert (Bertelli 1992).

2.4.2 Folgen einer Gefäßerweiterung durch L-Carnitin

Die Endothelzellen unserer Blutgefäße gewinnen den größten Teil ihrer Energie (ATP) aus der anaeroben Glycolyse und erzeugen nur sehr wenig ATP aus der Oxidation von Fettsäuren oder Glucose. Trotzdem konnte nachgewiesen werden, dass der Energiestoffwechsel der Gefäß-Endothel-Zellen auch L-Carnitin-abhängig ist. So steigerte L-Carnitin die Verbrennung von Fettsäuren in den Endothelzellen der Gefäße (Hülsmann 1988). Die Endothelzellen der Gefäße und die glatten Muskelzellen benötigen Fettsäuren und L-Carnitin für die oxidative Phosphorylierung und Energiegewinnung (Hülsmann 1992). Endothelzellen spielen eine wichtige Rolle bei der Veränderung des Gefäßdurchmessers und sind somit für die Regulierung der Durchblutung und des Blutdruckes von entscheidender Bedeutung. Diese Funktion der Endothelzellen hängt zu einem gewissen Grad von ihrer Versorgung mit L-Carnitin ab. So wurden gefäßerweiternde Effekte durch eine L-Carnitin-Supplementation nachgewiesen (Cipolla 1991, Bettini 1985, 1991, 1992, Soop 1988, Dubclaar 1991, 1992). Cipolla 1991 wies in vitro an Endothelzellen und glatten Muskelzellen menschlicher Arterien einen vasodilatierenden Effekt von Propionyl-L-Carnitin nach. Nach Zugabe von Propionyl-L-Carnitin in einer Konzentration von 0,1–100 µmol zu Inkubationslösungen mit Arterien, bei denen der Lumendurchmesser und der Wanddruck dosisabhängig registriert wurde, vergrößerte sich der Gefäßdurchmesser um 91 %. Vor der Messung befanden sich die Gefäße in einem Zustand der Vasokonstriktion. In vivo am Menschen wurden die gefäßerweiternden Effekte bisher vor allem bei Probanden mit Durchblutungsstörungen unter Ischämie-Bedingungen nachgewiesen. Dieser neue und nicht muskuläre Wirkmechanismus des L-Carnitin auf die Gefäßzellen und die Blutzirkulation könnte eine Erklärung für einige Beobachtungen und Ergebnisse, die in wissenschaftlichen Studien und Berichten geschildert werden, sein:

Physiologische Funktionen von L-Carnitin

Tabelle 5: Mögliche Effekte einer Gefäßerweiterung durch L-Carnitin

Herz	Muskulatur
• Verbesserung der Koronardurchblutung • Reduktion der Herzfrequenz • Senkung des Blutdruckes bei Hochdruckpatienten • Einsparung von gefäßerweiternden NO-Präparaten in der Herz-Kreislauf-Therapie	• Verbesserung der Durchblutung • Steigerung von VO2max • Senkung des Laktatspiegels • Reduktion von Muskelschäden • Reduktion oxidativer Stressparameter • Senkung von CK und CPK • Steigerung der Muskelkraft
Gehirn und Nerven	**Peripherien und Haut**
• Verbesserte Durchblutung • Reduktion von Kopfschmerzen • Gesteigerte Wachheit und Einschlafstörungen • Verbesserung der Konzentration • Reduktion mentaler Ermüdung • Verbesserung kognitiver Fähigkeiten wie Lern- und Merkfähigkeit • Steigerung des Bewegungsdranges bei Menschen und Tieren	• Verbesserte Wundheilung an den Beinen • Verstärktes Schwitzen • Steigerung der Beindurchblutung • Errötung der Hautfarbe im Gesicht und an den Beinen • Erwärmung der Beine bei Rollstuhlfahrern (Polio) • Potenzsteigerung (?)

Eine Erweiterung unserer Blutgefäße ist in vielen Teilen unseres Körpers wünschenswert und kann eine Reihe positiver Auswirkungen auf unseren Stoffwechsel haben. Die durch L-Carnitin vermittelte Gefäßerweiterung bewegt sich in einem physiologischen Rahmen und ist nicht vergleichbar mit den pharmakologischen Wirkungen gefäßerweiternder Arzneimittel. So tritt die Gefäßerweiterung bei L-Carnitingabe besonders dann auf, wenn sich Gefäße in einem Zustand der Verengung befinden. L-Carnitingaben fördern dagegen nicht die Ausbildung von Krampfadern. Krampfadern entstehen durch eine Gewebeschwäche der Gefäße und der sie umgebenden Muskulatur. L-Carnitin führt nicht zu einer Schwächung des Gewebes, sondern eher zu einer Stärkung der Gefäßwände und der Gefäßmuskulatur, so dass die Neigung zu Krampfadern eher reduziert als gefördert würde.

Zunahme der Durchblutung an Beinen und Händen
Bei Kraftsportlern (Gewichthebern) wurde eine Zunahme der Beindurchblutung nach L-Carnitingabe festgestellt: Soop 1988 fanden eine um 8,5 % erhöhte Beindurchblutung. Diese Gefäßerweiterung war zwar gering und konnte statistisch auch nicht signifikant gesichert werden, aber eine Gefäßerweiterung in dieser Größenordnung reicht aus, um die Effekte von Brevetti, wie Schmerzlinderung und Leistungssteigerung, bei PAD-Patienten auszulösen.

Raynaud Syndrom
Das Raynaud-Syndrom ist durch eine schmerzhafte Kälteempfindlichkeit der Finger und Hände, vermutlich aufgrund einer Minderdurchblutung gekennzeichnet. In einer Studie mit 12 Raynaud-Patienten, die 1 g L-Carnitin

dreimal täglich über 20 Tage erhielten, zeigte sich bei Kälteeinwirkung nach 20 Tagen eine deutliche Reduktion der Blutgefäßspasmen in den Fingern der Probanden (Gasser 1997).

*Periphere Verschlusskrankheiten
(PAVD, Claudicatio Intermittens)*
In den 80er- und 90er-Jahren fand Brevetti in mehreren Arbeiten bei Patienten mit Durchblutungsstörungen in den Beinen (PAVK = Periphere arterielle Verschlusskrankheit, Claudicatio intermittens, Schaufensterkrankheit) eine Verbesserung der schmerzfreien Gehstrecke, eine Erweiterung der Gefäße und eine Verbesserung der Durchblutung durch die Gabe von L-Carnitin. Bei Patienten mit schweren peripheren Verschlusserkrankungen ist der L-Carnitin-Gehalt in der Muskulatur signifikant erniedrigt und konnte durch L-Carnitingaben wieder normalisiert werden (Brevetti 1986–1996). Die Gabe von 2 x 2 g L-Carnitin täglich führte bei 33 Patienten zu einer Verdoppelung der schmerzfreien Gehstrecke und einer Verbesserung der Bein-Durchblutung (Brevetti 1988, 1989). Es mehren sich die Anzeichen, dass L-Carnitin-Gaben bei peripheren Verschlusskrankheiten eine sinnvolle und hilfreiche Möglichkeit darstellen, die Symptome dieser Krankheit zu lindern (Brevetti 1999, Hiatt 2001a, b). In einer neuen amerikanischen, doppelblinden, randomisierten, Placebo kontrollierten Studie erhielten 72 amerikanische und 83 russische Probanden mit peripheren Verschlusserkrankungen 2 g L-Carnitin oral (als Propionyl-L-Carnitin) oder Placebo über 6 Monate. Gemessen wurde die maximale schmerzfreie Gehzeit mit einem Laufbandtest (Hiatt 2001c). Zu Beginn war die Leistungsfähigkeit beider Gruppen gleich, sie betrug 331+/-171 sec. Nach sechsmonatiger Behandlung stieg die maximale Gehzeit der Placebogruppe um 75+/-191 sec. (+25 %), während die L-Carnitingruppe sich um 162+/-222 sec. (+ 54 %) steigerte und damit signifikant mehr leisten konnte als die Placebogruppe (P < 0,001). Ebenso stiegen die Zeit, bevor Claudicatio-Schmerzen auftraten, die Gehstrecke und die Gehgeschwindigkeit. Die Schmerzstärke wurde reduziert und die Lebensqualität gesteigert.

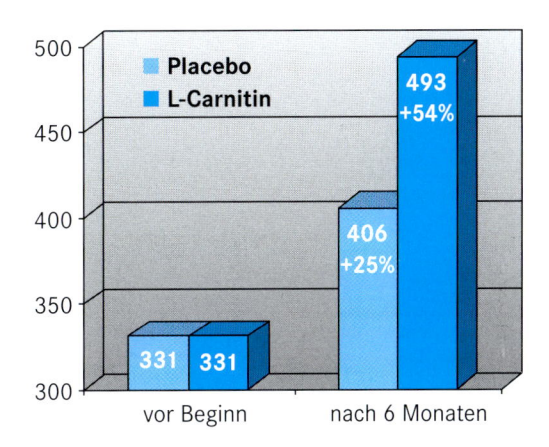

Abb. 10: Steigerung der Gehzeit von Probanden mit peripheren Verschlusserkrankungen durch L-Carnitin (Hiatt 2001c)

*Verbesserung der Wundheilung
an den Beinen*
Bei Patienten mit Wunden und Geschwüren an den Beinen steigerte die langfristige L-Carnitingabe die Erythrozyten-Flussgeschwindigkeit, wodurch die Hämofiltrationszeit abnahm (Pola 1991a). In einer anderen Studie wurde eine verbesserte Durchblutung und verbesserte Wundheilung von Geschwüren an den Peripherien (Beine und Arme) beobachtet (Pola 1991b). Bei 18 Patienten, bei denen alle vorangegangenen Therapien versagt hatten, führte eine L-Carnitin-Gabe bei 80 % der Probanden zu einem völligen Verschwinden der trophischen Läsionen und der Hautulcerationen. Lediglich bei vier Patienten sprach die Therapie nicht an. Weitere Studien könnten den Einsatz von L-Carnitin bei Diabetikern und Dekubitus-Patienten untersuchen. Diesen Patienten könnten auch in anderer Hinsicht von L-Carnitin profitieren (Herz, Schlaganfall, Immunsystem, Insulinresistenz, Fettverbrennung).

Zunahme der Muskelkraft
In mehreren Arbeiten wurde an Hunden eine Zunahme der Muskelkraft um bis zu 34 % bereits acht Minuten nach einer intravenösen Verabreichung von L-Carnitin beobachtet (Dubelaar 1991). Der Muskel-Carnitin-Gehalt wurde dabei nicht verändert. Eine Zunahme der Muskelkraft durch die Gabe von L-Carnitin

könnte die Muskulatur bei starker Beanspruchung schützen, so dass sich weniger Risse und Mikrotraumen bilden. Dies verkürzt die Regenerationszeit und die volle Leistungsfähigkeit wird rascher wieder hergestellt.

Reduktion der Laktatbildung
L-Carnitin kann durch die Reduktion des AC/FC-Quotienten und durch Verbesserung des Sauerstofftransportes aufgrund einer Gefäßerweiterung die Entstehung von Laktat im Muskel reduzieren.

Reduktion der Radikalbelastung und des oxidativen Stresses
Eine Gefäßerweiterung unter Belastung führt zu einer Reduktion praktisch aller Parameter der oxidativen Stresskaskade. Dadurch wird die Muskulatur weniger geschädigt und die Regeneration gefördert. Bei sich wiederholenden Leistungen kann dann an den folgenden Tagen eine gesteigerte Leistung gegenüber Placebo beobachtet werden.

Potenzsteigerung durch L-Carnitin?
Eine NO-vermittelte Gefäßerweiterung könnte auch zur Potenzsteigerung beitragen. Im Zusammenhang mit L-Carnitin-Gaben berichten Heilpraktiker von potenzsteigernden Effekten bei über 50-jährigen Männern durch eine L-Carnitinsupplementation von 1-3 g L-Carnitin täglich (Zissner 1999). Hierzu liegen allerdings noch keine wissenschaftlichen Studien vor.

2.5 L-Carnitin und der Kohlenhydratstoffwechsel

Der Fettstoffwechsel ist über verschiedene Wege mit dem Kohlenhydratstoffwechsel gekoppelt. Eine Verbindung besteht zum Beispiel über das Acetyl-Coenzym A, welches sowohl aus Kohlenhydraten als auch aus Fetten gebildet und direkt in den Zitronensäure-Zyklus eingeschleust wird. Aus Kohlenhydraten entsteht zunächst das Zwischenprodukt Pyruvat, welches durch das Enzym Pyruvat-Dehydrogenase (PDH) zu Acetyl-CoA abgebaut wird oder aber durch die Pyruvatcarboxylase zu Oxalacetat überführt wird. Oxalacetat wird direkt benötigt, um mit Acetyl-Coenzym A zu kondensieren. Es gibt nun Hinweise darauf, dass es einen Unterschied macht, ob Coenzym A aus der Verbrennung von Fettsäuren stammt oder aus der Verbrennung von Kohlenhydraten. Anscheinend wird Acetyl-Coenzym A aus Fettsäuren direkt in den Zitronensäure-Zyklus eingeschleust. Der Grund dafür liegt vermutlich in einem erhöhten Druck auf das Gleichgewicht, da durch die Verbrennung von Fett sehr viel mehr Acetyl-Coenzym A gebildet wird als aus Kohlenhydraten. Dadurch, dass das Acetyl-CoA aus Fettsäuren stark ansteigt, wird gleichzeitig die PDH gehemmt und die Pyruvat-Carboxylase gesteigert, um mehr Oxalacetat für die Kondensation mit Acetyl-CoA zu liefern.

L-Carnitin verstärkt die Energiegewinnung aus Fettsäuren, es entsteht so sehr viel Acetyl-CoA aus Fettsäuren. Gleichzeitig wird aber verstärkt CoA durch L-Carnitin freigehalten, so dass die Pyruvat-Dehydrogenase aktiviert wird und Pyruvat besser und vollständig abgebaut werden kann. Die Energieausbeute aus Glucose wird so erhöht und der Körper spart Glucose, da er weniger Pyruvat nachliefern muss. Der Körper kann seinen Energiebedarf durch eine Verschiebung des Energiegleichgewichtes zugunsten der Fettsäuren besser decken, ohne vermehrt auf Glucose zurückgreifen zu müssen. Durch eine Reduktion der Laktatbildung geht dem Körper außerdem weniger Glucose durch den anaeroben Stoffwechsel verloren.

Es konnte gezeigt werden, dass die Pyruvat-Dehydrogenase (PDH) durch ein niedriges AC/FC-Verhältnis stimuliert wird, und somit die Umwandlung von Pyruvat in Laktat reduziert wird (Uziel 1988).

Einfluss von L-Carnitin auf den Kohlenhydrat-Stoffwechsel:
- die Blutzuckerkonzentrationen fallen nicht so stark ab
- Schonung der Leber- und Muskelglykogenspeicher
- weniger Hungergefühl bei Diät, Sport und Belastung

L-Carnitin und der Kohlenhydratstoffwechsel

- erhöhte Endspurtkapazität (erhöhte Glucosereserven)
- Pyruvat-Dehydrogenase und Abbau des Pyruvats zu Acetyl-CoA wird stimuliert (im Kompartiment der Glykolyse)
- es wird weniger Laktat gebildet
- der pH-Wert fällt nicht so stark ab

L-Carnitin kann also über eine Veränderung des Acyl-Coenzym A/Coenzym A-Verhältnisses auch den Kohlenhydratstoffwechsel beeinflussen.

2.5.1 Optimierung des Kohlenhydrat-Stoffwechsels durch L-Carnitin

Es gibt eine sehr enge Verbindung zwischen L-Carnitin und dem Zitratzyklus und einen direkten Zusammenhang mit der Verstoffwechselung von Kohlenhydraten. So konnte gezeigt werden, dass L-Carnitin die Verstoffwechselung von Kohlenhydraten fördert (z. B. im Herzen) und auch die Aktivität der Enzyme des Kohlenhydrat-Stoffwechsels (z. B. PDH) steigert. Durch eine L-Carnitinsupplementation werden z. B. die NADH-Zytochrom C Reduktase, die Succinat Zytochrom C Reduktase und die Zytochrom Oxidase gesteigert (Cederblad 1976). Die Gabe von 2 g L-Carnitin täglich erhöhte bei Langstreckenläufern die Konzentration von Substraten des Elektronen transportierenden Systems (ETS) (Huertas 1992).

2.5.2 Einfluss auf PDH und Glucoseverwertung

Durch die Verbindung mit L-Carnitin können die bei verschiedenen Stoffwechsellagen in überproportionalem Umfang anfallenden aktivierten Acetylreste vorübergehend in Form von Acetyl-Carnitin gespeichert werden. Dadurch steht CoA wieder vermehrt in freier Form zur Verfügung. Die Speicherung von aktivierten Acetyl-Resten in Form von Acetyl-Carnitin beugt einer Hemmung der Pyruvat-Dehydrogenase (PDH = Pyruvat-Dehydrogenase-Komplex) bei Sauerstoffmangel vor. Bei Sauerstoffmangel wird Pyruvat verstärkt in Laktat umgewandelt, welches in höheren Konzentrationen zytotoxisch ist (pH-Wert-Erniedrigung, Übersäuerung, Membranschäden). Acetyl-Carnitin wird auch aus den Mitochondrien heraus in das Zytosol transportiert und dort zwischengelagert (Idell-Wenger 1982). In dieser Funktion trägt L-Carnitin zur Entgiftung der Muskelzelle und zur Aufrechterhaltung eines wünschenswert niedrigen Acetyl-CoA/CoA-Verhältnisses bei. Dadurch bleibt die Aktivität der Pyruvat-Dehydrogenase erhalten, die weiter Pyruvat zu Acetyl-CoA umsetzen kann (Ferrannini 1988). Dies könnte die glykolytische Nutzung der Glucose verbessern. Allerdings ist die Umsetzung von Pyruvat zu Acetyl-CoA mit der Bildung von Reduktionsäquivalenten in Form von NADH verbunden, deren Beseitigung unter anaeroben Bedingungen begrenzt ist. Das sich intramitochondrial anreichernde Acetyl-CoA rekrutiert sich aus dem Abbau von Pyruvat oder stammt aus dem Fettabbau. Forster konnte eindeutig belegen, dass die Fettverbrennung durch Beta-Oxidation ein komplexer Prozess ist, an dem mehrere Enzyme beteiligt sind und dass eine direkte Verbindung zum Krebs-Zyklus besteht. L-Carnitin beeinflusst die Beta-Oxidation direkt und fungiert nicht nur als reiner Carrier von Fettsäuren (Forster 1992).

2.5.3 Einfluss auf die Laktatbildung

L-Carnitin kann durch die Pufferung des CoA-Pools die Aktivität der PDH bei suboptimaler Sauerstoffversorgung optimieren und so die Umwandlung von Pyruvat in Acetyl-CoA steigern. Dadurch entsteht weniger Laktat, und der Anstieg des Laktat im Blut wird verzögert, solange noch genügend freies L-Carnitin da ist, um Acetyl-Reste zu übernehmen. In Studien konnte gezeigt werden, dass L-Carnitin die Laktatbildung bei Sportlern und auch bei Menschen mit peripheren Durchblutungsstörungen senkt. Die Effekte von L-Carnitin auf die Laktatproduktion bei Sportlern variieren zwar, im Allgemeinen wurde aber ein verzögerter Anstieg des Laktatspiegels und eine Reduktion des Laktatanstieges um ca. 10–20 % beobachtet (Ferrari 1995, Cerretelli 1990).

Bei Pferden fand man die höchste Konzentration an Acetyl-Carnitin während einer Belastung in der Muskulatur kurz vor dem Anstieg des Plasma-Laktats (Harris und Foster 1990). Dieses zeitliche Nacheinander im Anstieg von Acetyl-Carnitin und Laktat ist ein Zeichen dafür, dass der Acetylüberschuss zunächst durch L-Carnitin abgepuffert und erst danach als Pyruvat zu Laktat umgesetzt wird.

Harris und Foster (1987a) unterzogen zwei Vollblüter einer Laufbandbelastung von 4 Min. bei einer Laufbandgeschwindigkeit von 3,2 mls bei 8 oder 10 mls mit einer Steigung von 5 % und einer sich anschließenden Erholungsphase von 12 Min. im Schritt bei 1,6 mls ohne Steigung. Die Ruhekonzentration an Gesamtcarnitin in der Muskulatur betrug 29,5 mmol/kg TM mit 88 % freiem, 7 % Acetyl- und 5 % Acylcarnitin. Die Belastung änderte die Konzentration an Gesamtcarnitin nicht. Das freie L-Carnitin sank um 19,7 mmol/kg TM, das Acetyl-Carnitin stieg um 21,5 µmol/kg TM. Während der Erholung kehrte sich der Trend wieder um. Nach 12 Min. Erholung waren 72 % der Ruhekonzentration an freiem L-Carnitin wieder erreicht.

2.6 L-Carnitin und der Fettstoffwechsel

Viele Wissenschaftler bezweifeln heute, dass L-Carnitin überhaupt Einfluss auf den Fettstoffwechsel nehmen kann. Es stellt sich also die Frage, ob und wie der Fettstoffwechsel durch eine orale Gabe von L-Carnitin beeinflusst werden kann. Es gibt verschiedene biochemische Mechanismen, wie L-Carnitin die Verbrennung von Fettsäuren beeinflussen könnte:

Möglichkeit 1: L-Carnitin steigert die Fettverbrennung durch verstärkten Import von Fettsäuren in die Mitochondrien, der Energiestoffwechsel verschiebt sich zugunsten der Fettverbrennung

Der menschliche Körper nutzt in jeder Situation verschiedene Energiequellen gleichzeitig, die in einem bestimmten prozentualen Verhältnis zueinander stehen. Den Hauptanteil stellen dabei die Kohlenhydrate dar. Daneben werden gleichzeitig aber auch Fett und Proteine zur Energiegewinnung genutzt. Durch die Gabe von L-Carnitin könnte der Energiemix des Körpers etwas zugunsten der Fettsäuren verschoben werden, während die anderen Energieträger etwas eingespart werden.

Möglichkeit 2: L-Carnitin steigert die Fettverbrennung indirekt über eine verstärkte Produktion von NO, welches die Fettverbrennung steigert

Es konnte nachgewiesen werden, dass ein Mangel an endogen produziertem NO bei Ratten die Fettverbrennung in der Leber einschränkt und zu erhöhten freien Fettsäuren, zu erhöhten Triglyceriden, erhöhtem Cholesterin und erniedrigtem HDL führt (Khedara 1996). Die induzierbare NO-Synthese wird durch langkettige Acyl-Coenzym A-Verbindungen gehemmt, wodurch die Fettverbrennung ebenfalls gehemmt wird. Kremser (2001 und 2002) konnte nachweisen, dass L-Carnitin die induzierbare NO-Synthese vermutlich über eine Erniedrigung der langkettigen Acyl-Coenzym-A-Verbindungen entkoppeln kann. Dies könnte ein Signal für die Steigerung der Fettverbrennung sein.

Möglichkeit 3: Eine zu geringe Verfügbarkeit an freiem L-Carnitin schränkt die Fettverbrennung ein. Supplementation steigert das freie L-Carnitin und erhöht somit die Kapazität für den Fettstoffwechsel

Bestimmte Umstände wie ein ernährungsbedingter oder genetisch bedingter L-Carnitin-Mangel führen zu einer Einschränkung der Fettverbrennung. So sind Zustände, wie sie in der Schwangerschaft, bei Dialysepatienten oder bei carnitinfreier parenteraler Ernährung vorliegen, durch eine geringere Verfügbarkeit an L-Carnitin (sekundärer L-Carnitin-Mangel) und eine eingeschränkte Fettverbrennung gekennzeichnet. Durch die Gabe von L-Carnitin kann die Verfügbarkeit an freiem L-Carnitin und freiem Coenzym A wieder erhöht und so die Fettverbrennung wieder gesteigert werden. Die Steigerung der Fettverbrennung durch L-Carnitin ist besonders

L-Carnitin und der Fettstoffwechsel

groß in Situationen, in denen die Fettverbrennung eingeschränkt zu sein scheint, wie z. B. in der Schwangerschaft, bei Dialysepatienten. In einer neuen Arbeit hat Wagenmakers von der Universität Maastricht eindeutig den Zusammenhang zwischen der Höhe des freien L-Carnitin-Gehaltes und der Fettverbrennung der Muskulatur gezeigt (van Loon 2001). Er konnte zeigen, dass bei Sportlern ab einer Belastung oberhalb von 55 % VO2max der Gehalt an freiem L-Carnitin zum regulierenden Parameter für den Fettstoffwechsel wird. Eine Erhöhung des freien L-Carnitins im Muskel würde somit die Kapazität des Fettstoffwechsels erhöhen.

Möglichkeit 4: L-Carnitin steigert die Produktion und die Aktivität der Enzyme des Fettstoffwechsels durch Steigerung der Genexpression dieser Enzyme
Lohninger und Karlic fanden einen genetischen Einfluss von L-Carnitin auf die Genexpression und die Bildung des für die Fettverbrennung wichtigen Enzyms Carnitin-Palmitoyltransferase CPT 1. Dieses Enzym überträgt die langkettigen Fettsäuren vom Coenzym A auf L-Carnitin. Die Menge des Enzyms und sein Aktivitätsgrad bestimmen maßgeblich den Fettstoffwechsel. Lohninger und Karlic fanden, dass bei älteren Menschen und schwangeren Frauen der Gehalt und die Aktivität dieses Enzyms in den mononukläären Blutzellen von schwangeren Frauen, älteren Menschen und Leistungssportlern stark reduziert war. Dadurch war der Fettstoffwechsel in diesen Zellen stark eingeschränkt und reduziert und auch der L-Carnitin-Gehalt war hier stark erniedrigt.
Muskelbiopsien bei Sportlern zeigten, dass diese Veränderungen in den mononukläären Blutzellen auch der Muskulatur in gleichem Maße vorlagen. Mononukläre Blutzellen sind ein sehr gutes Modell für den Fettstoffwechsel des Menschen, an dem der Status des Fettstoffwechsels und viele Enzymdefekte gemessen und analysiert werden können (Schäfer 1995).
Lohninger und Karlic konnten dann zeigen, dass durch die orale Supplementation von L-Carnitin die Genexepression der CPT 1 gesteigert wurde. Die Zellen produzierten mehr CPT 1 und der Gehalt an CPT 1 und L-Carnitin in den mononuklären Blutzellen stieg an und normalisierte sich. Auch die Fettverbrennung stieg in diesen Zellen an (Lohninger 2001, Karlic 2001, Karlic 2002). Da der Stoffwechsel der mononukläären Blutzellen mit dem Muskelstoffwechsel korreliert, wird erwartet, dass sich dieselben Veränderungen auch in der Muskulatur abspielen. Studien mit Muskelbiopsien werden zu Zeit von Lohninger in Zusammenarbeit mit dem Olympiastützpunkt Salzburg bei Sportlern durchgeführt.
Einen ähnlichen Effekt auf das System der Fettverbrennung hatte man bei sportlicher Belastung beobachtet. So erhöht eine regelmäßige Bewegung auch die Genexpression und die Produktion der CPT 1. L-Carnitin erhöht also, genau wie sportliches Training, die Menge an CPT 1 und hat somit auf den Stoffwechsel eine Art »Trainingseffekt von innen«. Die Höhe des L-Carnitin-Spiegels im Plasma steht also im Zusammenhang mit der Fähigkeit und der Kapazität der Zellen, Fett zu verbrennen. Ein Absinken des Plasmaspiegels, wie dies z. B. der Fall ist im Alter, bei Diabetes, bei Vegetariern und während der Schwangerschaft, könnte folglich eine Ursache für die Einschränkung der Fettverbrennung sein, die dann zu einem Anstieg der Triglyceride und der freien Fettsäuren im Blut in diesen Situationen führen kann.

Möglichkeit 5: L-Carnitin steigert die Lipolyse und die Thermogenese durch Beeinflussung der Schilddrüsenhormone
Viele Personen beobachten nach der Einnahme größerer Mengen L-Carnitin (mindestens 2–3 g täglich) Symptome wie stärkeres Schwitzen, stärkere Durchblutung der Beine und des Gesichtes, stärkere Wachheit, Bewegungsdrang, was auf eine Steigerung des Energieumsatzes im Stoffwechsel durch Erhöhung des Grundumsatzes und Steigerung der Thermogenese verbunden mit einer Gefäßerweiterung schließen ließe. Bekannt ist, dass L-Carnitin eine wichtige Rolle bei der Regelung der Körpertemperatur von Säuglingen spielt und dass es die Thermogenese in braunem Fettgewebe beeinflusst (Hahn 1975). Gezeigt werden konnte auch, dass L-Carnitin

die Lipolyse von Fettsäuren und die Produktion von ATP in den Adipozyten von Ratten während einer kalorienreduzierten Diät steigert (Koo 1999). Dies könnte zum Beispiel durch eine Hemmung der Konversion der Schilddrüsenhormone T3 zu T4 durch L-Carnitin ausgelöst werden. Schilddrüsenhormone steigern u. a. auch die Mobilisation (Lipolyse) und die Verbrennung (Thermogenese) von Fettsäuren. Da T3 ungefähr 10-mal so stark wirkt wie T4, kann durch eine Hemmung der Umwandlung in T4 durch L-Carnitin die Verfügbarkeit von T3 verlängert und die Lipolyse und der Fettstoffwechsel gesteigert werden, ohne dass die Gesamtmenge an Schilddrüsenhormonen durch L-Carnitin beeinflusst wird. Durch eine Erhöhung des Grundumsatzes durch eine Steigerung der Thermogenese könnten mehr Fettsäuren in Energie umgewandelt werden.

2.6.1 Steigerung der Fettverbrennung: in-vitro-Studien

In-vitro-Versuche zeigten schon sehr früh, dass L-Carnitin den Fettstoffwechsel in Zellen und deren Mitochondrien steigert (Fritz 1955, Lockwood 1970, Bilinski 1970, Kerby 1969). Viele in vitro Studien konnten zeigen, dass L-Carnitin die Oxidation von Fettsäuren in verschiedenen isolierten Zelltypen stimuliert und steigert.

Leberzellen, Hepatozyten	Fritz 1959, McGarry 1975, 1979
Myozyten	Abdel-aleem 1996
Haut-Fibroblasten	Singh 1992, Mitchell 1982, Ager 1995
Mononukläre Blutzellen	Lohninger 2001
Muskelzellen	Avigan 1983, Scholte 1985, Fritz 1959
Endothelzellen	van Hinsbergh 1983, Hülsmann 1988
Adipozyten	Koo 1999

Van Hinsbergh beobachte zum Beispiel in kultivierten Endothelzellen immer wieder das Auftauchen von eingelagerten Fetttröpfchen, die bei der Zugabe von L-Carnitin verschwanden. McGarry fand in Leberzellen, das die Fettverbrennung sich durch L-Carnitin um 250–400 % steigern ließ. In Mitochondrien von menschlichen Muskelzellen wurde durch die L-Carnitin-Steigerung von 0,5 mmol auf 5 µmol die mitochondriale Beta-Oxidation von Fettsäuren im menschlichen Skelettmuskel um +13 % gesteigert (Scholte 1985).

2.6.2 Steigerung des Fettstoffwechsels in vivo bei Tieren

Anhand muskelbioptischer Untersuchungen am Menschen fand man einen Zusammenhang zwischen verschiedenen Stoffwechselvorgängen und der L-Carnitin-Konzentration im Muskel (Cederblad 1976). Der Muskel-L-Carnitin-Gehalt steht in direktem Zusammenhang mit der Geschwindigkeit, in der Fett (z. B. Palmitat zu CO_2) abgebaut wird. L-Carnitin-Gaben steigerten die Verbrennung von Palmitat. Ferner erhöhte L-Carnitin auch die Aktivität von Enzymen des Zitratzyklus und der Glykolyse. Cederblad et al. fanden auch einen direkten Zusammenhang zwischen dem Muskel-L-Carnitin-Gehalt und dem Muskel-Glykogengehalt. Je mehr L-Carnitin im Muskel gespeichert war, umso mehr Glykogen war vorhanden. Dies deutet auf einen Glykogen sparenden Effekt des L-Carnitins hin.

Die Verbrennung der mittelkettigen Fettsäure Kapronsäure konnte durch L-Carnitinzufütterung bei Ferkeln um + 7 % gesteigert werden (van Kempen 1995). Die Verbrennung von Palmitinsäure (C16) bei Ferkeln wurde durch die Gabe von L-Carnitin um + 43 % von 5,3 nmol/l auf 7,6 nmol/l pro Stunde x 10 Zellen gesteigert (Odle 1995). Die Verbrennung eines Fettsäuregemisches, welches 50 % des Energiebedarfes von Ferkeln ausmacht, wurde durch die Gabe von L-Carnitin um + 20 % gesteigert (van Kempen 1993). Auch bei Ratten konnte in vivo die Fettverbrennung durch L-Carnitinfütterung gesteigert werden (Tsuchiyama 1993, Böhles 1986).

2.6.3 Steigerung des Fettstoffwechsels in vivo beim Menschen

Auch beim Menschen gibt es Hinweise darauf, dass L-Carnitin die Verwertung von Fettsäuren steigert. Bis zu welchem Grad das möglich ist und in welchen Organen dies besonders stattfindet, ist noch unklar. Die Fettverbrennung findet zu einem hohen Prozentsatz in der Muskulatur statt, aber auch viele andere Zellen und Organe verbrennen Fettsäuren oder benutzen das L-Carnitin-System zur Speicherung oder zum Transport von Säureresten.

Heller beobachtete nach der Gabe von L-Carnitin an Patienten nach Operationen eine forcierte Verbrennung langkettiger Fettsäuren und damit einen verbesserten Energieumsatz. Ebenfalls setzte eine positive Stickstoffbilanz früher ein, das heißt, Aminosäuren und Proteine wurden weniger zur Energiegewinnung genutzt und standen so der Proteinsynthese verstärkt zur Verfügung (Heller 1986).

Durch die orale Gabe von 3 g L-Carnitin über 21 Tage wurde bei Sportlern eine höhere Lipolyse festgestellt und damit eine verbesserte Ausnutzung der Lipidspeicher erreicht (Lebrun 1984).

Trotzdem wurde bisher ein Einfluss einer oralen L-Carnitingabe auf die Fettverbrennung beim Menschen von vielen Wissenschaftlern bezweifelt. Neuen Studien, die isotopenmarkierte Fettsäuren verwendeten, gelang jetzt erstmalig und eindeutig der Nachweis, dass eine orale L-Carnitingabe beim Menschen die Fettverbrennung steigert.

Isotopenstudien mit markierten Substanzen

Um den Stoffwechsel direkt zu messen, wurden schon lange isotopenmarkierte Substanzen eingesetzt. Zuerst wurde das radioaktive Isotop ^{14}C des Kohlenstoffs verwendet. Die Verteilung der Radioaktivität in den einzelnen Organen konnte dann relativ leicht und gut auch in lebenden Organismen gemessen werden. So fanden frühe Versuche mit radioaktiver ^{14}C-markierter Palmitinsäure eine Steigerung der Fettverbrennung bei Ratten durch L-Carnitingaben (Levi-Gigi 1978). Aufgrund der Radioaktivität des ^{14}C-Kohlenstoff-Isotops konnte diese Methode natürlich nicht beim Menschen angewendet werden.

Messung der Fettverbrennung beim Menschen mit markierten Fettsäuren

Seit kurzem ist es möglich, Nährstoffe mit sicheren und nicht radioaktiven Isotopen wie Sauerstoff (^{18}O), Stickstoff (^{15}N), Kohlenstoff (^{13}C) zu markieren und deren Verbleib im menschlichen Körper genau zu verfolgen. Die Verwendung von stabilen, nicht radioaktiven Isotopen wie ^{13}C, ^{15}N, ^{18}O, ^{2}H und ^{3}H kombiniert mit Atemtests und/oder Urinmessungen hat sich daher als Methode zur Messung der Absorption und der Oxidation von Substraten wie z. B. von Fettsäuren etabliert und bewährt (Koletzko 1998).

Der Versuchsablauf dieser Atemtest-Studien ist immer der gleiche und sei hier kurz beschrieben:

Phase 1 Nulltest, Messung ohne L-Carnitin:
Die Probanden verzehren in der ersten Phase eine bestimmte Menge eines mit ^{13}C-Isotopen markierten Fettes (Triolein) oder Fettsäuren (Palmitinsäure, Algen-Lipid-Gemisch) oral verabreicht, meist morgens, zusammen mit einem standardisierten Frühstück. Über den Tag verteilt werden dann in Abständen immer wieder Proben aus der Atemluft der Probanden gesammelt und in diesen der Gehalt an markiertem Kohlendioxid ($^{13}CO_2$) mittels quantitativer Infrarotspektroskopie oder Massenspektrometrie gemessen. Der Anstieg des markierten Kohlendioxids in der Atemluft kann nur von dem markierten Fett/Fettsäure stammen, welches zuvor gegessen wurde. Die Menge und die Geschwindigkeit, mit der dieses markierte Kohlendioxid in der Atemluft auftaucht, ist somit ein Maß für die Kapazität und die Geschwindigkeit der Fettverbrennung in unserem Körper. Mit dieser Methode ist es erstmals möglich, die Fettverbrennung direkt über einen objektiven Messparameter zu messen.

Phase 2 Studienphase, Gabe von L-Carnitin:
Nach Messung der Fettverbrennung in Phase 1 als Nullwert werden die Probanden nun der eigentlichen Studie unterzogen, welche die

Physiologische Funktionen von L-Carnitin

Fettverbrennung beeinflussen soll, in unserem Fall also einer täglichen L-Carnitineinnahme. Dabei kann die Einnahmedauer und die Höhe der L-Carnitindosierung variiert werden.

Phase 3 Messung der Fettverbrennung mit L-Carnitin:
Am Ende der Phase 2 wird den Probanden wieder die gleiche Menge des ^{13}C-Isotopen markierten Markers oral verabreicht, es werden wieder über den Tag verteilt in den gleichen Abständen Proben aus der Atemluft der Probanden gesammelt und auf den Gehalt an markiertem Kohlendioxid ($^{13}CO_2$) untersucht. Jeder Proband ist somit seine eigene Kontrolle. Es ergeben sich somit immer Werte-Paare für jeden Probanden, der zum Beispiel durch einen Paired T-Test dann statistisch ausgewertet werden kann.

Die ersten Versuche mit L-Carnitin und ^{13}C-markierten Fettsäuren wurden Mitte der 80er Jahre durchgeführt. Orale L-Carnitingaben bei Kindern mit L-Carnitin-Mangel steigerten die Fettverbrennung gemessen an der Produktion von CO_2 in der Atemluft aus ^{13}C-markierter Palmitinsäure (Kneer 1985, 1986, 1997).

Einige Autoren berichteten über Einflüsse von Valproinsäure auf die Fettsäureoxidation, wobei sich deren Untersuchungsergebnisse teilweise widersprechen. Arimoto 1988 fand bei der Behandlung von Epilepsie-Patienten mit Valproinsäure eine deutliche Reduktion der Fettsäureoxidation beim Atemtest mit Palmitinsäure und Octansäure um 52–56 %. Kossak 1993 fand beim Einsatz von Octansäure keinen Einfluss der Behandlung von Patienten mit Valproinsäure bzw. L-Carnitin. Die von Kossak verwendete Dosierung von 50 mg/kg L-Carnitin Körpergewicht bei den Kindern und Jugendlichen könnte zu gering gewesen sein, um einen Effekt zu haben.

Jakobs 1997 berichten über einen deutlichen positiven Einfluss der Carnitin-Substitution auf die Oxidation von 1-^{13}C-Palmitinsäure bei einem Patienten mit einem multiplen Acyl-CoA-Dehydrogenasemangel.

Auch bei Patienten (Kindern), die infolge langfristiger carnitinfreier Sondenernährung über eine perkutane endoskopisch kontrollierte Gastrostomie einen sekundären Carnitinmangel entwickelten, wurde die Oxidation von 1-^{13}C-Palmitinsäure durch die orale Gabe von L-Carnitin deutlich gesteigert (Richter 1996, Demmelmeir 1997, Müller 2001). Bei diesen Kindern war die Fettverbrennung durch einen systemischen L-Carnitin-Mangel stark eingeschränkt. Die Kinder bekamen als Fettquelle ^{13}C-markiertes Triolein; innerhalb eines Tages wurde die Atemluft mittels Infrarotspektrometrie analysiert und nur sehr wenig markiertes Kohlendioxid ($^{13}CO_2$) in der Atemluft gefunden. Durch die Gabe von 1 g L-Carnitin pro Tag über 10 Tage konnten die Kinder Fett signifikant besser verbrennen (Richter und Seim 1996).

Bei insgesamt 7 Patienten wurden 6 $^{13}CO_2$-Atemteste mit 1.1.1-$^{13}C_3$-Triolein (10 mg/kg kg) vor und nach vierwöchiger Carnitin-Substitution mit 1 g Carnitin/Tag durchgeführt. Während der Carnitin-Substitution normalisierten sich die stark erniedrigten Serumcarnitinwerte (freies Carnitin) von 7,5 ± 1,8 auf 40,5 ± 17,2 µmol/l. Gleichzeitig erhöhten sich die kumulativen $^{13}CO_2$-Ausscheidungswerte von 6,27 ± 1,84 % (nach 6 h) bzw. 10,23 ± 3,23 % (nach 10 h) auf 13,17 ± 3,69 % (6 h) bzw. 22,60 ± 5,79 % (10 h) nach Carnitin-Substitution (Müller 2001). Die eingeschränkte Fettverbrennung bei Kindern mit L-Carnitin-Mangel wurde durch die orale Gabe von 1 g L-Carnitin wieder normalisiert und um 122 % gesteigert. Diese Untersuchungen können inzwischen nicht wiederholt werden, da nach den damaligen Untersuchungen die verwendeten Sondennahrungen mit Carnitin substituiert wurden und eine carnitinfreie Ernährung von in der Klinik betreuten Patienten praktisch nicht mehr erfolgt.

Motiviert durch die Ergebnisse bei Kindern mit L-Carnitin-Mangel versuchten Müller und Seim, diese Methode erstmalig auf gesunde Erwachsene zu übertragen, um herauszufinden, ob L-Carnitin auch die Fettverbrennung von gesunden Erwachsenen steigern kann. Obwohl die Zufuhr von Carnitin auch bei gesunden Probanden in den meisten Fällen zu einer Erhöhung der Serumcarnitinspiegel führt, wurde bisher die Möglichkeit einer Steigerung der Fettsäureoxidation durch eine alleinige L-Carnitinsupplementation bezweifelt.

L-Carnitin und der Fettstoffwechsel

Messung der Fettverbrennung mittels $^{13}CO_2$-Atemtest

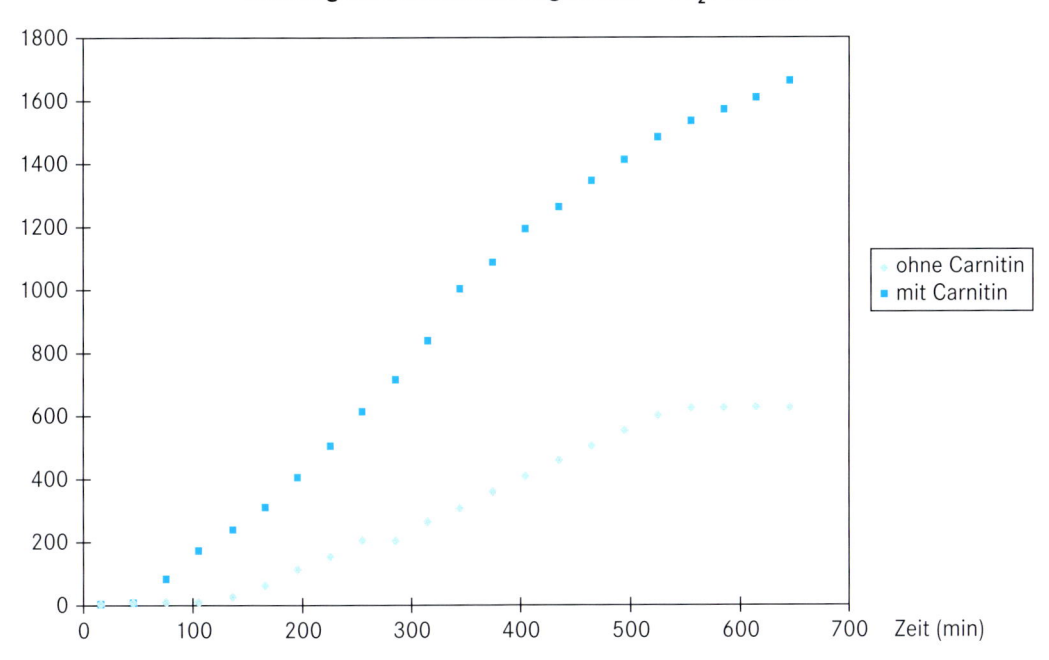

Abb. 11: Einfluss einer oralen L-Carnitinapplikation auf die Oxidation von $(1,1,1-^{13}C_3)$-Triloein bei einem Kind mit systemischem L-Carnitin-Mangel (Müller, Richter und Seim, Leipzig 2001)

Als markiertes Fett wurde diesmal aus Kostengründen nicht markiertes Triolein (800 €/g), sondern reine markierte Palmitinsäure (150 €/g) verwendet. Palmitinsäure ist eine langkettige Fettsäure, die vor allem im Kokosfett vorkommt und etwa 50 % aller Fettsäuren unserer täglichen Nahrung ausmacht. In der markierten Palmitinsäure war allerdings nur ein einziges Kohlenstoffatom markiert, so dass von der markierten Palmitinsäure mit 1 g eine relativ große Menge als Markierung gegeben werden musste. 10 Probanden erhielten zu Beginn der Studie zunächst morgens 1 g Palmitinsäure und über 14 Stunden wurden in Abständen Atemluftproben genommen und analysiert. Danach erhielten alle Probanden dreimal 1 g L-Carnitin täglich (morgens, mittags, nachmittags je 1 g) über 10 Tage. Am zehnten Tag erhielten alle Probanden zusätzlich wieder 1 g markierte Palmitinsäure, und es wurden wieder über 14 Stunden Atemluftproben genommen und analysiert.
Es zeigte sich, dass die Probanden nach dem Konsum von 3 g L-Carnitin über 10 Tage signifikant schneller und mehr markiertes Kohlendioxid bildeten, also die Fettverbrennung gesteigert war. Hiermit wurde also erstmalig der Beweis erbracht, dass eine orale L-Carnitin-Supplementation in vivo bei gesunden Erwachsenen die Verbrennung von Fettsäuren steigert.

Isotopenstudien an der Universität Rostock
An der Universität Rostock hatte man schon seit Jahren Erfahrung mit der Anwendung von Isotopen zur Messung von Stoffwechselaktivitäten. Als man im Jahr 2000 auf die Ergebnisse von Müller aufmerksam wurde, wollte man in Rostock diesen Effekt des L-Carnitins näher untersuchen. Zunächst wurde versucht, die Ergebnisse von Müller aus Leipzig zu verifizieren. Dies war notwendig, weil man in Rostock nicht nur eine markierte Fettsäure allein als Marker verwendet, sondern ein selbst hergestelltes Algen-Lipid-Gemisch, welches praktisch eine Mischung aus kurzkettigen, mittelkettigen und langkettigen Fettsäuren enthält. Es besteht zu 50 % aus Palmitin-

Physiologische Funktionen von L-Carnitin

Messung der Fettverbrennung mittels $^{13}CO_2$-Atemtest

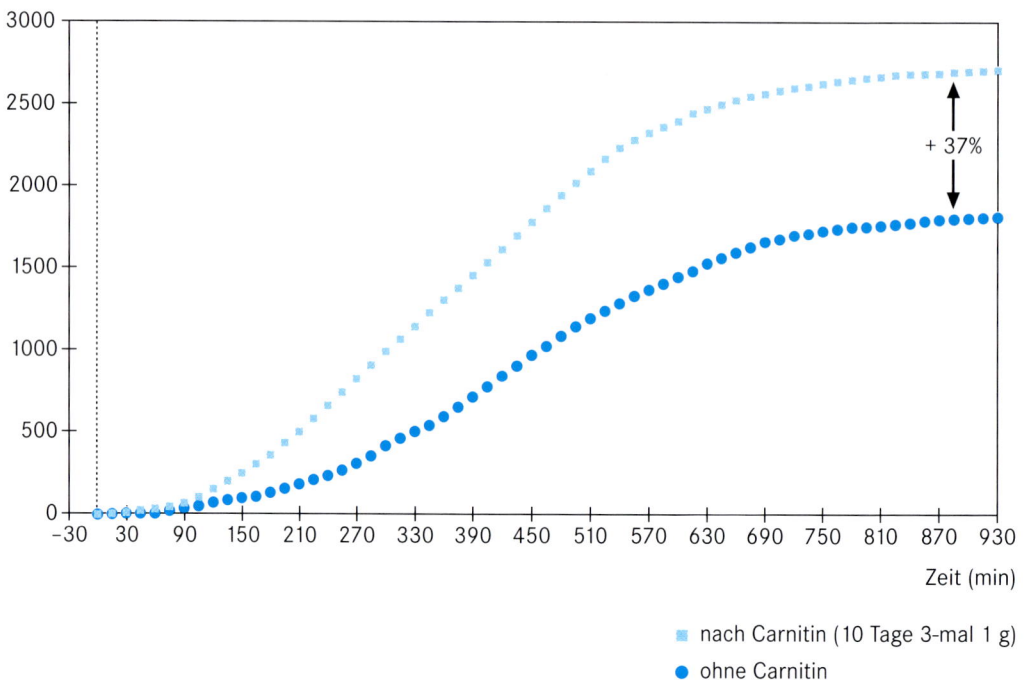

■ nach Carnitin (10 Tage 3-mal 1 g)
● ohne Carnitin

Abb. 12: Infrarotspektrometrische Messung der Bildung von markiertem Kohlendioxid aus verabreichter markierter Palmitinsäure bei gesunden Erwachsenen mit und ohne Einnahme von 3 g L-Carnitin als Maß für die Fettverbrennung (Müller 2002, Leipzig)

säure, 27 % Ölsäure, 13 % Linolsäure und 9 % Palmitoleinsäure. Dieses Algen-Lipid-Gemisch entspricht damit eher der Fettzusammensetzung unserer täglichen Nahrung als die reine Palmitinsäure, die von Müller in Leipzig als Marker verwendet wurde. Ferner waren in diesem Algen-Lipid-Gemisch alle Fettsäuren vollständig nur aus ^{13}C-markierten Kohlenstoffatomen zusammengesetzt, so dass schon eine geringe Menge von 40 mg dieses Algen-Lipid-Gemisches als Marker für die Versuche ausreichen. Dr. Palm und Dr. Lorenz führten unter der Leitung von Prof. Wutzke zwei Studien durch, in denen L-Carnitin in verschiedenen Dosierungen von 1,5 g (Dr. Palm) und 3 g (Dr. Lorenz) an gesunde Erwachsene gegeben wurde. Auch konnte eindeutig gezeigt werden, dass die orale Gabe von 3 g L-Carnitin über 10 Tage bei gesunden Erwachsenen die Fettverbrennung signifikant steigerte.

In einer weiteren Studie an der Universität Rostock wurde der Einfluss einer geringen intravenösen Gabe von L-Carnitin auf die Fettverbrennung untersucht (Müller 2002). Die intravenöse Gabe von 9 mg L-Carnitin pro kg Körpergewicht dreimal wöchentlich steigerte die Fettverbrennung bei 5 Dialysepatienten von 11,2 % auf 14,1 %.
Inzwischen haben also mehrere Studien an verschiedenen Universitäten mit verschiedenen isotopenmarkierten Fettsäuremarkern und unterschiedlichen Messmethoden eindeutig ergeben, dass eine orale L-Carnitin-Gabe den Fettstoffwechsel bei gesunden Menschen signifikant steigern kann.

L-Carnitin und der Fettstoffwechsel

Messung der Fettverbrennung als $^{13}CO_2$ in der Atemluft über 14 h aus ^{13}C-markierten Fettsäuren

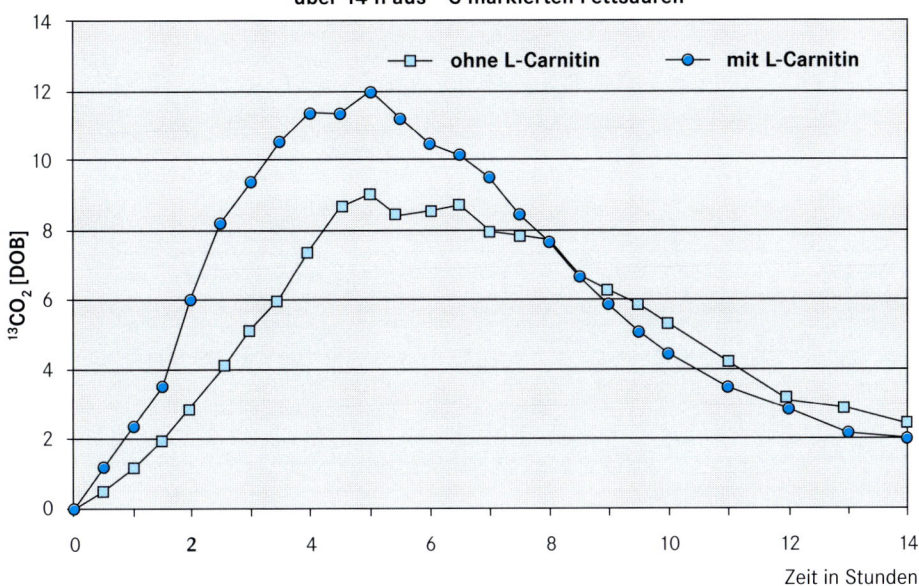

Abb. 13: Massenspektrometrische Messung der Bildung von markiertem Kohlendioxid aus markiertem Algen-Lipid-Gemisch bei gesunden Erwachsenen mit und ohne Einnahme von 3 g L-Carnitin als Maß für die Fettverbrennung (Lorenz 2002, Universität Rostock)

Messung der Fettverbrennung als $^{13}CO_2$ in der Atemluft über 14 h aus ^{13}C-markierten Fettsäuren

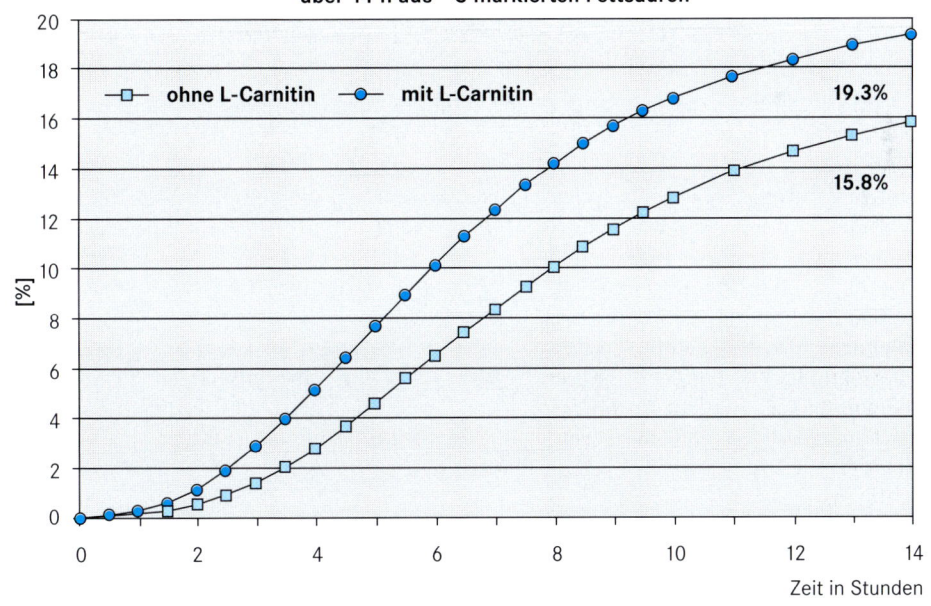

Abb. 14: Massenspektrometrische Messung des markierten Gesamt-Kohlendioxids aus markiertem Algen-Lipid-Gemisch bei gesunden Erwachsenen mit und ohne Einnahme von 3 g L-Carnitin als Maß für die Fettverbrennung (Lorenz 2002, Universität Rostock)

Physiologische Funktionen von L-Carnitin

CO_2-Gehalt in der Atemluft

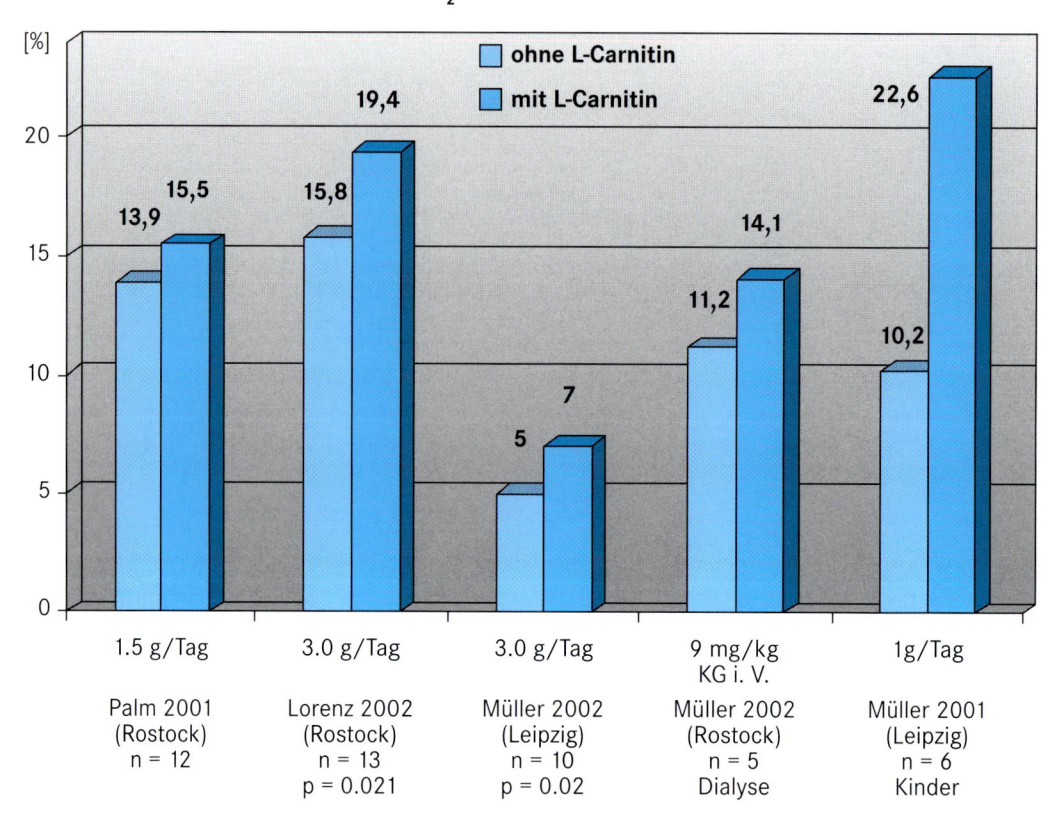

	1.5 g/Tag	3.0 g/Tag	3.0 g/Tag	9 mg/kg KG i. V.	1g/Tag
ohne L-Carnitin	13,9	15,8	5	11,2	10,2
mit L-Carnitin	15,5	19,4	7	14,1	22,6
Studie	Palm 2001 (Rostock) n = 12	Lorenz 2002 (Rostock) n = 13 p = 0.021	Müller 2002 (Leipzig) n = 10 p = 0.02	Müller 2002 (Rostock) n = 5 Dialyse	Müller 2001 (Leipzig) n = 6 Kinder

Abb. 15: Übersicht über Studien zur Messung des markierten Gesamt-Kohlendioxids aus markierten Fettsäuren bei gesunden Erwachsenen mit und ohne Einnahme von L-Carnitin als Maß für die Fettverbrennung

Die Arbeiten von Palm und Lorenz zeigen ansatzweise, dass die Steigerung der Fettverbrennung durch orale L-Carnitingabe auch abhängig von der Menge des gegebenen L-Carnitins sein könnte. Es ist jedoch zu früh, um eine Dosis–Wirkungs-Beziehung aufzustellen. Darüber hinaus konnte in verschiedenen Tiermodellen gezeigt werden, dass L-Carnitingabe die Mobilisation von Fettsäuren aus Adipozyten und die Reduktion von Körperfett im Rahmen einer kalorienreduzierten Diät steigert. Am Menschen konnte in vielen Studien eine Reduktion der Blutfettwerte durch die Gabe von L-Carnitin und in drei Studien eine Steigerung der Gewichtsabnahme im Rahmen einer kalorienreduzierten Diät gezeigt werden (Siani 1984, Lurz und Fischer 1998, Ellrott und Pudel 2003).

2.6.4 Gesammelte Studien zur Steigerung der Fettverbrennung durch L-Carnitin

Tabelle 6: Studien zur Steigerung der Fettverbrennung durch L-Carnitin

Studie	Probanden	Typ	Dosis	Wirkung
Richter (2001)	Menschen (Erwachsene)	In vivo	3 g/d, 10 Tage	Steigerung der Fettverbrennung +37 % ↑
Lohninger (2001)	Schwangere Frauen (mononukleäre Blutzellen)	In vivo	2 g, 20 Wochen	Gesteigerte Produktion der CPTI ↑ Gesteigerte Fettoxidation in MNPBC ↑
Lohninger (2001) Karlic	Menschen (ältere mononukleäre Blutzellen)	In vivo	2 g	Gesteigerte Produktion der CPTI ↑
Karlic (2001)	Ratten (ältere Tiere)	In vivo	100 mg/kg/kg	Gesteigerte Produktion der CPTI ↑ auf das 8–12fache
Müller (2001)	Kinder mit LC-Mangel	In vivo	1 g/d, 28 Tage	Steigerung der Fettverbrennung +120 % ↑
Palm (2001)	Menschen	In vivo	1,5 g/d, 10 Tage	Steigerung der Fettverbrennung +12 % ↑
Richter (1996)	Kinder mit LC-Mangel	In vivo	1 g/d, 60 Tage	Steigerung der Fettverbrennung ↑
Kneer (1997)	Kinder mit LC-Mangel	In vivo	100 mg/kg	Steigerung der Fettverbrennung ↑
Owen (1996)	Schweine	Ex vivo	50 ppm/kg Futter	Steigerung der Fettverbrennung ↑
van Kempen (1995)	Ferkel	In vivo		Steigerung der Fettverbrennung +20 % ↑
Odle (1995)	Ferkel	Ex vivo		Steigerung der Fettverbrennung +43 % ↑
Ager (1995)	Menschen (Hautzellen)	In vivo		Steigerung der Fettverbrennung ↑
van Kempen (1993)	Ferkel	In vivo		Steigerung der Fettverbrennung +7 % ↑
Natali (1993)	1–3 g i. V. 40 Min. vor einer Belastung	In vivo		Steigerung der Fettverbrennung ↑
Decombaz (1993)	Sportler	In vivo		Steigerung der Fettverbrennung bei submaximaler Belastung (von 0,11 auf 0,26 g/Min.)
Singh (1992)	Menschen (Fibroblasten)	In vitro		Steigerung der Fettverbrennung ↑
Yamada (1990)	Ratten (Herzzellen)	In vitro		Steigerung der Fettverbrennung ↑
Hayaschi (1989)	Ratten	In vivo		Steigerung der Fettverbrennung ↑ Reduktion der freien Fettsäuren
Schwenk (1988)	Kinder	In vivo		Steigerung der Fettverbrennung ↑
Hülsmann (1988)	Menschen (Endothelzellen)	Ex vivo		Steigerung der Fettverbrennung ↑
Heller (1986)	Menschen (Patienten nach Operationen)	In vivo		Steigerung der Fettverbrennung ↑
Böhles (1986)	Ratten	In vivo		Steigerung der Fettverbrennung ↑
Scholte (1985)	Menschen (Muskel)	In vivo		Steigerung der Fettverbrennung +13 % ↑
Lebrun (1984)	Menschen (Sportler)	In vivo		Steigerung der Lipolyse Bessere Ausnutzung der Lipidspeicher ↑
Cederblad (1976)	Menschen (Muskel)	In vivo		Steigerung der Fettverbrennung ↑

2.7 L-Carnitin und der Proteinstoffwechsel

Eiweiß und fettreiche Ernährung erhöhen die Ausscheidung von L-Carnitin (Stadler 1993). Bei fettreicher Ernährung bildet der Körper verstärkt Acyl-Carnitine, die in der Niere nicht so gut zurück resorbiert werden und so verstärkt mit dem Urin verloren gehen. Bei proteinreicher Ernährung wird die Niere ab einer bestimmten Menge Protein belastet und kann nicht mehr alle Stoffe, die wichtig sind, zurück resorbieren. Dadurch sinkt die Rückresorbtion praktisch aller Nährstoffe, auch die des L-Carnitins, so dass diese verstärkt mit dem Urin verloren gehen. Normale physiologische Mengen Eiweiß können von der Niere jedoch problemlos zurückgehalten werden. Lediglich wenn Sportler, zum Beispiel Kraftsportler, mehrere hundert Gramm Eiweiß und Aminsäure verzehren, um Muskulatur aufzubauen, oder wenn eine eiweißreiche Diät zum Abnehmen gegeben wird, kann die Filtrationsrate der Niere negativ beeinflusst werden.

2.7.1 Spareffekt auf verzweigte Aminosäuren (BCAA) durch L-Carnitin

L-Carnitin spielt auch eine wichtige Rolle bei der Produktion von Glucose aus Aminosäuren (Broquist 1982, Slonim 1981). Der Abbau von Aminosäuren wird durch ATP/GTP gehemmt und durch ADP/GDP beschleunigt. Eine Erniedrigung der Energie beschleunigt den Abbau der Aminosäuren. Wird dagegen mehr Energie aus Fettsäuren gewonnen, spart der Körper Glucose und der Abbau von Aminosäuren zu neuer Glucose setzt bei Ausdauerbelastungen später ein. Die Aminosäurepools werden geschont.

Verzweigte Aminosäuren sind für den Sportler sehr wichtige essenzielle Aminosäuren, zu denen vor allem Leucin, Isoleucin und Valin gehören (Cederblad 1976). Pepine konnte an Herz-Kreislauf-Patienten einen Zusammenhang zwischen L-Carnitin und dem Stoffwechsel von verzweigten Aminosäuren nachweisen (Pepine 1991). Verzweigte Aminosäuren werden durch Desaminierung in der Muskulatur abgebaut und gelangen als verzweigte alpha-Ketosäuren in die Mitochondrien. Es wurden Enzyme entdeckt, welche die Übertragung der alpha-Ketosäuren auf L-Carnitin katalysieren. Vermutlich benötigen also die alpha-Ketosäuren ebenso L-Carnitin als Carrier, um in die Mitochondrien zu gelangen. Diese verzweigten alpha-Ketosäuren werden aber von den Mitochondrien der Muskulatur nur ungern und sehr langsam verstoffwechselt. L-Carnitin kann die verzweigten alpha-Ketosäuren vom Coenzym A übernehmen (Solberg 1970) und aus der Muskulatur heraus in das Blut abtransportieren. Die L-Carnitin-Ketosäureester werden dann entweder ausgeschieden oder von der Leber aufgenommen und zur Produktion von Glucose verwendet (Gluconeogenese). Zum Abbau der verzweigten Ketosäuren benötigen die Mitochondrien einen speziellen Enzym-Komplex (BCKDH = branched chain ketoacid dehydrogenase). Dieser Enzymkomplex wird durch ADP gesteigert (der Körper benötigt dann ATP, welches er durch den Abbau von Ketosäuren gewinnen kann) und durch ATP gehemmt: Es ist genügend Energie vorhanden und der Abbau der Ketosäuren wird eingeschränkt (Harris and Paxton 1985). Da L-Carnitin die ATP-Produktion aus Fettsäuren steigert, wird hierdurch die BCKDH gehemmt, und dies zeigt sich durch einen Einspareffekt und eine Steigerung der verzweigten Aminsäuren Leucin, Isoleucin, Valin (Ji 1996). Bei Sportlern findet man unter Belastung eine erhöhte Konzentration von Isovaleryl-L-Carnitin im Urin, einem Abbauprodukt, welches nur vom Isoleucin stammen kann.

Eine L-Carnitin-Supplementation kann die Gluconeogenese hinauszögern und zu einer Einsparung von BCAA in der Leber und der Muskulatur führen. Die Fütterung von L-Carnitin führte bei Schweinen zu einer Zunahme von 13 Aminosäuren in der Muskulatur und der Leber (Owen 1996, 2001).

Ferner konnte gezeigt werden, dass eine L-Carnitin-Supplementation die Oxidation von verzweigten Aminosäuren reduziert und so wichtige Aminosäuren eingespart werden, die dann vermehrt für die Proteinsynthese zur

Verfügung stehen (Böhles 1984, Owen 2000). Die verzweigten Aminosäuren (BCAAs) nahmen in kultivierten Hybridomzellen durch L-Carnitingaben von 22 % auf 41 % zu (Berchiche 1994).

Mehrere Autoren fanden nach der Gabe von L-Carnitin erhöhte Konzentrationen von Aminosäuren und BCAA in der Muskulatur (Owen 1996, Ji 1996, Böhles 1984) und im Blut (Hayaschi 1996, Ji 1996). Hayashi fand eine Reduktion der verzweigten Aminosäuren im Blut von Ratten während einer Sepsis, der durch die subkutane Injektion von 500 mg/kg/kg L-Carnitin alle 12 h vollständig ausblieb. Auch hier zeigte sich der Spareffekt auf die BCAAs durch L-Carnitin. Die notwendige Energie gewann der Körper aus anderen Quellen. In-vitro-Versuche haben dagegen gezeigt, dass L-Carnitin in Abwesenheit anderer Substrate die Verstoffwechselung der BCAA und ihrer Ketosäuren (BCKA) fördert (May 1980, Veerkamp 1981, Paul 1977, Paul 1979, Aftring 1981, Patel 1981) – vermutlich über einen verstärkten Einstrom von verzweigten alpha-Ketosäuren in die Mitochondrien. Stehen jedoch in vivo andere Energieträger zu Verfügung, so wird die energetische Verwertung der Fettsäuren durch L Carnitin stimuliert und Aminosäuren werden geschont (Bremer 1978). Erst wenn andere Substrate nicht mehr in ausreichender Menge zur Verfügung stehen und der Körper auf Aminosäuren als Energiereserve zurückgreifen muss, könnte L-Carnitin auch die Verbrennung der verzweigten Aminosäuren unterstützen (Bieber 1982). Zum Beispiel greift der Körper beim Fasten stärker auf körpereigene Proteine als Energiequelle zurück und man findet verstärkt L-Carnitin-BCKA-Ester in der Muskulatur und im Urin als Zeichen eines stattfindenden Proteinabbaus (Choi 1979). Wird bei einer Diät genügend Energie zugeführt (z. B. in der Höhe des Grundumsatzes, mit moderatem Fettanteil), so kann zusätzlich zugeführtes L-Carnitin den Proteinabbau reduzieren, Muskelproteine erhalten und die Neubildung fettfreier Muskelmasse anregen und fördern. Mehr Aminosäuren stehen dann nach der Belastung der Proteinsynthese vermehrt zur Verfügung, was den Trainingseffekt verbessert und zu mehr Muskelaufbau beiträgt. Täglich werden ca. 400 g Proteine auf- und abgebaut. L-Carnitin kann dieses Gleichgewicht anscheinend ein wenig in die Richtung des Proteinaufbaus verschieben.

2.7.2 Antikatabole Effekte des L-Carnitins

Auch beim Menschen ist der Erhalt der Muskelmasse von großer Bedeutung. So gibt es besondere Situationen, bei denen ein ausgesprochener Protein- und Muskelabbau im Menschen stattfindet, zum Beispiel im Alter, bei Dialysepatienten, Krebspatienten in der Chemotherapie, Patienten mit AIDS, Magersucht, nach Crash-Diäten etc. Bisher haben erst wenige Studien den Einfluss von L-Carnitin auf den Erhalt der Muskulatur beim Menschen untersucht. Spagnoli (1990) fand, dass eine einjährige Einnahme von L-Carnitin anabole Effekte sowie einen Anstieg des Serum Albumins und des Hämatokrits bei Dialysepatienten zur Folge hatte. Außerdem erhöhten sich die Muskeldurchmesser und das Körpergewicht durch Zunahme der Muskelmasse. In einer Studie von Ahmad (1990) sank durch eine L-Carnitingabe die Konzentration von Harnstoff, Kreatinin und Phosphat im Blut von Dialysepatienten ab, was zeigt, dass weniger Protein zu Harnstoff abgebaut wurde. Gleichzeitig stieg der Oberarmdurchmesser in der L-Carnitingruppe um 4 cm innerhalb von 6 Monaten signifikant an, während er in der Placebogruppe gleich blieb. Es konnte auch gezeigt werden, das die Gabe von 2–3 g L-Carnitin täglich bei Hodenkrebspatienten den Gewichtsverlust während einer Chemotherapie im 55 % reduzieren konnte (Kuzmits 1986, Wohlers 1996, Lohninger 2000). Auch bei Diäten zur Gewichtsreduktion konnte an Tieren eine Zunahme der fettfreien Muskelmasse gezeigt werden. Dies sind erste Hinweise auf eine mögliche antikatabole Wirkung des L-Carnitins bei Mensch und Tier.

2.8 L-Carnitin und Ammonium

Unser Körper verfügt über ca. 100 g freie Aminosäuren, die durch die Umwandlung in Glucose im Notfall rasch für unseren Stoffwechsel zu Energielieferanten abgebaut werden können. Ein Marathonläufer baut bei einem Marathonlauf ca. 30–40 g dieser freien Aminosäuren zu Glucose ab. Bei einem Triathlon können es sogar 60 g oder mehr sein. Der Stickstoff in diesen Aminosäuren fällt dann als Ammonium an und ist nach Wenk und Brouns ein »ermüdender Faktor« im Sport.

In über 80 klinischen Studien wurde eindeutig ein Zusammenhang zwischen L-Carnitin und dem Ammoniumstoffwechsel gezeigt. Es konnte mittels in vivo und in vitro Versuchen gezeigt werden, dass L-Carnitin die Neuronen vor den toxischen Wirkungen des Ammoniums schützt, die Entstehung von Ammonium reduziert und über eine Aktivierung der Harnstoff-Produktion den Abbau von Ammonium beschleunigt. Darüber wird nachfolgend berichtet. L-Carnitin wird auch bei erhöhten Ammoniakspiegeln bei Kindern (Böhles 2000) und Leberpatienten (Laschan 2000) eingesetzt. Laschan berichtete, dass bei Leberpatienten die Ammoniak-Spiegel von 200 µmol durch Gabe von 2 g L-Carnitin pro Tag nach einigen Tagen auf 100 µmol sanken.

2.8.1 Wie und wann entsteht Ammonium in unserem Körper?

Ammoniak entsteht, wenn unser Körper Protein und Aminosäuren abbaut und zum Beispiel in Glucose und Energie umwandelt. Die Gluconeogese baut überschüssige Aminosäuren, die nicht zur Synthese von Proteinen und anderen Biomolekülen verwendet werden, zu Glucose ab, da sich Aminosäuren im Gegensatz zu Fettsäuren und Glucose nicht speichern lassen. Diese Aminosäuren werden aber auch nicht ausgeschieden, sondern dienen im Stoffwechsel als Brennstoffe. Aus dem Stickstoff der Aminosäuren entsteht dann Ammoniak, welches sich im Blut zum größten Teil in der Leber in Harnstoff umgewandelt wird. Beim Proteinabbau in der Muskulatur fällt sehr viel Stickstoff aus den Aminosäuren an, der als Zwischenprodukt in Ammonium überführt wird.

Erhöhte Ammoniumwerte im Blut treten auf bei
- eiweißreicher Sporternährung, z. B. bei Bodybuildern und Kraftsportlern
- Proteinabbau während Muskelarbeit, besonders bei extremem Ausdauersport
- Proteinabbau in höherem Lebensalter
- Proteinabbau während einer Gewichtsreduktion
- proteinreichen Diäten zur Gewichtsreduktion
- Leberinsuffizienzen, bedingt durch Zirrhose oder Leberkrebs
- Enzymdefekten in der Harnstoffsynthese
- Epilepsie-Therapie mit Valproinsäure
- Leberproblemen, z. B. Einschränkung des Harnstoffwechsels
- Alzheimerpatienten und bei Demenz
- Kachexie während der Chemotherapie und bei AIDS-Patienten
- Essstörungen und Anorexie

Entsteht Ammonium in größeren Mengen, so wirkt es toxisch auf das Nervensystem. Normalerweise haben wir etwa 10–50 µmol Ammonium im Blut. Fünf- bis zehnfach höhere Ammonium-Konzentrationen im Plasma gegenüber Normalwerten führen zu hepatischer Enzephalopathie, schlimmstenfalls zu hepatischem Koma und schließlich zum Tod.

Symptome einer Ammonium-Vergiftung:
- Beeinträchtigung der kognitiven Fähigkeiten
- Konzentrationsschwäche und mentale Müdigkeit
- undeutliches Sprechen und verschwommenes Sehen
- Orientierungslosigkeit
- Zittern, Epileptische Anfälle
- Lethargie

- Irreversible Hirnschäden
- Koma
- Reduktion der ATP-Verfügbarkeit im Hirn
- Tod durch Hirnversagen (hepatische Enzephalopathie)

2.8.2 Ammonium bei eiweißreicher Sporternährung

Von Sportlern werden oft höhere Eiweißmengen verzehrt, um einerseits zum Muskelaufbau beizutragen und andererseits auch die Regeneration zu fördern. Deshalb ist es wichtig, dass möglichst viele der aufgenommen Aminosäuren auch wirklich in die Proteinsynthese einfließen und zum Muskelaufbau verwendet werden. L-Carnitingaben haben in Tierstudien gezeigt, dass die Verwertung der Aminosäuren verbessert und auch die Proteinsynthese gesteigert wird. Die Tiere wachsen mit L-Carnitin schneller, legen mehr fettfreie Muskelmasse zu und setzen weniger Körperfett an. L-Carnitin sollte daher immer auch Teil einer eiweißreichen Sporternährung sein. Es ist heute auch bei Nichtsportlern ein Trend, Mahlzeiten durch proteinreiche Drinks und Shakes zu ersetzen – Stichworte sind Steinzeit-Diät, Atkins-Diät, Markert-Diät, Strunz-Diät.

Bei einer eiweißreichen Diät wird aber ein großer Teil des Eiweißes in Zucker umgewandelt und taucht als Ammoniak im Blut auf. Da Ammonium toxisch ist und müde macht, sollte möglichst wenig Ammonium entstehen und das entstandene Ammonium sollte so rasch wie möglich entfernt werden. Zablah konnte bei Ratten durch die Fütterung verschiedener Diäten zeigen, dass L-Carnitingaben den Anstieg des Ammoniumspiegels bei einer proteinreichen Ernährung reduziert.

Tabelle 7: Plasma-Ammoniumgehalt bei proteinreicher Diät mit und ohne L-Carnitin (Zablah 2000)

Diätform	Plasma Ammonium
Proteinarme Diät ohne L-Carnitin	115,0 µmol/l
Proteinarme Diät mit L-Carnitin	117,2 µmol/l
Proteinreiche Diät ohne L-Carnitin	**147,2** µmol/l
Proteinreiche Diät mit L-Carnitin	122,4 µmol/l

2.8.3 Warum ist Ammonium so giftig?

Es ist noch nicht vollständig geklärt, warum hohe Ammonium-Konzentrationen so überaus toxisch für die Neuronen sind.

These 1
Hindfelt (1977) stellte fest, dass Ammonium den Austausch von Malat und Aspartat zwischen Zytosol und Mitochondrien hemmt. Dadurch kann im Zytosol entstehendes NADH nicht mehr zu NAD^+ oxidiert werden. Die Energieproduktion wird eingeschränkt. Es kommt zu einer Anhäufung von Pyruvat und Laktat.

These 2
Eine andere Hypothese besagt, dass das Ammonium direkt an Cholinorezeptoren (reagieren mit quartären Ammonium-Verbindungen) im Gehirn binden kann, sie dabei zerstört und das Nervensystem irreversibel und dauerhaft schädigt.

These 3
Glutaminsäure (Glutamat) hat einen atmungsbegünstigenden Effekt auf das Hirngewebe. Wird zum Beispiel die Transaminase gehemmt, die GABA zu Glutamat abbaut, kommt es zu einer allgemeinen Sedierung und Muskelrelaxation, vermutlich aufgrund

eines Mangels an Glutamat im Gehirn. Ammonium wird im ZNS direkt an Glutamat angelagert und der Gehalt an Glutaminsäure sinkt. Ein Mangel an Glutamat könnte die Vergiftungssymptome verursachen.

These 4
Es gibt zahlreiche Befunde, die für folgenden Wirkmechanismus sprechen (Felipo 1994): Hohe Ammoniumwerte führen zu einer Überflutung des Nervengewebes mit Glutamat aus dem Plasma. Extrazellulär kommt es zu einem rapiden Anstieg der Glutamat-Konzentration. In den Neuronen wird Ammonium durch die Glutamin-Synthetase an Glutamat gebunden und dann via Blutstrom zur Leber transportiert. Bei hohem Glutamat-Bedarf gewinnt das Nervengewebe das Glutamat zusätzlich via α-Ketoglutarat, einem wichtigen Metaboliten des Zitronensäure-Zyklus. Eine hohe extrazelluläre Konzentration an Glutamat führt zu den negativen Folgen einer Ammoniak-Intoxikation. Das extrazelluläre Glutamat aktiviert den so genannten NMDA-Rezeptor (N-Methyl-D-Aspartat-Rezeptor), der auf dem Na^+/Ca^{2+}-Ionenkanal sitzt. Dadurch steigt die Influxrate für extrazelluläres Na und Ca ins Zytosol der Neuronen. Um das elektrochemische Gleichgewicht aufrechtzuerhalten, steigt die Aktivität Na/K-ATPase, die für ihre Funktion Energie in Form von ATP benötigt. Dies führt zu einer Erschöpfung der ATP-Ressourcen. Schon unter Normalbedingungen wenden Zellen etwa 30–40 % der erzeugten Energie für die Aufrechterhaltung des elektrochemischen Gleichgewichtes auf. Ein zellulärer ATP-Mangel führt daher unweigerlich zum Zelltod.

These 5
Ammonium wird im Hirn durch die Glutamin-Synthetase an Glutamat angelagert und Glutamin gebildet. Ein hoher Glutaminspiegel im Hirn könnte im Gehirn direkt irreversible Schädigungen verursachen.

2.8.4 Wie schützt L-Carnitin vor dem giftigen Ammonium?

L-Carnitin wirkt dem Ammonium mit verschiedenen Mechanismen entgegen.

Mechanismus 1: Direkte neurologische Effekte auf die Neuronen und Rezeptoren
Es wurde festgestellt, dass die Aktivierung des so genannten metabotropen Glutamatrezeptors die negativen Effekte der Aktivierung des NMDA-Rezeptors verhindert. L-Carnitin wirkt als Agonist. Es erhöht die Affinität des metabotropen Rezeptors für Glutamat drastisch. Der metabotrope Rezeptor aktiviert die intrazelluläre Produktion von Diacylglykerol und Inositol-Triphosphat. Damit werden offensichtlich die negativen Auswirkungen der Aktivierung des NMDA-Rezeptors kompensiert (Felipo 1994). Aufgrund der strukturellen Ähnlichkeit zwischen L-Carnitin und Ammonium ist es sehr wahrscheinlich, dass L-Carnitin durch kompetetive Bindung an die Cholinorezeptoren deren Schädigung durch Ammonium verhindern kann (Janiri 1991).

Mechanismus 2: Steigerung der Bereitstellung von ATP in den Neuronen
Bekanntermaßen fördert L-Carnitin die Bereitstellung von Energie in Form von ATP in den Nervenzellen, die so über mehr Energie verfügen und länger einen normalen Energiestoffwechsel bei Ammoniumanstieg aufrechterhalten können.

Mechanismus 3: Steigerung der Ammoniumentfernung in der Leber
Ammonium wird normalerweise durch den Harnstoffzyklus in der Leber in Harnstoff umgewandelt. Wenn einer der vier Schritte des Harnstoffzyklus in der Leber blockiert wird oder aber dieser Stoffwechsel nicht mehr effektiv genug abläuft (z. B. bei Leberzirrhose), kommt es zu verheerenden Folgen, da es zu diesem Stoffwechselweg für die Harnstoffsynthese keine Alternative gibt. Das Ergebnis ist ein Anstieg des Ammoniums im Blut und eine Hyperammonämie.

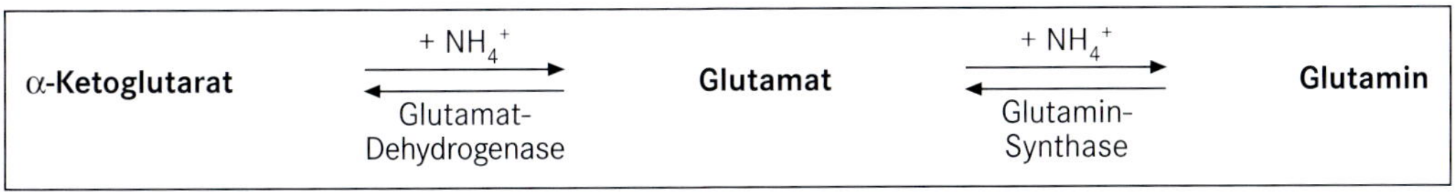

L-Carnitin und Ammonium

Abb. 16: Umwandlung von Ammonium in Glutamat und Glutamin

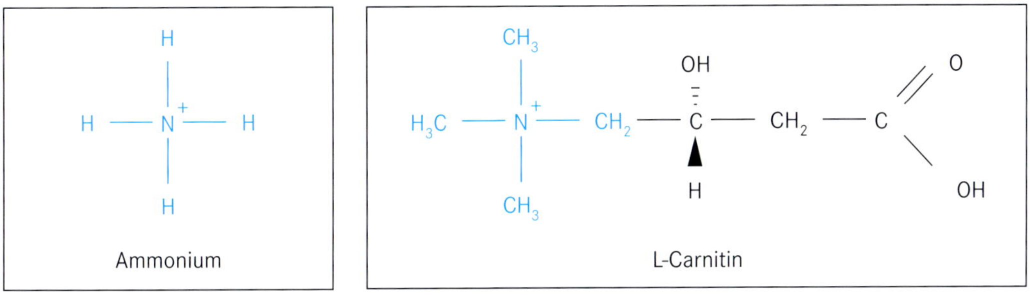

α-Ketoglutarat ⇌ (+ NH$_4^+$, Glutamat-Dehydrogenase) Glutamat ⇌ (+ NH$_4^+$, Glutamin-Synthase) Glutamin

Abb. 17: Strukturelle Ähnlichkeit zwischen Ammonium und L-Carnitin

Studien haben gezeigt, dass L-Carnitin direkt den Abbau von Ammonium zu Harnstoff fördert (Rebouche 1986, Pepine 1991, Michalak 1990), und zwar über eine Aktivierung von Enzymen des Harnstoff-Kreislaufs (Costill 1984, Lohninger 2000). In dieser Hinsicht arbeitet L-Carnitin ähnlich wie Ornithin und Arginin. Ornithin und Arginin sind hier die Substrate für die Ammoniumentfernung während L-Carnitin die Ammoniumentfernung und Harnstoffproduktion katalysiert. In diesem Sinne würde die kombinierte Gabe von L-Carnitin mit Arginin und Ornithin synergistisch wirken.

2.8.5 Studien zu L-Carnitin und Ammonium

Über das Zusammenwirken von Ammonium und L-Carnitin sind über 80 Publikationen erschienen. Verschiedene Autoren führten in vitro und in vivo Versuche durch. So wurde festgestellt, dass L-Carnitin vor akuter Ammonium-Intoxikation schützt (O'Connor 1984, 1987, Costell 1984, Hearn 1989, Kloiber 1988, Ohtsuka und Griffith 1991, Matsuoka 1991, 1993, Ratnakumari 1993, Quereshi 1993, Tremblay und Bradley 1992, Miguez 1986, Igisu 1995).

Zahlreiche Arbeiten über positive Effekte von L-Carnitin bei Hyperammonie sind erschienen. Eine Ammonium-Intoxikation führt zu einem dramatischen Anstieg der extrazellulären Glutamat-Konzentration im Nervengewebe.
Felipo 1994 inkubierte in vitro Kleinhirnneuronen mit 1 mM Glutamat. Dies führte zum Tod von ca. 80 % der Neuronen. Wurden die Neuronen hingegen mit L-Carnitin vorinkubiert, wurde der Zelltod vermieden. Ab einer Dosis von 3 mM überlebten alle Neuronen.
O'Connor 1984 injizierten Mäusen eine tödliche Dosis Ammonium-Acetat (12 mmol/kg oder mehr). Mäuse, die vorher per i. V. mit L-Carnitin supplementiert wurden, hatten höhere Überlebenschancen. Die protektive Wirkung des L-Carnitins war dosisabhängig. Mit 16 µmol L-Carnitin pro kg i. V. überlebten 100 % der Mäuse; Mäuse ohne L-Carnitin-Supplement starben allesamt.
Matsuoka und Igisu 1993 injizierten (i. p.) Mäusen 15 mmol/kg Ammonium-Acetat. Mit einer Vorbehandlung mit L-Carnitin (20 mmol/kg L-Carnitin, D-Carnitin und Acetyl-L-Carnitin i. p.) konnte das Auftreten von epileptischen Anfällen signifikant abgesenkt werden. Mit L-Carnitin-Zulage traten keine Todesfälle auf. Im Gegensatz zu D-Carnitin konnten durch L-Carnitin Anfälle verhindert werden.
Igisu 1995 verabreichte Mäusen subletale Dosen Ammonium (i. p.). Mäuse, die L-Carnitin

erhielten, fanden besser aus einem Labyrinth heraus als Mäuse ohne L-Carnitin. Offensichtlich erhält und verbessert L-Carnitin die Hirnleistung bei erhöhten Ammonium-Spiegeln.

Ohtsuka 1990 injizierten Swiss Webster Mäusen i. p. 11, 12, 13, 14 und 15 mmol/kg Ammonium-Acetat. Ohne L-Carnitin starben 0, 20, 55, 70 bzw. 100 % der Mäuse. Nach Vorbehandlung mit 16 mmol/kg i. p. (30 Min. vor der Ammonium-Gabe) überlebten alle Probanden. Nach Vorbehandlung mit 8, 2 und 1 mmol/kg L-Carnitin und 15 mmol/kg Ammoniak überlebten 90, 50 und 30 % der Mäuse.

Tremblay 1992 injizierten jungen Lachsen 10,8 mmol/kg Ammonium-Acetat. Danach zeigten 98 % der Fische typische Vergiftungssymptome und 69 % der Fische starben. Bekamen die Fische jedoch vorher L-Carnitin (10–16 mmol/kg, i. p.), zeigten nur 23 % der Fische Vergiftungssymptome und nur 4 % verendeten.

Burtle 1991 setzten Channel Catfish einer erhöhten Ammoniumbelastung im Wasser von 1,8 bis 3,5 mmol (als NH3) aus. Der Versuch lief über 6 Wochen. Mit einer L-Carnitin-Zulage von 1000 mg/kg Futter stieg der Zuwachs um 10,2 % gegenüber der Kontrolle. Ohne L-Carnitin-Zulage starben 15 % der Fische, mit L-Carnitin (1000 mg/kg Futter) überlebten alle Fische.

2.8.6 Zusammenfassung L-Carnitin und Ammonium

Es sind viele Arbeiten über positive Effekte von L-Carnitin bei Hyperammonie erschienen und der Schutzeffekte des L-Carnitins vor der Neurotoxizität des Ammoniums gilt als wissenschaftlich gesichert.

- L-Carnitin erhält und verbessert die Hirnleistung bei erhöhten Ammonium-Spiegeln
- L-Carnitin senkt den Ammonium-Spiegel im Blut
- L-Carnitin reduziert die Bildung von Ammonium
- L-Carnitin reduziert den Abbau von Aminosäuren
- L-Carnitin fördert die Proteinsynthese
- L-Carnitin fördert den Abbau des Ammoniums zu Harnstoff
- L-Carnitin erhöht die Ammonium-Toleranz
- L-Carnitin reduziert die Ammonium durch induzierten Schäden im Gewebe

2.9 L-Carnitin und biologische Zellmembranen

Zellmembranen sind wichtige Barrieren, um verschiedene Organe, Zellen und Zellbestandteile voneinander zu trennen und um einen einwandfreien Ablauf verschiedener getrennt ablaufender Stoffwechselprozesse zu gewähren. Die Funktionsfähigkeit dieser Membranen ist von wesentlicher Bedeutung für unsere Gesundheit und Leistungsfähigkeit. Eine Reihe von pathologischen Störungen wie kardiale Arrhythmien und Flimmern in Folge von Ischämie und oxidativem Stress sind eng mit der Integrität von Membranen verknüpft (Fritz und Arrigoni-Martelli 1993). Daher ist das folgende Kapitel wichtig, um zu verstehen, wie wichtig L-Carnitin für die Zell-Membranen ist.

L-Carnitin und seinen Derivate haben membranmodulierende und -protektive Effekte (Fritz und Arrigoni-Martelli 1993, Goñi 1996, Uhlenbruck 1996). L-Carnitin und Acyl-L-Carnitin beeinflussen die Oberflächenladung, wirken auf Membran-Rezeptoren und modulieren Permeabilitäts- und Fluiditätseigenschaften von Membranen. Für die Synthese von Membranen benötigt die Zelle u. a. Energie und langkettige Fettsäuren. Dank seiner katalytischen und metabolischen Wirkungen fördert L-Carnitin die Neusynthese und Wiederherstellung von Membranen. Der zugrunde liegende Wirkmechanismus bedarf allerdings noch weiterer Untersuchungen (Fritz und Arrigoni-Martelli 1993, Uhlenbruck 1996).

Membranen werden durch viele Substanzen und Stoffwechselveränderungen beschädigt und müssen ständig neu gebildet und repariert werden. Sport führt über einen Anstieg des oxidativen Stresses, zu einem Anstieg der Radikal-Belastung und zu erhöhten Membranschäden. Von den Schäden sind vor allem die Muskelzellen betroffen, aber auch die Blutgefäße, die roten Blutkörperchen, die Immunzellen und alle anderen Zellen leiden unter dem erhöhten Stress.

Rote Blutkörperchen sind für den Sportler wichtig, da sie den Sauerstoff transportieren und somit für die Leistungsfähigkeit von entscheidender Bedeutung sind. Auch das Immunsystem des Sportlers wird durch extreme Belastungen in Mitleidenschaft gezogen. Nach einem Triathlon z. B. sinkt die Anzahl der weißen Blutkörperchen im Blut teilweise auf das Niveau eines an AIDS erkrankten Patienten ab (Wienecke 2003). Nach einem harten Wettkampf ist daher oft die Immunabwehr geschwächt und der Sportler für mehrere Tage sehr empfänglich für Infektionen durch Viren und Bakterien. Man hat den dafür verantwortlichen Mechanismus bisher noch nicht vollständig aufklären können.

2.9.1 Aufbau und Funktion von Membranen

Funktion von biologischen Membranen
In tierischen Zellen ist die Plasmamembran (Plasmalemma) eine Grenzschicht zwischen Protoplasma und dem extrazellulären Milieu. Intrazellulär dienen die Membranen dazu, die Zellen zu kompartimentieren. Die Membranen stellen für die allermeisten Moleküle und Ionen eine Barriere dar.

Eine der wichtigsten Funktionen der Membranen besteht darin, den Wassergehalt im Zellinnern sicherzustellen. Alle metabolischen Prozesse laufen im wässerigen Milieu ab. Spezielle Rezeptor- und Transportproteine, eingelagert in die Membranen, sind für den bedarfsgerechten Zustrom und Abfluss von Metaboliten und Ionen zuständig. Die Membranen erlauben der Zelle, elektrochemische Gradienten zwischen benachbarten Kompartimenten aufzubauen. Typischerweise enthält das Zellinnere niedrige Natrium- und hohe Kalium-Konzentrationen, gekoppelt mit einem negativen intrazellulären elektrischen Potenzial. Allein für die Erhaltung dieser Gradienten wendet die Zelle etwa 30–40 % der generierten Energie auf. Auf den Membranen sind ebenfalls die Rezeptorproteine angesiedelt, welche die hormonellen und neuronalen Signale zur Steuerung der intrazellulären Aktivitäten empfangen.

Zusammensetzung der Membranen
Am Aufbau der Membranen der tierischen Zellen sind spezielle Lipidmolekülgruppen beteiligt: die Phospholipide, Glykosphingolipide und Cholesterole. Die Membranen bestehen typischerweise aus zwei parallel laufenden Lagen (Doppelmembran) dieser Lipidmoleküle. In die Doppelmembranen eingelagert oder angelagert sind die Proteine (Enzyme und Rezeptoren). Die Proteine sind vielfältig mit den Membranlipiden verzahnt. Alle metabolischen Prozesse laufen daher an den Membranoberflächen ab.

Die Fluidität der Membranen ist eine wichtige Voraussetzung dafür, dass die mit den Membranen verwobenen Proteine ihre Funktion im Metabolismus wahrnehmen können. Die chemischen Eigenschaften der Fettsäuren, die sich am Aufbau der Membranlipide beteiligen, bestimmen die Fluidität der Membranen. Ungesättigte Fettsäuren (in Cis-Stellung) weisen in der Kette einen Knick auf; damit lockern sie die Packungsdichte auf. Andererseits führt die Einführung von Sterolringen zu einer Abnahme der Fluidität. Die Sterolringe reagieren mit den Acylketten der Phospholipide.

2.9.2 Eigenschaften von L-Carnitin und Acyl-Carnitinen

L-Carnitin kann innerhalb der Zelle organische Säurereste binden und dann unterschiedlich lange Acyl-Carnitine bilden. Acylcarnitine weisen wie die Phospholipide ein polares und ein apolares Ende auf. Im Gegensatz zu den Phospholipiden ist jedoch die Gesamtladung des »polaren Kopfes« der Acylcarnitine unter physiologischen Bedingungen nicht negativ geladen, da das positiv geladene N-Atom des L-Carnitins den Ladungsausgleich schafft. Langkettige Acylverbindungen sind amphipathische (amphiphile) Moleküle mit detergenter Wirkung. Gelöst in Wasser reduzieren sie die Oberflächenspannung an der Grenzschicht zwischen der Gas- und Flüssigkeitsphase. Sie sind oberflächenaktiv und werden auch als *surfactants* bezeichnet. Übersteigt deren Konzentration den so genannten kritischen Wert cmc (critical micellar concentration), bilden sie in wässerigen Systemen Mizellen; an der Grenzfläche zu Gasen entsteht Schaum (Goñi 1996). Dipalmitoyl-Lecithin beispielsweise ist die wichtigste Komponente der Surfactantsubstanz in Lungen Neugeborener. Sie verhindern das Kollabieren der Lungenbläschen (Lohninger 1996). Nicht alle amphipathischen Moleküle sind zugleich wasserlöslich. Im Gegensatz zu Acyl-Carnitinen sind Phospholipide, obwohl amphipathisch, nicht löslich in wässerigen Systemen. Auch nicht alle amphipathischen Moleküle entwickeln eine detergente Wirkung. Langkettige Coenzym A-Ester (z. B. Palmitoyl-Coenzym A) üben keine detergente Wirkung auf Membranen aus.

Bindung an Membranen
L-Carnitin und seine veresterten Derivate binden via elektrostatischer Adhäsion und/oder Einschub (Interkalation) zwischen die Phospholipide an Membranen. Für freies L-Carnitin und kurzkettige L-Carnitin-Ester postuliert man eher die elektrostatische Adhäsion, die an der Membran-Oberfläche stattfindet. Bei langkettigen Acyl-Carnitinen hingegen spielt die Interkalation die entscheidende Rolle. Das lipophile Ende der Moleküle zeigt dabei gegen das Zentrum der Doppelmembran. Das polare Ende (der L-Carnitin-Rest) befindet sich an der hydrophilen Oberfläche der Membran. Je länger die Kettenlänge des Acyl-Carnitins, desto lipophiler ist es und desto leichter kann es sich an eine Membran anlagern und sogar in sie eindringen. Art und Stärke der Effekte, insbesondere bei langkettigen L-Carnitin-Estern, sind konzentrationsabhängig (Fritz und Arrigoni-Martelli 1993, Goñi 1996). In niedriger Konzentration modulieren und verbessern langkettige Acyl-Carnitin-Ester die Fluidität und das elektrische Potenzial der Membranen und Proteine. Bei hoher Konzentration langkettiger L-Carnitin-Ester kommt es jedoch zum Bruch (Leckschlagen) der Membranen.

2.9.3 Effekte von L-Carnitin und seinen Esterderivaten auf Membranen

Die Wirkungsmechanismen, über die L-Carnitin auf die Membranen Einfluss nimmt, sind vielfältig und teilweise erst ansatzweise aufgeklärt. Aufgrund der bis dato vorliegenden Ergebnisse (Übersichten bei Fritz und Arrigoni-Martelli 1993, Goñi 1996 und Uhlenbruck 1996) lassen sich vereinfachend folgende Wirkungsmechanismen unterscheiden:

- Bereitstellung von aktivierten Fettsäuren für die Synthese von Membranen
- Schutz der Membranlipide vor Peroxidation
- Modulierung von Membran-Eigenschaften
- Wirkung auf Rezeptor- und Transportproteine
- Leckschlagen von Membranen
- Andere (mode of action nicht geklärt)

2.9.4 Bereitstellung von aktivierten Fettsäuren für die Membran-Synthese

Membranen und deren Komponenten sind dynamische Strukturen. Lipide und Proteine sind einem steten Prozess von Synthese und Abbau unterworfen. Die in die Membranbildung involvierten Prozesse sind teilweise noch nicht vollständig aufgeklärt. Die de novo Synthese der Membranlipide erfolgt in Eukaryonten an der zytoplasmatischen Seite des Endoplasmatischen Reticulums. Die involvierten Enzyme sind integrale Membranproteine und die beteiligten Substrate und Produkte bilden ebenfalls Bestandteile von Membranen. Die Synthese erfolgt somit in/an der Membran. Via Vesikel und so genannte Phospholipid-Austauscher-Proteine werden die synthetisierten Membranlipide zur Zielmembran transportiert. Zudem geschehen Remodulierungen an Phospholipiden mittels Deacylierung und Reacylierung in situ (Arduini 1997). L-Carnitin ist vermutlich insofern involviert, als es aktivierte Fettsäuren bereit hält und in die Membranstruktur einführt (Arduini 1997). Es wurde beobachtet, dass die Zugabe von L-Carnitin und Propionyl-L-Carnitin die Reparatur von beschädigten Phospholipiden erleichtert (Arduini 1992, Arduini 1997).

2.9.5 Schutz der Membranlipide vor Peroxidation

Fe^{2+}- und Fe^{3+}-Ionen sind an der Auslösung von Peroxidationsreaktionen beteiligt. In einer Primärreaktion werden mit deren katalytischer Wirkung Radikale freigesetzt. Diese Radikale (z. B. Hydroxy-Radikale) führen die Peroxidationsreaktion weiter fort, was zur Zerstörung von Membranlipiden führt. Es wurde festgestellt, dass Propionyl-L-Carnitin die Eisen-Ionen sequestriert (Resnick 1992, Übersicht bei Goñi 1996). Damit stehen sie für die Primärreaktion nicht mehr zur Verfügung. Mit einer Zufuhr von L-Carnitin kann die Bildung von Radikalen vermindert werden. Dabei ist es nicht erforderlich, dass Propionyl-L-Carnitin supplementiert wird. Intrazellulär wird L-Carnitin zu Propionyl-L-Carnitin umgesetzt.

2.9.6 Modulierung der Membran-Eigenschaften

Stabilisierungseffekt
L-Carnitin und kurzkettige L-Carnitin-Ester, eingebunden in Membranen, treten in Wechselwirkung mit dem Zytoskelett. Dies hat einen stabilisierenden Effekt zur Folge (Arduini 1990, Battelli 1992, Fritz und Arrigoni-Martelli 1993).

Fluidität und Permeabilität
Der Sättigungsgrad der involvierten Acylreste und deren Interaktion mit den restlichen Membranlipiden beeinflusst die Membran-Fluidität. Ein Überschuss an Palmitoyl-L-Carnitin führt zu einem zu hohen Fluiditätsgrad.

Die Zufuhr von freiem L-Carnitin wirkt dieser Entwicklung entgegen (Fritz und Arrigoni-Martelli 1993).
L-Carnitin und L-Carnitin-Ester verändern die Permeabilitätseigenschaften von Membranen. So verbessert beispielsweise die Anwesenheit von Propionyl-L-Carnitin die Aufnahme von hydrophoben Medikamenten durch Epithelien (Hochman 1994, Requero 1995).

Einfluss auf Membran-Potenzial und Oberflächenladung von Proteinen
Das Membran-Potenzial ist abhängig von der elektrischen Ladung an der Membran-Oberfläche. Obwohl polar, weisen das freie L-Carnitin und die L-Carnitin-Ester insgesamt eine neutrale Ladung auf. Die Anlagerung bzw. Interkalation in die Phospholipidschicht verringert die negative Membran-Oberflächenladung. Die Ladungsänderung resultiert aus der Reduzierung der Packungsdichte der negativ geladenen »Phospholipidköpfe« (Arduini 1993, Van der Vusse 1992. Übersichten bei Fritz und Arrigoni-Martelli 1993, Goñi 1996, Uhlenbruck 1996). Dies beeinflusst die elektrische Stabilität von Membranen und ändert die elektrophoretische Mobilität von Erythrozyten (Meszaros et al. 1988). Insbesondere bei Störung der mitochondrialen β-Oxidation kommt es zu einer Anhäufung von langkettigen Acyl-Carnitinen. Sie werden bei Muskelzellen bevorzugt in die Phopholipid-Doppelschicht der Plasmamembran (Sarcolemma) eingebaut (Corr 1987, da Torre 1991).

2.9.7 Wirkung auf Rezeptor- und Transportproteine

Die an Membran-Oberflächen sitzenden bzw. in die Membranen eingebetteten Proteine sind, einfach gesagt, von einem Lipid-Geflecht umhüllt. Die Anlagerung von L-Carnitin bzw. Interkalation von L-Carnitin-Estern verändert die Oberflächenladung dieser Proteine. Dies beeinflusst die Funktion der Proteine. Speziell betroffen sind davon Rezeptor- und Transportproteine (Corr 1987, da Torre 1991, Arakawa 1997. Übersichten bei Fritz

Physiologische Funktionen von L-Carnitin

Tabelle 8: Effekte von langkettigen L-Carnitin-Estern auf Membran-Proteine

bei Überschuss an langkettigen L-Carnitin-Estern	Referenz
Hemmung der Na^+/K^+-ATPase	Shen und Pappano 1995 Pitts und Okhuysen 1984
Öffnung von Na^+-Kanälen. Als Folge kommt es zu einem Einströmen von Na^+ ins Cytosol und der Ca^{2+}/Na^+-Austauscher wird aktiviert, um das überschüssige Na^+ hinauszuschaffen. Intrazellulär kommt es zu einer Akkumulation von Ca^{2+}.	Wu und Corr 1992 Wu und Corr 1994 Arakawa 1997
Freisetzung von Ca^{2+} aus dem sarcoplasmatischem Reticulum in Skelettmuskelzellen Änderung des spannungsabhängigen Ca^{2+}-Flux in Myocard- und glatten Muskelzellen	El Hayek et al. 1993 Spedding und Mir 1987 Wu und Corr 1992
Reizleitung der Gap junction-Proteine wird beeinträchtigt	Wu et al. 1993
Anstieg der α1-Adrenorezeptoren in Cardiomyocyten	Wu und Corr 1992

und Arrigoni-Martelli 1993, Goñi 1996 und Uhlenbruck 1996). Insbesondere langkettige Acylcarnitine üben bei hoher Konzentration negative Effekte aus. Schon eine Konzentration von 5 µmol Palmitoyl-L-Carnitin führt zu schwerwiegenden Störungen (Arakawa 1997). L-Carnitin und kurzkettige L-Carnitin-Ester (Propionyl-L-Carnitin) hingegen schützen vor den negativen Effekten der langkettigen L-Carnitin-Ester.

Neben diesen indirekten Wirkungen via Änderung der Oberflächenladung beeinflussen L-Carnitin und seine Ester auch direkt eine Anzahl von Proteinen (z. B. L-Carnitin-Acyltranslokasen, L-Carnitin-Acyltransferasen). Es handelt sich dabei um kompetitive oder allosterische Effekte. Bei pathologischen Erscheinungen treten jedoch oft beide Wirkungsmechanismen (membranvermittelt und direkt) gleichzeitig auf (Fritz und Arrigoni-Martelli 1993).

2.9.8 Leckschlagen von Membranen

Bei Überschreiten der Aufnahmekapazität der Membranen für Acylcarnitine kommt die detergente Wirkung der Acylcarnitine zum Tragen. In Folge von Mizellen-Bildung brechen die Membranen auf und werden leck. Dies ist beispielsweise für Palmitoyl-L-Carnitin der Fall, bei Konzentrationen von mehr als 10 µmol (Requero et al. 1995, Goñi 1996).

2.9.9 Andere Effekte

Einige der beobachteten Effekte lassen sich noch nicht eindeutig erklären. So wurde von Corsico (1993) festgestellt, dass freies L-Carnitin und kurzkettige L-Carnitin-Ester vor dem Auftreten von Gefäßläsionen schützen. Andere Untersuchungen haben gezeigt, dass L-Carnitin die Durchblutung peripherer Gefäße fördert (Corsico 1993, Ferrari 1992) und Endothelzellen vor Permeabilitätsveränderungen, hervorgerufen durch Lipopolysaccharide, TNF-α oder andere Entzündungsfaktoren, schützt (Uhlenbruck 1996).

2.9.10 Zusammenfassung L-Carnitin und Membranen

L-Carnitin und seine Esterderivate beeinflussen die Membranen auf vielfältige Weise. Im Hinblick auf die Aufrechterhaltung optimaler physiologischer Bedingungen in der Zelle üben freies L-Carnitin und die kurzkettigen L-Carnitin-Ester eine protektive Funktion aus. Mehrere Wirkungsweisen kommen dabei zum Tragen. Langkettige L-Carnitin-Ester hingegen beeinflussen bei Überschuss die Membranen und assoziierte Proteine negativ. Für die Praxis darf man schlussfolgern, dass mit einer oralen L-Carnitin-Supplementierung die Funktion und Integrität von Membranen wirkungsvoll unterstützt werden kann. Uhlenbruck und van Mil (1993) postulieren, dass mit einer Supplementierung von 15–30 mg/kg Körpergewicht die erwünschten membranmodulierenden Effekte beim Menschen erzielt werden können. Aufgrund der oben beschriebenen Wirkungen von L-Carnitin mit den Zellmembranen ergeben sich besondere Wirkungen, z. B. auf die Zellen der Blutgefäße, der Erythrozyten und der Immunzellen.

2.10 L-Carnitin und die Erythrozyten

Das Blut kann aufgeteilt werden in Blutplasma und Blutzellen, die zwei unterschiedliche Kompartemente darstellen und durch unterschiedliche Faktoren beeinflusst werden (Adlouni 1988, Borum 1985 und 1987, Cooper 1988, Mares-Perlman 1986).
Erythrozyten enthalten sowohl L-Carnitin als auch Acetyl-L-Carnitin. Der Gesamtcarnitingehalt in Erythrozyten ist mit etwa 200–240 µmol/l ca. viermal so hoch wie der des Blutplasmas mit 40–60 µmol/l, der Acetyl-L-Carnitinspiegel in der Erythrozyten ist sogar zehnmal so hoch wie im Blutplasma (Reichmann 1994).
L-Carnitin und Acyl-L-Carnitin können aber anscheinend nicht frei mit dem Plasma-L-Carnitin ausgetauscht werden (Borum 1987, Cooper 1988). Es findet jedoch ein langsamer Austausch des Acetyl-L-Carnitins mit dem Plasma statt (Cooper 1988, Harper 1993). Es wird daher angenommen, dass die L-Carnitin-Konzentration schon bei der Bildung der Erythrozyten festgelegt wird (Cooper 1988).
Ein L-Carnitin-Mangel im Plasma führt zu einer Reduktion des L-Carnitin-Gehaltes in den Erythrozyten. So wurden bei Dialysepatienten und bei urämischen Patienten nur 25 % (= 59 µmol/l) des normalen L-Carnitin-Gehaltes in den Erythrozyten gefunden. Auch bei Verbrennungen wurde ein starker Abfall des L-Carnitin-Gehaltes in den Erythrozyten innerhalb von 14 Tagen beobachtet (Demirkol 1994).
Reticulozyten enthalten Mitochondrien und L-Carnitin für den Fettsäuretransport, fertig gereifte Erythrozyten nicht mehr (Pieront 1988). Da Erythrozyten keine Mitochondrien haben, erfüllt das L-Carnitin in den Erythrozyten andere Aufgaben, wie z. B. die Stabilisierung der Zellmembran der Erythrozyten, und es wirkt als Puffer für die Na-K-ATPase. Hauptfunktion des L-Carnitins in Erythrozyten ist die Ausschleusung des Acetats aus dem Zitratzyklus. Acetat kann von Erythrozyten nicht verwertet werden. Durch Hemmung der Phosphofructokinase wird die Glykolyse der Erythrozyten verlangsamt und führt zur Beeinflussung der Ionenströme mit Konsequenzen für Membranen und Form der Erythrozyten (Paradies 1997).

2.10.1 Einfluss auf die Zellmembranen der Erythrozyten

- L-Carnitin reduziert im Gegensatz zu Cholin oder β-Methylcholin die durch Fibrinogen vermittelte Aggregation von Erythrozyten, hat somit einen antithrombotischen Effekt (Fritz 1991) und moduliert die Lipidzusammensetzung der Erythrozyten-Zellmembranen.
- L-Carnitin lockert die Molekülpackungen der Phospholipide in der Bilayer-Region der Erythrozyten-Zellmembran auf (Arduini 1990). Es konnte gezeigt werden, dass Acylcarnitine sowohl langkettige aktivierte Fettsäuren (Arduini 1990) als auch kurzkettige aktivierte Fettsäuren (Arduini 1993) ATP-unabhängig in die Phospholipide der Erythrozytenmembran einlagern können. Sie tragen somit zur Lockerung der Molekülpackungen der polaren Phospholipide in der Bilayer-Region bei.
- Durch die Gabe von L-Carnitin kann durch eine Verbesserung der Membraneigen-

schaften vermutlich die Lebensdauer der Erythrozyten erhöht und die Hämolyse vermindert werden (Ahmad 1992). Bei gleich bleibender Bildungsgeschwindigkeit steigt dadurch der Hämatokrit und es kann das teure blutbildende Hormon Erythropoetin eingespart und dessen Dosis reduziert werden.

- Bei gleich bleibender Erythrozyten-Produktion kann eine durch L-Carnitin vermittelte Verlängerung der Lebensdauer der Erythrozyten die Gesamt-Erythrozyten-Zahl erhöhen. Ein signifikanter Anstieg des Hämatokrit-Wertes durch L-Carnitingabe wurde von mehreren Arbeitsgruppen bestätigt (Bellinghieri 1983, Labonia 1987, Arduini 1990, Spagnoli 1990, Vacha 1983, Albertazzi 1982)
- HK- und HB-Wert sinken bei vegetarischer L-Carnitin-Mangeldiät bei Hunden (Helmke 2000). Unter systemischem L-Carnitin-Mangel treten milde bis schwere Anämien auf (Tein 1992). Ein L-Carnitin-Mangel im Plasma führt zu einer Schwächung der Erythrozyten-Membran und beschleunigt die Hämolyse. Bei L-Carnitin-Mangel-Patienten wurden auch immer wieder milde bis schwere Blutanämien beobachtet.
- L-Carnitin erhöhte die Na/K-ATPase-Aktivität in Erythrozyten (Reichmann 1994, Labonia 1987, Donatelli 1987).
- L-Carnitin und die Carnitin-Palmitoyltransferase spielen eine wichtige Rolle bei der Reparatur von Erythrozytenmembranen (Arduini 1992).

2.10.2 L-Carnitin und Erythropoetin

Das in den Nieren produzierte Hormon Erythropoetin stimuliert die Neubildung von Erythrozyten. Sinkt der Sauerstoffgehalt des Blutes, produziert die Niere mehr Erythropoetin und der steigende EPO-Spiegel im Blut kurbelt die Produktion von Erythrozyten im Knochenmark an. Durch Training in der Höhe oder durch Sauerstoffunterdruckzelte wird der Sauerstoffgehalt des Blutes reduziert und die EPO-Produktion auf legale Weise physiologisch gesteigert. Die Anzahl der Erythrozyten, beschrieben durch den Hämatokrit-Wert, steigt an. Erythropoetin wird auch gegeben bei Dialysepatienten, Eigenblutspendern vor Operationen, nach schweren Operationen mit hohen Blutverlusten, bei Tumor-Blutanämien, bei Leukämiepatienten und bei Knochenmarkstransplantationen.

Die Ursachen der Anämie bei Dialyse liegen in einem Erythropoetinmangel und einer verkürzten Lebensdauer der Erythrozyten begründet. Der durch die Dialyse ausgelöste L-Carnitin-Mangel trägt zur Verkürzung der Lebensdauer der uremischen Erythrozyten bei (Shaw 1967). Durch die Gabe von rekombinantem humanen Erythropoetin (EPO) in Kombination mit L-Carnitin konnte das hämatologische und klinische Bild der renalen Anämie wirksam korrigiert werden. Dabei konnte durch die Gabe des preiswerteren L-Carnitins die Dosierung des sehr teuren Erythropoetins um 30–60 % eingeschränkt werden.

In einer Doppelblindstudie erhielten Dialysepatienten 1,6 g L-Carnitin pro Tag über 9 Monate. Sie reagierten darauf mit einem signifikanten Anstieg des Hämatokrit-Wertes (von 25,5 % auf 37,3 %), während der HK der Placebogruppe von 24 % auf 21,8 % abfiel. Ferner stieg auch der Hämoglobin-Wert und der MCHC-Wert in der Carnitingruppe gegenüber Placebo an (Trovato 1982).

Zwei dialysepflichtige Kinder hatten trotz der Gabe des blutbildenden Hormons Erythropoetin (EPO) einen Hämatokrit-Wert von nur 0,21 mmol/l und einen Hämoglobinwert von 4,5 mmol/l. Allein durch die Gabe von L-Carnitin konnte eine signifikante Steigerung des HK-Wertes von 0,21 mmol/l auf 0,29 mmol/l und eine Steigerung des HB-Wertes von 4,5 mmol/l auf 5,8 mmol/l erreicht werden. Unter L-Carnitin stieg HK auf 0,29 (+28 %) und Hb auf 5,8 (+29 %). Die Dosierung des sehr teuren blutbildenden Hormons Erythropoetin konnte reduziert werden (Berard 1992).

Donatelli 1987 beobachtete – wie zuvor Labonia – durch die Gabe von L-Carnitin eine Steigerung der Na^+/K^+-ATPase-Aktivität und einen signifikanten Anstieg der Erythrozytenzahl, des Hämatokrits und des Hämoglobins. Wird Erythropoetin jedoch bei gesunden Menschen mit normalem HK-Wert verstärkt zuge-

L-Carnitin und das Immunsystem

Kavadias 1995	2 g L-Carnitin i. V./Dialyse, 5 Monate, EPO-Reduktion	-59%
Labonia 1995	1 g L-Carnitin i. V./Dialyse, 6 Monate, EPO-Reduktion	-39 %
Boran 1996	1 g L-Carnitin i. V./Dialyse, 3 Monate, EPO-Reduktion	-44 %
Patrikarea 1996	1,4 g L-Carnitin i. V./Dialyse, 3 Monate, EPO-Reduktion	-32 %
Labonia 1995	24 Probanden, 1g L-Carnitin nach Dialyse, EPO-Reduktion	-38 %
Vesela 2001	15 mg/kg L-Carnitin i.V. nach Dialyse, 6 Monate, EPO-Red.	-36 %

führt, kann die Zahl der Erythrozyten und der HK-Wert sich so stark erhöhen, dass es zu einer Verdickung des Blutes mit lebensgefährlichen Risiken kommen kann. Bei Sportlern ist der Gebrauch von EPO nicht nur illegales Doping, sondern aus gesundheitlichen Gründen auch extrem gefährlich.

2.11 L-Carnitin und das Immunsystem

Unser Immunsystem schützt uns vor Eindringlingen. Zu unserer ersten Verteidigungslinie gehören unsere Haut, die Schleimhäute und unsere Darmflora. Erst wenn es Eindringlinge geschafft haben, in unser Blut zu gelangen, kommt die zweite Verteidigungslinie, unsere zellulare und systemische Abwehr. Diese produziert chemische Substanzen und Antikörper, die Körpertemperatur wird erhöht und Killer-Zellen werden produziert und in den Kampf geschickt, um die Angreifer abzuwehren. Bakterien, Viren und Giftstoffe dringen täglich in unseren Körper ein und sind eine Bedrohung für uns. Unser Immunsystem ist daher immer aktiv und ständig mit der Verteidigung unserer Gesundheit beschäftigt. Einem intakten Immunsystem gelingt es normalerweise, uns vor einer Erkrankung zu bewahren, solange die Balance zwischen der Bedrohung unseres Körpers sowie der Aktivität und Leistungsfähigkeit unserer Immunabwehr in Ordnung ist. Ist unser Immunsystem aber geschwächt, können Krankheitskeime die Oberhand gewinnen, sich übermäßig vermehren und Krankheiten auslösen. Zur Schwächung des Immunsystems tragen eine Vielzahl von Faktoren bei, wie z. B. andauernder und übermäßiger Stress, starkes Sonnenlicht, chronische Erkrankungen, Diabetes, Lebererkrankungen, Arzneimittelkonsum, Therapien mit Antibiotika, Geschwulst hemmende Präparate, Strahlentherapien. Auch falsche, unzureichende Ernährung, Übergewicht, Sport, Rauchen, Alkohol, Drogen, Chemikalien, Umweltgifte und radioaktive Strahlung belasten unser Immunsystem schwer.

Eine geringe Menge schädlicher Stoffe und Krankheitskeime wirkt dagegen aktivierend und stärkend auf unser Immunsystem. Dies versucht man sich durch Impfungen und Immunstimulantien zunutze zu machen.

2.11.1 Immunologische Begriffe und Erklärungen

Bezeichnung der Immunzellen aufgrund ihrer Lokalisation im Blut
(Leukozyten = weiße Blutkörperchen)
- Granulozyten (heißen so, weil sie einen granulösen Zellkern haben)
- Lymphozyten (gelangen via Lymphsystem ins Blut; nur etwa 4 % befinden sich im Blut, Rest Lymphe und Gewebe)
- Monozyten (mobile Makrophagen)

Bezeichnung der Immunzellen aufgrund ihrer Funktion
- Phagocyten
- Makrophagen (sessil): Histiozyten, Kupffer-Sternzellen, Deckzellen, Osteoklasten etc.)

Physiologische Funktionen von L-Carnitin

- Makrophagen (mobil): Monozyten
- daneben Synthese von Interleukin 1, 6 und 8, Interferon-Alpha, Tumor-Nekrose-Faktor (TNF), complement components
- Granulozyten (neutrophile, eosinophile, basophile), daneben Synthese von Leukotrienen B4, C4, D4

Lyse, Killerzellen – zerstören virusinfizierte Zellen und Tumorzellen
- zytotoxische T-Lymphozyten mit antigenspezifischer Aktivität (erworben)
- natürliche Killerzellen (NK-Zellen)
  - erkennen ohne vorherige Antigenexposition sofort die Zielzelle
  - die Proliferation unterliegt der Kontrolle der T-Lymphozyten (Helfer- und Supressorzellen)
  - ihre Aktivität wird durch Interferone und Inteleukine und andere Immunomodulatoren stimuliert

Antikörperbildung (Immunoglobuline)
B-Lymphozyten sind Vorläufer der Plasmazellen und Träger der humoral vermittelten Immunität. Sie produzieren Antikörper (Immunoglobuline).

Helferzellen
- T-Helfer Lymphozyten
  - produzieren Interleukinen 2, 3, 4, 5, 6, 9, 10
  - aktivieren Makrophagen
  - stimulieren Reifung von Killerzellen
  - fördern die Produktion von Antikörpern (via Stimulation der Reifung und Vermehrung von B-Lymphozyten zu Plasmazellen)
- T-Supressorzellen
  - inhibieren Immunreaktion

2.11.2 Körperfremde Immunstimulanzien

Bei den meisten »natürlichen« Immunstimulanzien handelt es sich zwar um in der Natur vorkommende, jedoch für unseren Körper fremde und eigentlich giftige Stoffe, die eine Immunantwort provozieren (Impfung, Phytopharmaka, Echinacea). Diese Stoffe sind nicht 100 % ungefährlich. Das Risiko ist für ein gesundes Immunsystem jedoch gering, diese Belastung führt bei richtiger Anwendung bei Gesunden normalerweise zu einer Verstärkung der Immunabwehr. Immunstimulanzien und Impfungen können das Immunsystem aber auch überfordern und Erkrankungen auslösen oder verschlimmern. Dies ist dann der Fall, wenn das Immunsystem geschwächt ist und nicht mehr richtig darauf reagieren.

Toxische Immunstimulantien sind kontraindiziert bei:
- akut und chronisch kranken Menschen
- akuten Infektionen und Fieber
- persistierenden Immunerkrankungen
- Tuberkulose und Lepra
- AIDS-Patienten

Toxische Immunstimulanzien sollten nicht übermäßig eingenommen werden
- von schwangeren Frauen und Kindern
- bei Überbelastung durch Sport, Beruf, Stress
- bei alten und geschwächten Menschen

Solche toxischen Immunstimulanzien sollten auch nie längerfristig oder in zu hohen Dosen eingenommen werden: Das Immunsystem kann bei zu hohen Dosen zu stark reagieren und es wird durch Dauereinnahme geschwächt. Viele Hersteller behaupten, dass ihre Produkte das Immunsystem stärken, weil bestimmte Immunsubstanzen verstärkt vom Körper produziert werden. Das menschliche Immunsystem ist aber so komplex, dass noch niemand genau sagen kann, welche klinische Relevanz die Erhöhung einzelner Immunparameter für den Körper und seine Gesundheit hat.

2.11.3 L-Carnitin und das Immunsystem

Unsere Immunzellen (Leukozyten, Granulozyten, Monozyten und Lymphozyten) sind relativ reich an L-Carnitin (Deufel 1990) und enthalten ca. 20-mal so viel L-Carnitin wie das sie umgebende Blutplasma. Immunzellen benötigen viel L-Carnitin – einerseits für die Ener-

L-Carnitin und das Immunsystem

giegewinnung aus Fettsäuren und andererseits zur ständigen Modulierung ihrer Zellmembranstrukturen, wo dauernd Fettsäure und Phospholipide ein- und ausgelagert werden. Wenn die Immunzellen ihre Aktivität steigern müssen, z. B. bei Verbrennungen, steigt ihr Bedarf an L-Carnitin und sie nehmen mehr L-Carnitin aus dem Blutplasma auf. So steigt beispielsweise der L-Carnitin-Gehalt in den Granulozyten bei einer bakteriologischen Infektion massiv an, weil die Granulozyten eine erhöhte Phagozytoseaktivität entwickeln müssen Demirkol 1994). Bei einer entzündlichen Darmerkrankung wie Morbus Crohn oder bei Verbrennungen dagegen steigt der L-Carnitin-Gehalt in den Lymphozyten stark an, weil diese mehr Immunoglobuline produzieren müssen (Demirkol 1994).

L-Carnitin ist ein Nährstoff für das Immunsystem! Bei erhöhten Anforderungen an das Immunsystem steigt der Bedarf der Immunzellen an L-Carnitin an. Die Immunzellen nehmen dann mehr L-Carnitin aus dem Blutplasma auf, so dass es zu einem Absinken des L-Carnitinspiegels im Plasma und auch in den Erythrozyten kommt (Demirkol 1994, Adlouni 1988).

Eine erhöhte Stoffwechselaktivität der Immunzellen bei Entzündungen, Trauma oder Kopfverletzungen führt auch zu einer starken Reduktion des freien L-Carnitins und einer Zunahme der veresterten Acyl-L-Carnitine (Adlouni 1988). Aktivierte Leukozyten verbrauchen innerhalb einer Stunde bis zu 50 % ihrer intrazellulären L-Carnitin-Reserve und sind daher zur Aufrechterhaltung ihres hohen Aktivitätsniveaus auf eine reichliche L-Carnitin-Zufuhr angewiesen (Guzman 1996).

Durch die Gabe von exogenem oralen L-Carnitin konnte der L-Carnitin-Gehalt in den Leukozyten gesteigert werden (Lohninger 2000). Durch die Gabe von L-Carnitin konnte dosisabhängig auch die ATP-Produktion der Leukozyten gesteigert werden (Conti et al. 1994).

Bakterien zerstören L-Carnitin: Sowohl oral aufgenommenes Nahrungscarnitin als auch endogen hergestelltes L-Carnitin werden durch Enterobakterien wie Escheria coli (Seim 1982a), Salmonella typhimorium (Seim 1982b) oder Proteus vulgaris (Seim 1982c) abgebaut und zerstört.

Durch Infektionen kann ein L-Carnitin-Mangel in der Muskulatur entstehen. Bakterielle Infektionen haben einen Einfluss auf den Fettstoffwechsel des Körpers; bisher ist allerdings biochemisch noch nicht geklärt, warum das so ist. Bei septischen Ratten wird durch eine Escheria coli Infektion die Plasmaclearance von Fettemulsionen und die Oxidation dieser Fette signifikant erniedrigt (Chen 1983). Als Folge eines durch Infektion verlangsamten Fettstoffwechsels beobachtet man z. B. bei experimentellen Salmonella-Infektionen einen Anstieg der Triglyceride im Blut (Blackburn 1977, Kaufmann 1976). Eine Ursache für die Verlangsamung des Fettstoffwechsels könnte in der Verursachung eines L-Carnitin-Mangels in der Leber und in der Muskulatur liegen (Neufeld 1977, Pace 1977). Für den Skelettmuskel ist ein direkter Zusammenhang zwischen Infektionen und L-Carnitin-Mangel nachgewiesen worden. So führte Sepsis zu einer Reduktion des L-Carnitin-Gehaltes in der menschlichen Muskulatur (Border 1970). Bei einer Patientin mit unbehandeltem Paratyphus wurde eine pathologische Erniedrigung des L-Carnitinspiegels auf 23,3 µmol/l gemessen (Seim 1982). Bei zehn Patienten mit schwerer, lang andauernder Sepsis und Muskelatrophie war sowohl im Zytosol als auch in den Mitochondrien der Muskulatur die L-Carnitin-Konzentration deutlich erniedrigt (Blanc 1983).

Der gesteigerte L-Carnitinbedarf der Immunzellen sowie der bakteriologische Abbau des L-Carnitins führen zu einer Reduktion des L-Carnitinspiegels im Plasma und im Gewebe. Hält dieser L-Carnitin-Mangel aufgrund einer längeren oder chronischen Infektion an, finden die Immunzellen immer weniger L-Carnitin und geraten ebenfalls in einen L-Carnitin-Mangel, der ihre Aktivität einschränkt und das Immunsystem schwächt. Hier ist Supplementation angezeigt, um den Immunzellen das notwendige L-Carnitin zur Energieproduktion zukommen zu lassen und ihre optimale Aktivität zu erhalten.

Immunologische Vorgänge sind durch hohe Zellteilungs- und Syntheseraten gekennzeich-

Physiologische Funktionen von L-Carnitin

L-Carnitin-Konzentration in den Immunzellen bei schweren Verbrennungen in nmol / 10^6 Zellen (Demirkol 1994)

Lymphozythen — Granulozythen

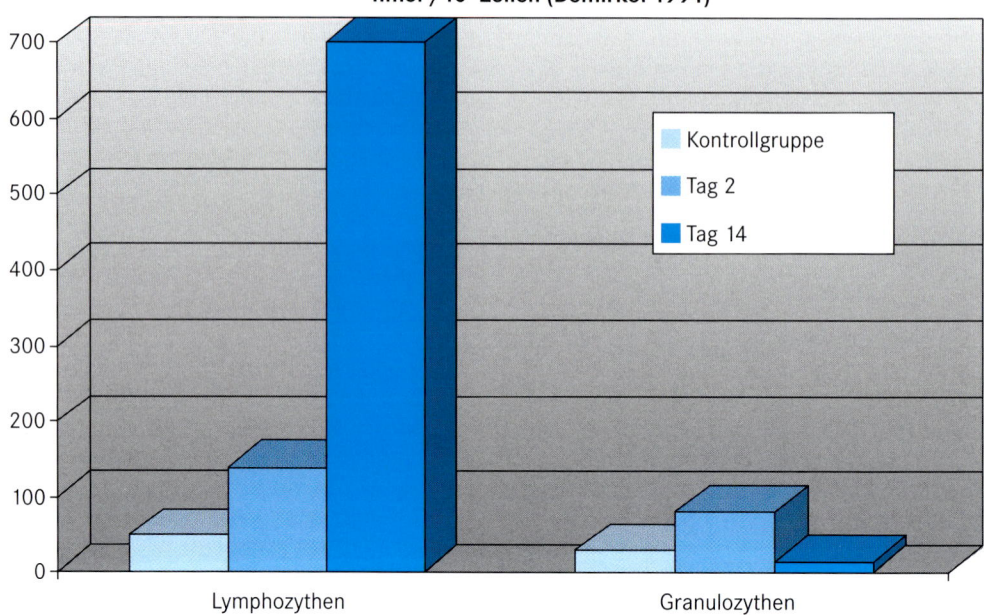

Kontrollgruppe / Tag 2 / Tag 14

Abb. 18: L-Carnitin-Gehalt in den Lypmhozyten und Granulozyten bei einem Kind mit schweren Verbrennungen (Demirkol 1994)

L-Carnitin-Konzentration in den Immunzellen bei schweren Verbrennungen in nmol / 10^6 Zellen (Demirkol 1994)

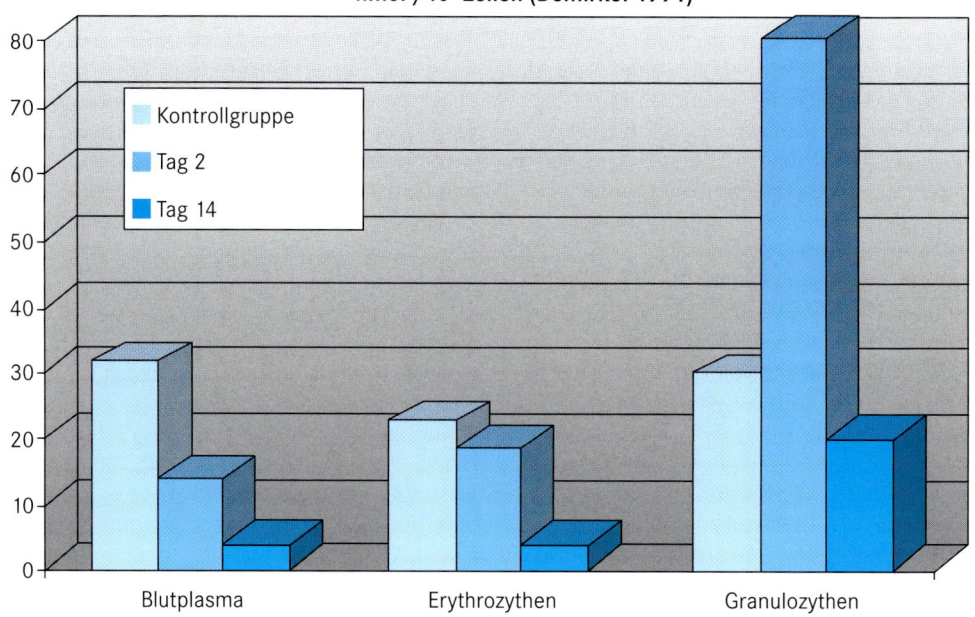

Blutplasma — Erythrozythen — Granulozythen

Kontrollgruppe / Tag 2 / Tag 14

Abb. 19: L-Carnitin-Gehalt im Plasma, in den Erythrozyten und den Granulozyten bei einem Kind mit schweren Verbrennungen (Demirkol 1994)

L-Carnitin und das Immunsystem

net. Sie erfordern daher eine hohe Energiebereitstellung. Aber auch membranassoziierte Vorgänge sind involviert. Bezeichnenderweise sind die Leukozyten sehr reich an L-Carnitin. L-Carnitin-Mangel führt zu einer Schwächung des Immunsystems und zu einer Erhöhung der Infektionsgefahr. Unter körperlichem Stress und bei infektiösen Erkrankungen steigt der Bedarf an L-Carnitin. Es wurde nachgewiesen, dass oral verabreichtes L-Carnitin den Aufbau und die Erhaltung der Immunkompetenz fördert.

Membranassoziierte Effekte
Zerstörte Membranen beeinträchtigen das osmotische Gleichgewicht, steigern den Energieverbrauch zur Aufrechterhaltung der elektrochemischen Potenziale und vermin-

L-Carnitin in den Immunzellen (Granulozythen) in nmol / 10^6 Zellen (Demirkol 1994)

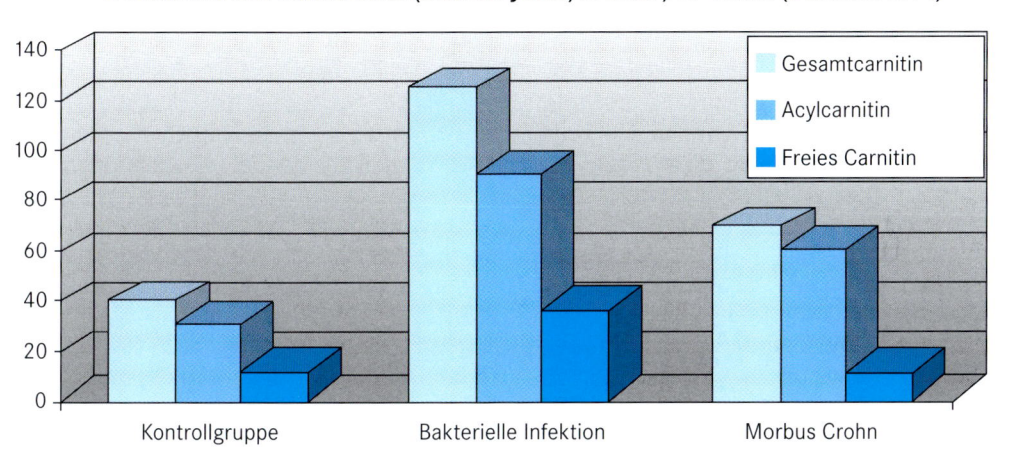

Abb. 20: L-Carnitin-Gehalt in den Granulozyten bei entzündlicher Darmerkrankung (Morbus Crohn) und bei bakterieller Infektion (Demirkol 1994)

L-Carnitin in den Immunzellen (Lymphozythen) in nmol / 10^6 Zellen (Demirkol 1994)

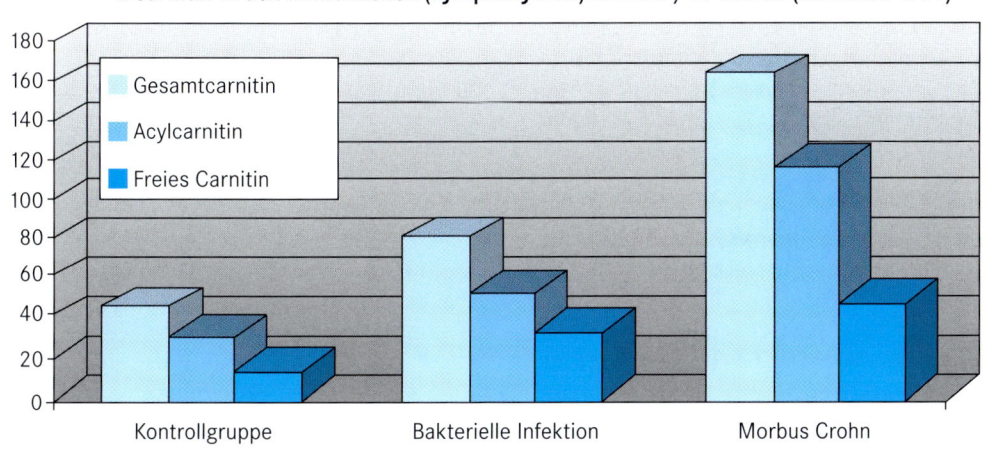

Abb. 21: L-Carnitin-Gehalt in den Lymphozyten bei entzündlicher Darmerkrankung (Morbus Crohn) und bei bakterieller Infektion (Demirkol 1994)

dern die Syntheseleistungen der Zellen. Durch Löcher in den Membranen treten z. B. Natrium- oder Kalium-Ionen aus und gehen verloren. Die Zelle muss diese dann unter großem Energieaufwand und mit Hilfe so genannter Natrium/Kalium-Pumpen wieder in die Zelle hineinpumpen. Viel Energie geht der Zelle so verloren und schränkt ihre anderen Aktivitäten ein. Für die Synthese von Membranen benötigt die Zelle u. a. Energie und langkettige Fettsäuren. Dank seiner katalytischen und metabolischen Wirkungen fördert L-Carnitin die Neusynthese und Wiederherstellung von Membranen. L-Carnitin beeinflusst Membranen positiv, sie werden stabilisiert und intakt gehalten. L-Carnitin erhöht die Durchlässigkeit und die Beweglichkeit der Zellmembranen (Fritz und Arrigoni-Martelli 1993; Uhlenbruck 1996). Dadurch werden alle Stoffwechselprozesse der Zellen erleichtert und aktiviert. L-Carnitin erhöht die Lebensdauer der Zellemembranen und der Zellen als Ganzes. Lymphozyten benötigen L-Carnitin zur Energiegewinnung aus Fettsäuren und zur Modulation und Stabilisation ihrer Zellmembranen. Verfügen die Lymphozyten über zu wenig L-Carnitin, ist ihre Aktivität und damit die unseres Immunsystems eingeschränkt. Einen L-Carnitin-Mangel der Lymphozyten findet man bei bestimmten Erkrankungen, wie z. B. beim chronischen Müdigkeitssyndrom. L-Carnitin ist ein wichtiger Bestandteil des körpereigenen Immunsystems und kann dadurch auch noch überall dort zur Immunstimulation eingesetzt werden, wo andere körperfremde und toxische Immunstimulanzien wie Echinacin kontraindiziert sind.

2.11.4 Schutz des Immunsystems durch L-Carnitin-Supplemente

L-Carnitin hat selbst keine mitogenen Effekte, d. h. es provoziert selbst keine Antwort des Immunsystems. Durch die Gabe von L-Carnitin kann aber der L-Carnitin-Gehalt in den Immunzellen gesteigert werden, die dadurch in der Lage sind, auf eine Bedrohung schneller und intensiver zu reagieren. L-Carnitin unterstützt z. B. die Immunozytenproliferation nach Induzierung durch ein mitogenes Agens (Cavazza 1983). Menschliche Lymphozyten, die mit Acetyl-L-Carnitin (0,6 mmol bis 620 mmol) vorinkubiert und mit den mitogenen Phytohaemagglutinin und Concavalin behandelt wurden, zeigten eine verstärkte Proliferation schon bei einer geringen Konzentration von 6 µmol Acetyl-L-Carnitin (Cavazza 1983).

Zugabe von L-Carnitin zu Maus-Hybridoma-Zellkulturen steigerte deren Produktion an monoklonalen Antikörpern (Berchiche 1994). Shug 1996 impfte junge und alte Balb/c-Mäuse mit den Grippeviren A/Taiwan/H1N1, A/Beijing/H3N2 und B/Panama/45 bzw. mit dem Tetanus-Toxoid-Impfstoff. Parallel dazu erhielt die Carnitingruppe eine orale L-Carnitin-Supplementierung von 50 bzw. 100 mg L-Carnitin pro Tag und kg Körpergewicht. Die Supplementierung begann am Impftag und dauerte an bis zur Messung der Immunantwort. Nach drei Wochen (Grippeviren) bzw. nach vier Wochen (Tetanus) wurde der Antikörpertiter im Plasma bestimmt. Die Carnitingruppen zeigten signifikant höhere Antikörpertiter bei den Grippeviren (Abdenabi 1996).

Bei alten Mäusen war die L-Carnitin-Wirkung bedeutend höher als bei den jungen. Beim Tetanus-Impfstoff war die Immunantwort in allen Gruppen sehr hoch. L-Carnitin brachte keine weitere signifikante Steigerung.

Auch Hunde und Hühner konnten nach der Gabe von L-Carnitin bei Impfungen schneller und mehr Antikörper produzieren.

Franceschi et al. 1990 untersuchten ebenfalls in vitro den Effekt von L-Carnitin auf die Proliferation von peripheren Blutlymphozyten von jungen und alten menschlichen Spendern. Die Vorinkubation der Lymphozyten mit L-Carnitin und Acetyl-L-Carnitin steigerte deren Proliferation nach Behandlung mit Phytohaemagglutinin. Die Zellen der betagten Spender reagierten am stärksten auf die L-Carnitin-Vorbehandlung. Allerdings geht aus den Untersuchungen nicht hervor, welche Lymphozyten, die T- oder B-Zellen, in ihrer Vermehrungsrate stimuliert wurden. Uhlenbruck und Van Mil 1992 untersuchten

in vitro den Einfluss von L-Carnitin auf menschliche Phagozyten, T-Lymphozyten und B-Lymphozyten. Die Zellen wurden mit L-Carnitin vorinkubiert (ca. 6 µmol L-Carnitin-Zusatz).
L-Carnitin steigerte die Phagozytoseaktivität von Granulozyten, nicht aber bei Monozyten. Hingegen wurden die Monozyten aktiviert. Nach L-Carnitin-Inkubation schütteten die mit Lipopolysachariden (LPS) aktivierten Monozyten verstärkt TNF-α- und Interleukin aus (Uhlenbruck 1992 und 1996). Wurden Zielzellen (Micrococcus lysodeicticus) mit L-Carnitin vorbehandelt, wurde deren Phagozytierung ebenfalls gefördert. Ein opsoninartiger Effekt des L-Carnitins wird vermutet. Durch den Zusatz von 18 mmol Acetyl-L-Carnitin wurde die Migrationsfähigkeit und die Motilitä von neutrophilen menschlichen Leukozyten erheblich gesteigert und die Immunantwort auf Reize fiel signifikant höher aus (Cavazza 1983).
Mit L-Carnitin (ca. 6 mmol) konnten auch natürliche Killerzellen aktiviert werden, gemessen an einer gestiegenen Freisetzung von ^{51}Cr.
Auch bei akuten schweren Immunerkrankungen wie Tuberkulose/Lepra (Jirillo 1991 und 1993) oder AIDS hat sich gezeigt, dass die Gabe von hoch dosiertem L-Carnitin die Aktivität des Immunsystems steigern kann.

Verstärkter Schutz des Körpers vor Endotoxinen durch L-Carnitin
Famularo und De Simone 1995 stellten fest, dass L-Carnitin den negativen Folgen von Endotoxinen (z. B. Lipopolysaccharide = LPS) entgegenwirkt. LPS und TGF-α erhöhen das Risiko bei septischem Schock. Sie verursachen Permeabilitätsveränderungen an den Endothelzellen. L-Carnitin schützt Endothelzellen vor den Einwirkungen von LPS und reduziert den Gehalt an TGF-α. Cavazza (1983) inkubierte in vitro B-Lymphozyten von Mäusen mit dem Mitogen LPS (Lipopolysaccharid). Schon der Zusatz von 0,6 mmol Acetyl-L-Carnitin steigerte die Proliferationsrate erheblich.

Bakteriologische Infektionen, Sepsis, septischer Schock
Verschiedene Autoren berichten über mildernde und protektive Effekte von L-Carnitin bei septischem Schock (Fritz und Arrigoni-Martelli 1993, Uhlenbruck 1996, Galanos und Freudenberg 1993, Famularo und de Simone 1995).

Folgen einer gram-negativ-Sepsis:
- Erhöhte L-Carnitin-Verluste durch den Urin
- L-Carnitin-Verluste sind proportional zum Schweregrad der Infektion
- Reduktion der L-Carnitin-Gehalte in Plasma, Muskeln und Herz (Famularo 1995)

Wirkungen einer L-Carnitingabe bei Sepsis/Infektionen:
- wirkt Endotoxinen entgegen (z. B. Lipopolysaccharide = LPS)
- reduziert TGF-α im Körper
- schützt Endothelzellen vor Permeabilitätsveränderungen durch LPS und TGF-α (TGF-α und LPS erhöhen das Risiko eines septischen Schocks)
- reduziert den Schweregrad der Sepsis
- beschleunigt die Erholung
- verbessert die Blutoxygenierung bei Sepsis und Herzversagen (Gasparetto 1991)
- erhöhte den systolischen und arteriellen Blutdruck bei Sepsis
- protektive Effekte beim septischen Schock (Ruggiero 1994, De Simone 1996)
- L-Carnitin kann den septischen Schock verhindern (Fritz und Arrigoni-Martelli 1993)
- L-Carnitin mobilisiert die PMN-Leukocyten und aktiviert sie nach Trauma, Sepsis und Sport

2.11.5 Diphtherie und Myokarditis

Diphtherie ist eine Virusinfektion, die in 10–25 % aller Fälle zu einer viruellen Myokarditis führt. Myokarditis ist eine diffuse, entzündliche Erkrankung des Herzens mit hoher Letalität. Viele Fälle des so genannten plötzlichen Herztodes sind auf eine Myokarditis zurückzuführen. Das Diphtherietoxin zerstört

Herzzellmembranen irreparabel (Wittels 1964) und führt zu L-Carnitin-Verlust im Herzen und Rhythmusstörungen (Bremer 1987). Diphtherietoxin hemmt das Carnitincarriersystem in den Zellmembranen (Molstad 1978 Bremer 1980), so dass die Fettsäureoxidation sinkt und eine Lipidose bis hin zum Herzversagen folgen kann. Die Folgeschäden einer Myokarditis am Herzen sind irreparabel. Nach Abheilung der Diphtherie bleibt oft ein schwaches Herz (Herzinsuffizienz) zurück, häufig muss sogar ein Herzschrittmacher implantiert werden. Eine Diphtherie führt im Herzen von Meerschweinchen zu einer Hemmung der β-Oxidation und zu einer Reduktion des L-Carnitinspiegels im Herzen (Challoner 1972). Durch intraperitoneale L-Carnitin-Injektionen konnte die L-Carnitin-Konzentration im Herzen wieder normalisiert, die Fettoxidation gesteigert und die Überlebensrate der Tiere deutlich gesteigert werden (Challoner 1972).

132 Diphtherie-Patienten, die täglich 100 mg/kg/d L-Carnitin einnahmen, bekamen weniger Herzinsuffizienzen, es gab weniger tödliche Ausgänge und weniger Schrittmacher mussten implantiert werden. L-Carnitin ändert nichts an der Grunderkrankung Diphtherie, aber es verringert die Schäden des Diphtherietoxins am Herzen. L-Carnitin verbessert die Chancen, ein gesundes Herz nach Abheilung der Diphtherie zu erhalten, und erhöht die Überlebenschancen bei Diphtherie/Myokarditis.

Das Risiko einer viruellen Herzerkrankung ist gerade für Sportler nicht zu unterschätzen, da Leistungssportler anfälliger für eine Myokarditis sind als Menschen, die Sport nur moderat oder die gar keinen Sport treiben.

2.11.6 Effekte von L-Carnitin auf das Immunsystem

- Verstärkung der TNF-Alpha Ausschüttung bei aktivierten LPS-Makrophagen
- Opsoninartiger Effekt auf Bakterienzellemembranen (Verbesserung der Phagozytose von Bakterien)
- Freisetzung von TNF-Alpha und Interleukinen (IL-2β, IL-6) aus mononuklären Zellen in vitro und in vivo
- Förderung der Leukocytenmigration (weiße Blutkörperchen bewegen sich schneller und gezielter)
- L-Carnitin wirkt aggregationshemmend auf Makrophagen und Thrombocyten (antithrombotischer Effekt)
- L-Carnitin kann den septischen Schock verhindern
- L-Carnitin mobilisiert die PMN-Leukocyten und aktiviert sie nach Trauma, Sepsis und Sport
- L-Carnitin wirkt aggregationshemmend auf Erythrozyten
- L-Carnitin hat sich als Immunstimulans bei Infektionen wie Tuberkulose und Lepra bewährt (Jirillo 1993)
- L-Carnitin erhöht die Produktion von monoklonalen Antikörpern in kultivierten Zellen von Mäusen (Berchiche 1994)
- L-Carnitin erhöht die Produktion von Antikörpern (Pat. Shug 1996)
- steigert das Fressverhalten (Phagozytoseaktivität) menschlicher Granulozyten
- aktiviert menschliche Monozyten und Makrophagen
- stimuliert menschliche T- und B-Lymphozyten
- verstärkt die 51Cr-Freisetzung aus natürlichen Killerzellen (ist ein Maß für deren Aktivität und Aggressivität)
- opsoninartiger Effekt auf Bakterienmembranen (Bakterien werden so schneller unschädlich gemacht)
- L-Carnitin mildert bzw. verhindert den septischen Schock
- L-Carnitin wirkt aggregationshemmend (antithrombotischer Effekt)
- L-Carnitin stimuliert das Immunsystem bei Infektionen wie Tuberkulose, Lepra, AIDS
- L-Carnitin erhöht die Proliferation der Lymphozyten (Famularo 1993)
- bei Hydrocortisontherapie verlangsamte L-Carnitin die Lyse der Lymphozyten (Famularo 1993)

2.11.7 Zusammenfassung Immunsystem und L-Carnitin

L-Carnitin kann sowohl präventiv als auch bei akuten Infektionen des Immunsystems gegeben werden. Die Immunzellen des Körpers nehmen L-Carnitin auf und sind dadurch besser in der Lage, einen Angriff durch eine raschere und stärkere Immunantwort abzuwehren. Im Gegensatz zu anderen Präparaten kann oder sollte L-Carnitin aber auch im akuten Fall eines Angriffes auf das Immunsystems gegeben werden.

- L-Carnitin ist als körpereigene Substanz ein natürlicher Bestandteil des Immunsystems
- L-Carnitin hat keine schädlichen Nebenwirkungen für das Immunsystem
- L-Carnitin kann präventiv und bei akuten Problemen gegeben werden
- Immunzellen enthalten sehr viel L-Carnitin
- Bei erhöhter Immunaktivität steigt der L-Carnitinbedarf der Immunzellen
- Bakterien zerstören L-Carnitin
- Infektionen verursachen einen L-Carnitin-Mangel in der Muskulatur
- Ein Mangel an L-Carnitin in den Immunzellen schränkt deren Aktivität ein
- Lymphozytärer L-Carnitin-Mangel findet man z. B. beim chronischen Müdigkeitssyndrom
- L-Carnitin kann in jeder Phase genommen werden: Fieber, Infektionen, Sepsis
- L-Carnitin führt auch langfristig zu keiner Schwächung oder Überreizung des Immunsystems
- L-Carnitin ist auch in hohen Dosierungen nicht schädlich für das Immunsystem
- L-Carnitin kann nicht »überdosiert« werden
- Immunzellen nehmen so viel L-Carnitin auf, wie sie benötigen
- L-Carnitin-Mangel z. B. im Alter, bei Vegetarismus, AIDS führt zu einer Schwächung des Immunsystems und zu einer Erhöhung der Infektionsgefahr

L-Carnitin kann das Immunsystem stimulieren, und zwar in jeder Phase, auch in all den Fällen, in denen die anderen Immunstimulantien kontraindiziert sind.

Teil 2: Bedeutung des L-Carnitins für den Sportler

3 Sinn und Zweck der Sportlernahrung

Der Zweck einer besonderen Ernährung von Sportlern ist geprägt von dem Wunsch des Athleten, seine körperliche Leistungsfähigkeit durch Nahrungsmittel positiv zu beeinflussen. Schon bei den Olympischen Spielen in der Antike wurde von den Athleten gezielt das Fleisch jener Tieren verzehrt, deren Eigenschaften (Kraft, Ausdauer, Schnelligkeit) sich der Athlet aneignen wollte. Dies war sozusagen der Beginn der Sportlernahrung.

Auch in der Neuzeit wurde viel mit der Ernährung und deren Wirkung auf die körperliche Leistungsfähigkeit experimentiert, so versuchte man z. B. durch den verstärkten Verzehr von Kohlenhydraten (Carboloading) die Muskelglykogenspeicher des Sportlers zu erhöhen.

Sportlernahrungsprodukte sind nach deutschem Recht heute diätetische Lebensmittel zur Ernährung von Menschen bei besonderen Muskelanstrengungen. Rechtlich gesehen soll Sportlernahrung den erhöhten Bedarf an Nährstoffen von Sportlern decken und deren ausreichende Zufuhr gewährleisten, um einen durch Sport bedingten Nährstoffmangel zu verhindern.

Eine direkte und deutliche Steigerung der Leistungsfähigkeit des Sportlers allein durch die Zufuhr bestimmter Stoffe ist rechtlich und physiologisch gesehen nicht die Aufgabe der Sportlernahrung, sondern das Ziel von Dopingmitteln.

Somit ergibt sich eine Diskrepanz in der Erwartungshaltung, die mit dem Begriff Sportlernahrung verbunden ist. Sportlernahrung soll nicht primär und allein die Leistung des Athleten steigern, sondern zur Erhaltung von Gesundheit und Leistungsfähigkeit beitragen. Eine Leistungssteigerung durch Sportlernahrung ist daher nur ein Nebeneffekt, der sich aus einer optimalen Ernährung ergeben kann, und ist nur in einer physiologischen Größenordnung möglich. Von Sportlernahrungsprodukten werden heute jedoch ausschließlich sichtbare leistungssteigernde Effekte erwartet, und dies in einer Größenordnung, die im Bereich von Dopingmitteln liegt. Werden diese Erwartungen nicht erfüllt, so sind Experten und Sportler sehr schnell geneigt, von der Unwirksamkeit solcher Produkte zu sprechen.

Es stellt sich die Frage, welchem Zweck Ernährung im Allgemeinen und Sportlernahrung im Speziellen dient. Sportlernahrung dient dem Erhalt der Leistungsfähigkeit auf hohem Niveau und kann zu einer physiologischen Leistungssteigerung führen. Eine optimale Ernährung kann auch zur Vermeidung bzw. zur Reduktion von Muskelschäden, Verletzungen und Infektionen beitragen und die Regeneration des Sportlers fördern und verkürzen. Es ist unbestritten, dass beim Sport Nährstoffe in erhöhten Mengen verbraucht und ersetzt werden müssen, ohne dass dies zu einer Steigerung der Leistung des Sportlers führen muss.

Ernährung im Sport =
- Erhalt der Leistungsfähigkeit auf hohem Niveau
- Vermeidung/Reduktion von Muskelschäden, Verletzungen, Infektionen
- Förderung und Verkürzung der Regeneration
- Physiologische Leistungssteigerung durch optimierte Ernährung

Sinn und Zweck der Sportlernahrung

Doping im Sport =
- Unphysiologische Leistungssteigerung durch pharmakologische Substanzen
- Einsatz von Substanzen und Methoden, die auf der Dopingliste stehen

Eine richtige Sporternährung und richtig abgestimmtes Training ist immer noch erfolgversprechender als die Verwendung von verbotenen und gesundheitsschädlichen Dopingmitteln. Carsten Wagner (Bodybuilding Weltmeister 1994, Bronze 1999 und Bodybuilding Europameister 1994 und 1999) sagte in einem Interview: »Auch in einem durch Doping stark belasteten Sport wie Bodybuilding kommt man ohne Doping aus, wenn man seine Ernährung extrem anpasst und hart trainiert. Zusätzlich stehen ja auch legale und sichere Nahrungsergänzungen wie Aminosäuren, Creatin, Glutamin und L-Carnitin zur Verfügung, da ist Doping dann kein Thema mehr« (Carsten Wagner 2002).

Das ungarische nationale Olympische Komitee hat 2003 eine Kampagne zur Förderung und Unterstützung von Sportlernahrung und Nahrungsergänzungsmitteln gestartet. Man gibt dort Empfehlungen für die Verwendung dieser legalen und sicheren Produkte heraus, um den Missbrauch illegaler Produkte zu bekämpfen. Im Zuge dieser Kampagne wurde auch ein Flyer publiziert, in dem L-Carnitin für Sportler empfohlen wird.

Ernährung dient in erster Linie dem Erhalt der normalen Körperfunktionen. Erhöhte Mengen bestimmter Nährstoffe können aber neben ihren normalen Stoffwechselfunktionen bei der Supplementierung auch andere ernährungsphysiologische Effekte auf den Stoffwechsel ausüben und sich positiv auf die Gesundheit oder die Leistungsfähigkeit auswirken. Der Grad, in dem Nährstoffe im Rahmen einer Ernährung solche Effekte auslösen, ist allerdings meist geringer als von den Konsumenten erhofft. Die Summe vieler kleiner Effekte kann aber einen Vorteil für Gesundheit und Leistungsfähigkeit ergeben.

Bei körperlichen Belastungen müssen vom Körper viele Stoffwechselfunktionen gesteigert und optimal über die Dauer der Belastung aufrecht erhalten werden. Metabolische Parameter geben Auskunft über den Leistungsstand des Körpers und über die Größe entstandener Schäden. Eine Verbesserung dieser metabolischen Parameter zeigt eine verbesserte Leistungsfähigkeit des Stoffwechsels an, lange bevor eine direkte Steigerung der körperlichen Leistung sichtbar wird. Ebenso werden Muskelschäden, z. B. durch das Enzym Creatinphosphokinase im Blut oder durch Mucoproteine im Urin, angezeigt, lange bevor Beeinträchtigungen der sportlichen Leistung sichtbar werden.

Der Erfolg einer gezielten Supplementierung und einer guten Ernährung von Sportlern lässt sich nicht einfach am erreichten sportlichen Erfolg messen. Berücksichtigt werden muss auch die Leistung, die unser Stoffwechsel erbringen musste, um dieses Ziel zu erreichen bzw. wie er diese Leistung verkraftet hat, denn davon hängt es ab, wie häufig diese Leistung wiederholt werden kann, ohne dass die Gesundheit darunter leidet und dem Körper geschadet wird.

Sinn und Zweck der Sportlernahrung

Tabelle 9: Messparameter, die als Wirkkriterien bei der Supplementierung von Sportlern wichtig sind

Biochemische Parameter	Spürbare Effekte
Erhöhung der Glykogenspeicher	Stärkung des Immunsystems
Schonung der Glykogendepots	Reduktion der Infekanfälligkeit
Senkung der Cortisolspiegel	Aufbau von Muskulatur und Muskelmasse
Senkung der Creatinphosphokinase	Förderung der Regeneration
Steigerung der ATP-Produktion	Senkung der Erholungszeit
Steigerung der Enzyme der Atmungskette	Steigerung der Ausdauer
Steigerung der Proteinsynthese	Steigerung der Durchblutung
Senkung der Laktatbildung	Steigerung der Leistungsfähigkeit
Steigerung der Fettverbrennung	Verhinderung von Übertrainingssymptomen
Senkung der Mucoproteine im Urin	Senkung der Müdigkeit/Erschöpfbarkeit
Steigerung der Sauerstoffaufnahme	Senkung der Muskelschäden
Steigerung der Pyruvatdehydrogenase-Aktivität	Reduktion von Muskelschmerzen
Senkung der freien Fettsäuren im Plasma	Senkung der Herzfrequenz unter Belastung
Senkung der Triglyceride im Plasma	Steigerung des Muskel-Potenzials
Erhöhung des HDL-Cholesterins	Steigerung von Kraft und Ausdauer
Verbesserung der Stickstoffbilanz	Reduktion von Muskelkrämpfen
Senkung des Ammoniakspiegels im Blut	Senkung der Reaktionszeit des Muskels
Verbesserung der Erythrozytenstabilität	Senkung des Blutdruckes
Senkung des oxidativen Stresses	Verstärktes Schwitzen
Einsparung von Eiweiß/Aminosäuren	Anstieg der Haut- und Körpertemperatur
Verbesserung des Hormonstatus	
Senkung des respiratorischen Quotienten	
Steigerung/Erhalt des Muskelcarnitins	
Verbesserung der Glucoseerholung	

4 L-Carnitin als Teil einer optimierten Sporternährung

Als vitaminähnlicher Nährstoff ist L-Carnitin für die Gesundheit und Leistungsfähigkeit des Sportlers besonders wichtig.

L-Carnitin sollte von Sportlern nicht allein zur Leistungssteigerung konsumiert werden. L-Carnitin hat vielfältige Aufgaben und Wirkungen im menschlichen Organismus, von denen der Sportler insgesamt profitiert. L-Carnitin ist daher heute ein Standardprodukt und Bestandteil vieler moderner Sporternährungsprogramme. Mit einer ausgesprochen fleischreichen Ernährung können täglich bis zu 1–2 g L-Carnitin zugeführt werden. Wer aber auf Fleisch verzichten oder seinen Fleischkonsum einschränken will, kann seine Ernährung durch 1–2 g L-Carnitin über Nahrungssupplemente oder über Sportlernahrungsprodukte ergänzen. Diese Dosierung ist als ernährungsphysiologisch anzusehen. L-Carnitin ist auch kein Dopingmittel, sondern kann im Rahmen der Sporternährung sinnvoll und legal vom Sportler konsumiert werden.

Die Europäische Wissenschaftliche Kommission der EU in Brüssel zur Beurteilung der Sicherheit von Lebensmitteln (EFSA) hat im Februar 2004 den Einsatz von 2 g L-Carnitin pro Tag als zulässig und sicher beurteilt und eingestuft (EFSA 2004).

5 L-Carnitin: Sporthistorischer Rückblick

1980	L-Carnitin wurde erstmals 1980 bei der Olympiade von italienischen Ausdauerathleten eingesetzt, die bei dieser Olympiade überraschend erfolgreich waren und viele Medaillen gewannen.
1982	L-Carnitin wurde bei der Fußball WM in Spanien von der italienischen Nationalmannschaft eingesetzt, die Weltmeister wurde und über die niedrigste Verletzungsrate aller Mannschaften des Turniers verfügte. In den folgenden 80er und 90er Jahren wird L-Carnitin von vielen Spitzensportlern verwendet, die darüber aber nicht öffentlich berichten wollen, denn L-Carnitin wird in Sportlerkreisen als Geheimtipp gehandelt. So setzen auch Thomas Muster, Martina Navratilova und Ivan Lendl L-Carnitin ein. L-Carnitin ist aber kein Dopingmittel und steht damals wie heute nicht auf der offiziellen Dopingliste.
1990	Der neue Markt für die bisher unbekannten Sportlernahrungsprodukte entwickelt sich langsam. L-Carnitin wird als eine der ersten neuen Substanzen in Belgien und den Niederlanden eingeführt.
1990	Der Fußballclub Grasshoppers Zürich erhält über zwei Jahre vom Mannschaftsarzt Dr. Werner Altdorfer täglich mehrere Gramm L-Carnitin. Grasshoppers Zürich holt 1990 das Double und wird nach 6 Jahren wieder Schweizer Fußballmeister und auch Pokalsieger.
1991	Grasshoppers Zürich wird mit L-Carnitinsupplementation wieder Schweizer Fußballmeister.
1992	L-Carnitin wird von Medice erstmalig in Deutschland für Sportler zur Stärkung des Immunsystems vermarktet.
1992	L-Carnitin wird in flüssiger Form in Ampullen nach Deutschland importiert.
1993	Die erste L-Carnitin-Kautablette für Sportler wird von Haleko auf den deutschen Markt gebracht.
1993	Die Studie von Giamberardino belegt erstmalig eindeutig die positiven Effekte von L-Carnitin auf die Regeneration nach starker muskulärer Belastung. Der Einsatz von L-Carnitin beginnt sich zu verschieben und die Regenerationsförderung rückt in den Vordergrund.
1994	L-Carnitin wird von den deutschen Behörden als Lebensmittel eingestuft und kann von nun an allen Lebensmitteln, auch Sportlernahrung, offiziell und legal zugesetzt werden. L-Carnitin wird seitdem verstärkt in der Sportlernahrung eingesetzt. Marktführer Haleko beginnt als erste Firma, L-Carnitin massiv zu vermarkten, und bringt L-Carnitin als Dispensergetränk für Fitness-Studios auf den Markt.
1996	Die fünf größten Sportnahrungsfirmen haben L-Carnitin in ihr Sortiment aufgenommen (Marktanteil 80 % im Fitness-Studio). L-Carnitin-Produkte verzeichnen die stärksten Zuwächse aller Sportnahrungsprodukte. Immer neue Produkte mit neuen Substanzen werden auf den Markt gebracht, teilweise ohne die Rechtslage genau zu kennen. Abmahnung und Verfolgung durch die Behörden führen zum Verbot vieler Produkte und Substanzen.
1997	L-Carnitin kommt in Deutschland als Fertiggetränk für Sportler in 6.500 Fitness-Studios auf den Markt

▶▶

L-Carnitin: Sporthistorischer Rückblick

1998 Der beste Skifahrer der 90er Jahre, der Österreicher Hermann Maier, erklärt, L-Carnitin in größeren Mengen täglich (3–5 g täglich) im Rahmen seiner Ernährung zu sich zu nehmen. L-Carnitin wird Molkedrinks für Sportler zugesetzt.

1999 Die Europäische Union erlaubt den Einsatz von L-Carnitin für alle diätetischen Lebensmittel, zu denen auch Sportnahrungsprodukte zählen, in der Richtlinie 1999/21/EG (PARNUTS-Richtline).

1999 L-Carnitin kommt als Energieriegel für Sportler in den Fitness-Studios auf den Markt. In der Schweiz wird L-Carnitin als Riegel, Fertiggetränk und Brausetablette für Sportler bei der Migros eingeführt und erfolgreich verkauft.

1999 Die Weltrekordhalterin im Triathlon Astrid Benöhr supplementiert 7 g L-Carnitin täglich und erreicht einen neuen und bisher ungeschlagenen Weltrekord im fünffach Triathlon über Männer und Frauen. Nach ihren Angaben hat sie sich nach dem Wettkampf körperlich so gut wie nie gefühlt und hatte sehr niedrige Creatinkinase-Werte im Blut.

2000 Bei den Olympischen Spielen in Sydney werden alle Sportler, die eine Dopingkontrolle durchlaufen, von Mitarbeitern der Universität Stirling (Schottland) interviewt und nach der Einnahme von Nahrungssupplemente befragt. Ergebnis: L-Carnitin wird als dritthäufigstes Supplement nach Creatin und Inositol genannt.

2001 L-Carnitin wird vom deutschen Fitness-Papst Dr. Strunz für Sportler empfohlen und gelangt erstmalig in großem Stil in über 22.000 deutsche Apotheken. L-Carnitin wird in Ampullenform und als Eiweißpulver für Sportler mit L-Carnitin angereichert vertrieben und ist sehr erfolgreich.

2001 Inzwischen hat praktisch jede Sportnahrungsfirma L-Carnitin-Produkte im Programm. In Deutschland sind ca. 200 L-Carnitin-Produkte am Markt, davon ca. 80 % für Sportler oder sportlich aktive Menschen. Die Sportnahrungsindustrie in Deutschland macht einen geschätzten Umsatz von rund 100 Mio. Euro, davon etwa 50 % über Fitness-Studios. Der Weltkonzern Nestle steigt durch den Kauf der Firma Powerbar in die Sporternährung ein. Nestle/Powerbar Deutschland bringt ein isotonisches L-Carnitin-Getränk auf den deutschen Markt.

2001 Die amerikanischen Wissenschaftler Krämer und Volek finden den biochemischen Mechanismus, wie L-Carnitin die Regeneration fördert, und belegen ihn in einer doppelblinden, plazebokontrollierten Crossover-Studie.

2001 Biolabor GmbH Bremen bringt die erste Brausetablette für Sportler in Deutschland auf den Markt und vertreibt diese in 3.000 deutschen Drogeriemärkten. In den ersten Wochen ist dieses Produkt bereits erfolgreicher als die bis dahin sehr etablierten isotonischen Brausetabletten.

2002 Der deutsche Fußball-Vizemeister Schalke 04 setzt auf Sportlernahrung und L-Carnitin.

2002 Andreas Wyss fährt nach der Einnahme von 5 g L-Carnitin täglich einen neuen 24-h-Weltrekord auf dem Rad beim 2-Tage-Rennen in Schötz (Schweiz).

2002 Nach einer Welle von Produkt-Verboten hat sich die Produktpalette der europäischen Sportlernahrungsfirmen stark reduziert und besteht heute praktisch nur noch aus vier Säulen:
a) Kohlenhydrate, b) Proteine und Aminosäuren, c) Creatin, d) L-Carnitin. Für den Sporternährungsmarkt sind L-Carnitin und Creatin die Hauptstandbeine.

Fußball: Italienischer Sieg dank Carnitin?

Es handelt sich um »ein kleines Molekül, einem Bestandteil des Muskelgewebes, das synthetisierbar ist«, erläutert der italienische Biochemiker Francesco Conconi. Um das Stärkungsmittel Carnitin kursieren wilde Gerüchte: Es sei den Italienern über eine geheime Luftbrücke nach Madrid eingeflogen worden und hätte ihnen zum (gedopten) Sieg über die deutsche Mannschaft verholfen. Von Luftbrücke kann jedoch nicht die Rede sein und noch weniger von Doping: Carnitin ist in jeder italienischen und spanischen Apotheke frei erhältlich. Erprobt wird es bereits seit 20 Jahren, zunächst an Langstreckenläufern und später in der Leichtathletik. Hier erwies es sich als wirkungslos – die Substanz, so stellte sich heraus, erhöht zwar die Widerstandsfähigkeit der Sportler, bessert jedoch nicht deren unmittelbare Leistung. Der Wirkungsmechanismus: Carnitin fördert den Energietransport zwischen Zytoplasma und Mitochondrien in den Muskelzellen. »Es ist alles enttäuschend einfach«, meint Mannschaftsarzt Prof. Vecchiet, »Carnitin regeneriert den Muskeltonus, indem es dem Organismus eine wichtige Substanz zuführt, die er bei größeren Anstrengungen nur unzureichend produziert«. »Betäubend« an der Angelegenheit sei einzig und allein die Tatsache, dass den Italienern diesmal nicht nur auf dem Gebiet des Fußballs, sondern auch der Sportmedizin ein Weltmeistertitel verliehen werden müsse.

(LA REPUBLICA, 16.10.82) (CM)

Abb. 22: Die italienische Nationalmannschaft, die 1982 bei der Fußball WM in Spanien L-Carnitin supplementierte, wurde Weltmeister (MMW 1982)

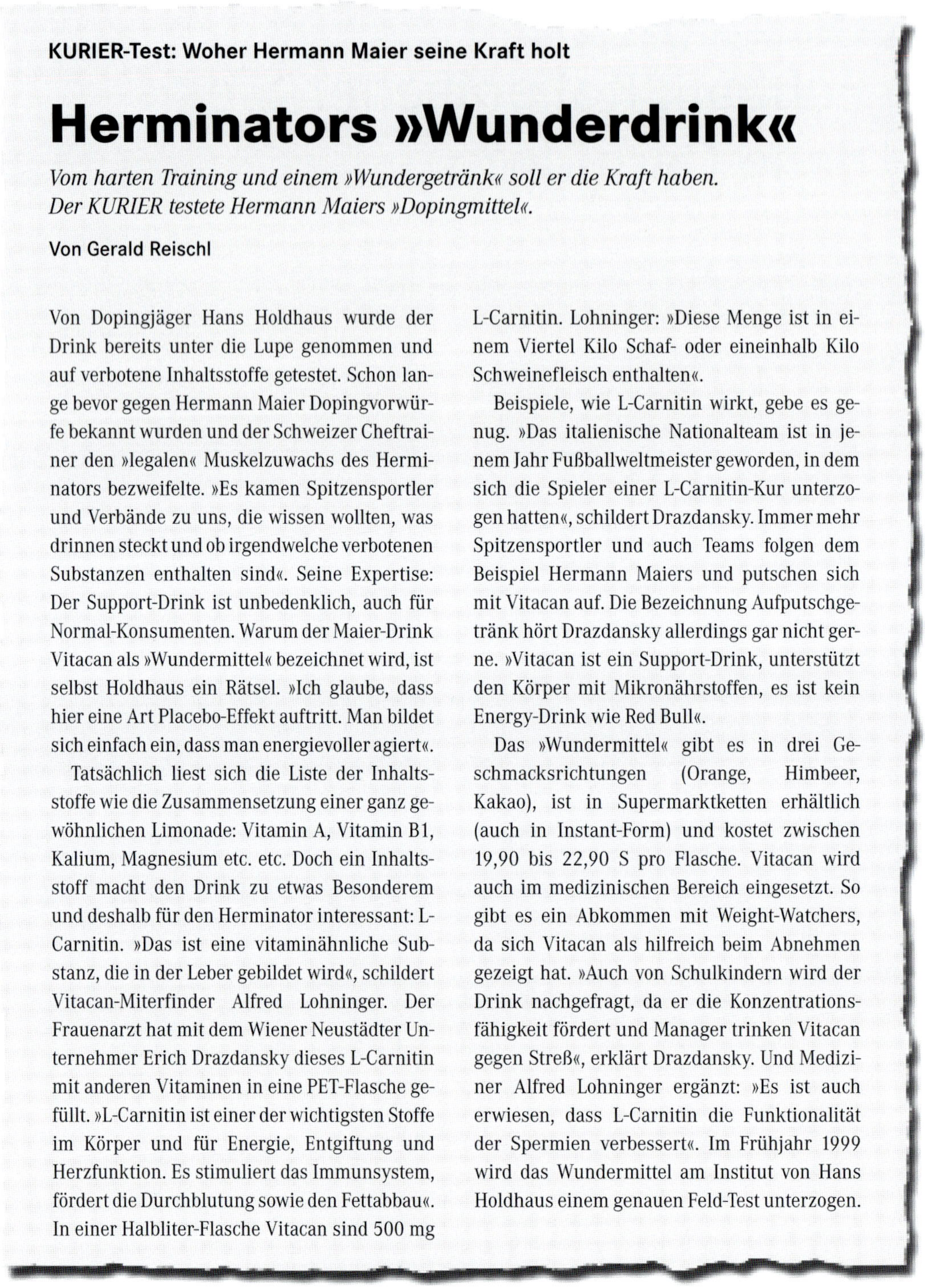

KURIER-Test: Woher Hermann Maier seine Kraft holt

Herminators »Wunderdrink«

Vom harten Training und einem »Wundergetränk« soll er die Kraft haben.
Der KURIER testete Hermann Maiers »Dopingmittel«.

Von Gerald Reischl

Von Dopingjäger Hans Holdhaus wurde der Drink bereits unter die Lupe genommen und auf verbotene Inhaltsstoffe getestet. Schon lange bevor gegen Hermann Maier Dopingvorwürfe bekannt wurden und der Schweizer Cheftrainer den »legalen« Muskelzuwachs des Herminators bezweifelte. »Es kamen Spitzensportler und Verbände zu uns, die wissen wollten, was drinnen steckt und ob irgendwelche verbotenen Substanzen enthalten sind«. Seine Expertise: Der Support-Drink ist unbedenklich, auch für Normal-Konsumenten. Warum der Maier-Drink Vitacan als »Wundermittel« bezeichnet wird, ist selbst Holdhaus ein Rätsel. »Ich glaube, dass hier eine Art Placebo-Effekt auftritt. Man bildet sich einfach ein, dass man energievoller agiert«.

Tatsächlich liest sich die Liste der Inhaltsstoffe wie die Zusammensetzung einer ganz gewöhnlichen Limonade: Vitamin A, Vitamin B1, Kalium, Magnesium etc. etc. Doch ein Inhaltsstoff macht den Drink zu etwas Besonderem und deshalb für den Herminator interessant: L-Carnitin. »Das ist eine vitaminähnliche Substanz, die in der Leber gebildet wird«, schildert Vitacan-Miterfinder Alfred Lohninger. Der Frauenarzt hat mit dem Wiener Neustädter Unternehmer Erich Drazdansky dieses L-Carnitin mit anderen Vitaminen in eine PET-Flasche gefüllt. »L-Carnitin ist einer der wichtigsten Stoffe im Körper und für Energie, Entgiftung und Herzfunktion. Es stimuliert das Immunsystem, fördert die Durchblutung sowie den Fettabbau«. In einer Halbliter-Flasche Vitacan sind 500 mg L-Carnitin. Lohninger: »Diese Menge ist in einem Viertel Kilo Schaf- oder eineinhalb Kilo Schweinefleisch enthalten«.

Beispiele, wie L-Carnitin wirkt, gebe es genug. »Das italienische Nationalteam ist in jenem Jahr Fußballweltmeister geworden, in dem sich die Spieler einer L-Carnitin-Kur unterzogen hatten«, schildert Drazdansky. Immer mehr Spitzensportler und auch Teams folgen dem Beispiel Hermann Maiers und putschen sich mit Vitacan auf. Die Bezeichnung Aufputschgetränk hört Drazdansky allerdings gar nicht gerne. »Vitacan ist ein Support-Drink, unterstützt den Körper mit Mikronährstoffen, es ist kein Energy-Drink wie Red Bull«.

Das »Wundermittel« gibt es in drei Geschmacksrichtungen (Orange, Himbeer, Kakao), ist in Supermarktketten erhältlich (auch in Instant-Form) und kostet zwischen 19,90 bis 22,90 S pro Flasche. Vitacan wird auch im medizinischen Bereich eingesetzt. So gibt es ein Abkommen mit Weight-Watchers, da sich Vitacan als hilfreich beim Abnehmen gezeigt hat. »Auch von Schulkindern wird der Drink nachgefragt, da er die Konzentrationsfähigkeit fördert und Manager trinken Vitacan gegen Streß«, erklärt Drazdansky. Und Mediziner Alfred Lohninger ergänzt: »Es ist auch erwiesen, dass L-Carnitin die Funktionalität der Spermien verbessert«. Im Frühjahr 1999 wird das Wundermittel am Institut von Hans Holdhaus einem genauen Feld-Test unterzogen.

Abb. 23: Herrmann Maier nahm zu seinen besten Zeiten bis zu 5 g L-Carnitin täglich in Form des Sportdrinks Vitacan zu sich (Kurier 1998)

6 L-Carnitin bei Sportlern

6.1 Erhöhter L-Carnitin-Bedarf bei Sportlern

Sportliche Belastung erhöht den Bedarf an L-Carnitin. Sidossis 1998 konnte zeigen, dass durch sportliches Training die Kapazität der Fettverbrennung steigt. Dabei wurde aber nur die Verbrennung der langkettigen Fettsäuren gesteigert, während die Verbrennung der kurz- und mittelkettigen Fettsäuren bei trainierten und untrainierten Probanden sich nicht veränderte. Da der Körper für die Verbrennung der langkettigen Fettsäuren L-Carnitin benötigt, wird von Sportlern, insbesondere unter Belastung, mehr L-Carnitin benötigt.

6.1.1 Erhöhte L-Carnitinausscheidung beim Sport

Bei körperlichen Anstrengungen, z. B. beim Sport und in Stoffwechselkrisen, kommt es zu einer vermehrten Bildung von Acyl-Carnitinen im Blut und im Gewebe und zu einem Absinken des freien L-Carnitins im Blut und in der Muskulatur. Da die renale Clearance für verestertes L-Carnitin deutlich höher ist als für freies (Cederblad 1982, Ohtani 1984), kommt es bei jeder Verschiebung der Relation des freien zum veresterten Carnitin zugunsten des letzteren zu einer vermehrten Carnitinausscheidung und bei Chronizität der Situation letztlich auch zu einer manifesten Hypocarnitinämie und zur L-Carnitin-Verarmung der Gewebe und des Plasmas. Beim Sport beobachtet man daher eine verstärkte Ausscheidung von Acyl-Carnitinen mit dem Schweiß (Suzuki 1976, Arenas 1991, Siliprandi 1986) und dem Urin (Luppa 1995). Lang anhaltende erhöhte Verluste können zum Absinken des freien L-Carnitins im Blut (Cerretelli 1990) und langfristig auch in der Muskulatur führen (Arenas 1991, Lennon 1983, Lohninger 1987). Luppa (1995) fand eine Ausscheidung von 600–800 μmol L-Carnitin pro Tag bei anstrengender Muskeltätigkeit wie bei Ausdauersportlern.

Die Ausscheidung von L-Carnitin im Urin stieg bei drei japanischen Studenten durch eine starke Laufbelastung von 340 μmol/d auf 580 μmol/d (d. h. von 55 mg/d auf 94 mg/d) an (Suzuki 1976).

Ausdauerbelastungen wie ein Marathonlauf führen zu einem Anstieg des Acetyl-L-Carnitins (+288 %) und einer Reduktion des freien L-Carnitins (–37 %) im Blut (Cooper 1986).

Training von Ausdauerathleten und Sprintern führte zu einem Abfall der L-Carnitin-Konzentration im Muskel und zu einem Anstieg der L-Carnitin Ausscheidung im Urin (Arenas 1991).

Ausdauerbelastungen (Marathon) führen zu einer Steigerung der L-Carnitin Ausscheidung mit dem Urin um 80–200 % (Siliprandi 1986). Cerretelli (1990) beobachteten bei Radsportlern während der Trainingsphase mit ausreichenden Regenerationsphasen noch keine Reduktion des L-Carnitinspiegels im Blut. Aber während eines anstrengenden Etappenrennens (Giro d'Italia, 4500 km in 20 Tagen) sank der Plasma-Carnitinspiegel im Verlaufe des Rennens signifikant um 20 % ab. In diesem Fall konnten Muskulatur und Eigensynthese die ständigen hohen L-Carnitin-Verluste im Plasma nicht mehr ausgleichen, so dass es hier zu einem Abfall der Gesamtcarnitinkonzentration im Plasma kam.

Durch die Ausschleusung von kurzkettigen Acyl-Carnitinen wurde eine Reduktion der L-Carnitin Konzentration im Muskel um 10 % gemessen (Janssen 1989).

Bei Sportlern kann es unter Langzeitbelastung zu einer lokalen L-Carnitin-Verarmung in der betroffenen Muskulatur kommen, da exzessiv anfallende L-Carnitin-Fettsäureester aus der

Zelle herausgeschleust und über die Niere ausgeschieden werden (Lennon 1983, Lohninger 1987).

6.2 Verringerte L-Carnitinaufnahme mit der Nahrung

Vegetarismus reduziert die tägliche Aufnahme von L-Carnitin mit der Nahrung. Eine westeuropäische Diät enthält durchschnittlich 20–200 mg L-Carnitin pro Tag (Rebouche 1992, 1998, Gustavsen und Harmeyer 2000), wobei Schwankungen zwischen 0 und 2000 mg am Tag auftreten können (Harmeyer 2000). Vegetarier und vor allem Veganer nehmen dagegen nur sehr wenig L-Carnitin mit der Nahrung auf, schätzungsweise 10–20 mg pro Tag. Bei Vegetariern findet man signifikant niedrigere L-Carnitinspiegel, die an der unteren Grenze der Normalwerte oder leicht unter denen der Mischköstler liegen (Krajcovicova-Kudlakova 1999, Föhrenbach 1993, Rudman und Feller 1988, Lombard 1989, Krähenbühl 2000, Richter 1999).

Vegetarier leiden zwar nicht direkt unter einem klinischen L-Carnitin-Mangel, können aber durch zusätzliche Belastungen wie Sport, Schwangerschaft, Krankheiten, Diäten etc. leichter in eine Unterversorgung und eine Mangelsituation geraten, die ihre Leistungsfähigkeit und ihre Widerstandskraft reduzieren kann. Vegetarismus und Sport allein führen zwar nicht zu einem echten L-Carnitin-Mangel, können sich aber beim Zusammentreffen verstärken und zu einer Unterversorgung an L-Carnitin führen. Bei starken Belastungen und schlechter Ernährungslage kann sich der L-Carnitinstatus des Sportlers verschlechtern, vor allem, wenn zusätzlich die L-Carnitin-Biosynthese eingeschränkt ist und weniger L-Carnitin mit der Nahrung aufgenommen wird. 25 Lactoovovegetarier hatten signifikant erniedrigte L-Carnitinwerte im Plasma (-16 %) gegenüber 30 Mischköstlern. Vier Werte la-

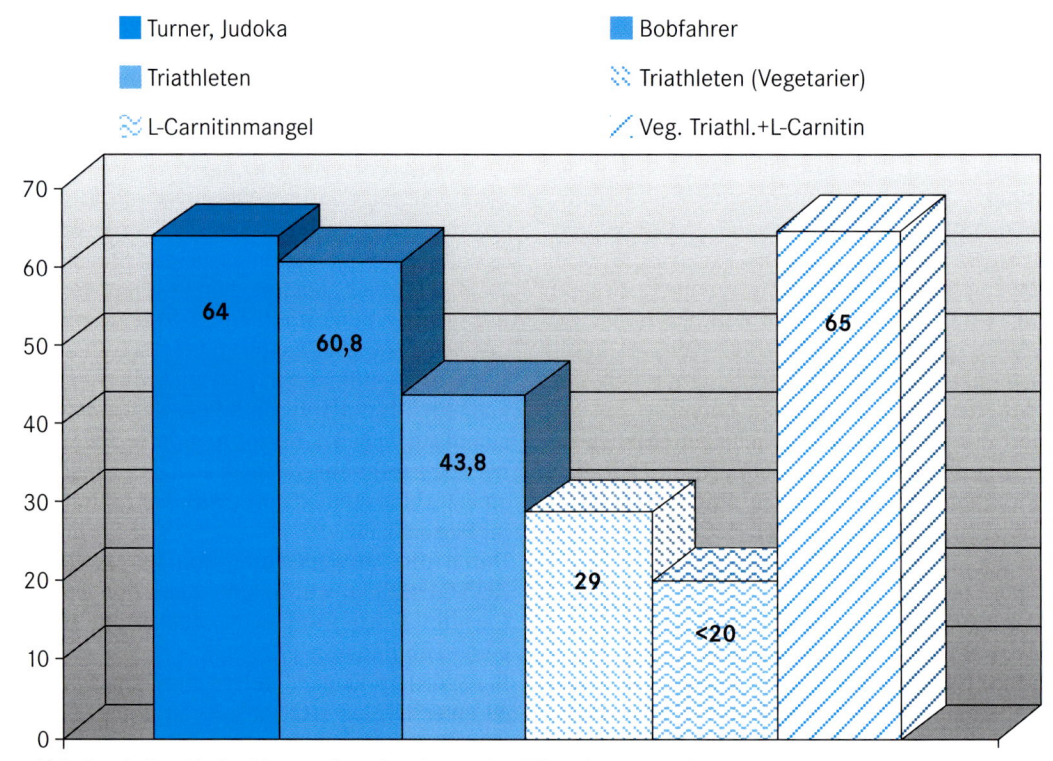

Abb. 24: L-Carnitin im Blut von Sportlern in µmol/l (Föhrenbach 1993)

gen sogar unter 30 µmol/l. Von einem L-Carnitin-Mangel spricht man dann, wenn das Gesamtcarnitin unter 20 µmol/l fällt. Die Autoren schließen daraus, dass die L-Carnitinbiosynthese eingeschränkt war, u. a. weil die Eisenwerte der Lactoovovegetarier sehr niedrig waren (Krajcovicova-Kudlakova 1999). Vegetarische Kost und extremer Ausdauersport führten zu einem Absinken des L-Carnitinspiegels im Blut. Die niedrigsten L-Carnitin-Werte fanden sich im Blut von vegetarisch lebenden Triathleten; es enthält weniger als 50 % des L-Carnitins anderer Sportler. Mit 29 µmol/l lagen die L-Carnitin Werte der vegetarischen Triathleten im Plasma nahe der Grenze von 20 µmol/l, bei der man von einem sekundären L-Carnitin-Mangel spricht (Föhrenbach 1993).

Riedel 1992 beobachtete bei zwölf vegetarisch lebenden Marathonläuferinnen einen signifikant niedrigeren L-Carnitinspiegel als bei Frauen, die sich mit normaler Mischkost ernährten. Bei diesen Frauen lag die Konzentration der L-Carnitinvorläufer Lysin und Methionin mit 30 mg/kg Körpermasse an der unteren Grenze der Skala, so dass hier auch die L-Carnitin-Biosynthese eingeschränkt sein könnte. Unterhalb von 20 µmol/l L-Carnitin im Plasma ist mit einer Einschränkung des Fettstoffwechsels zu rechnen (Simi 1990).

Eisenmangel bei Sportlern
Eisenharter Eisenmann – Blutarmut im Sport! Im Sport werden durch dauernde starke Erschütterungen vermehrt Erythrozyten mechanisch beschädigt und zerstört – vor allem in den Fußsohlen. Dadurch wird mehr Hämoglobin und Eisen freigesetzt und geht dem Sportler über den Schweiß und den Urin verloren. Sportler verlieren zwischen 140 und 725 µg Eisen pro Liter Schweiß (Neumann 1996). Sportler haben einen erhöhten Hämoglobin-Umsatz und einen erhöhten Eisenbedarf. Eisenmangel kann bei Sportlern zu einer Verminderung der L-Carnitin-Biosynthese und zu erniedrigten L-Carnitin-Werten in Blut und Gewebe führen. Etwa 5–10 % der Langstreckenläufer litten unter einem Eisenmangel, ihr Plasmaferritin lag unter 20 µg/l (Neumann 1996).

Übrigens: Wer Blut spendet, sollte daran denken, dass ihm ca. 10 % der Erythrozyten entzogen werden. Das bedeutet 10 % weniger Sauerstofftransportkapazität und eine höhere Herzfrequenz, da die verbliebenen Erythrozyten nun schneller durch die Adern fließen müssen, um den Verlust zu kompensieren. Sportler können daher nach einer Blutspende schon mal ins Schnaufen kommen, und ihre Leistungsgrenze sinkt dementsprechend für eine kurze Zeit, bis die Erythrozyten wieder aufgefüllt sind.

6.3 Einschränkung der L-Carnitin-Biosynthese bei Sportlern

Die L-Carnitin-Biosynthese ist besonders abhängig von einer ausreichenden Versorgung mit den essenziellen Nährstoffen Vitamin C, B 3, B 6, B 12, Folsäure, Eisen sowie den essenziellen Aminosäuren Lysin und Methionin. Auch ein Mangel an Riboflavin führt zu einer Absenkung der L-Carnitinspiegel im Körper. Ernährungsstudien an Sportlern belegen eine Vitamin B 6-Unterversorgung bei etwa 20 % aller Sportler (Rokitzki 1994). Eine Unterversorgung des Sportlers mit einem dieser Nährstoffe könnte also zu einer Reduktion der L-Carnitinbiosynthese führen.

6.4 L-Carnitin-Mangel bei Sportlern

Sowohl moderate als auch starke sportliche Belastungen allein erzeugen zwar keinen echten L-Carnitin-Mangel, aber beim Zusammentreffen mehrerer Faktoren kann es zu einem starken Absinken des L-Carnitinspiegels im Plasma und vermutlich auch in der Muskulatur kommen.

6.4.1 Sekundärer L-Carnitin-Mangel bei Sportlern?

Starke körperliche Belastungen steigern den Fettstoffwechsel und erhöhen so den metabolischen Bedarf an L-Carnitin. Eine gesteigerte Fettverbrennung führt zu einer erhöhten Bildung von Acyl-Carnitinen, die vermehrt mit dem Urin und dem Schweiß ausgeschieden werden. Die Muskulatur ist normalerweise in der Lage, ein kurzfristiges Absinken des Plasmacarnitinspiegels durch die Abgabe von L-Carnitin aus dem Muskel an das Blut auszugleichen. Die Muskulatur verarmt dadurch aber langfristig an L-Carnitin. Irgendwann kommt es dann auch zu einem Absinken des Carnitinspiegels in der Muskulatur. Dann ist der Muskel nicht mehr in der Lage, den Plasmaspiegel an L-Carnitin durch Abgabe von L-Carnitin aufrecht zu erhalten, so dass ein Absinken des Plasma-L-Carnitinspiegels beobachtet wird. Dies ist z. B. bei Hämodialysepatienten der Fall, bei parenteraler Ernährung, bei Vegetariern, bei schwangeren Frauen und bei extremen Ausdauersportlern. Erniedrigte L-Carnitinwerte im Blut sind daher ein Zeichen dafür, dass weder die Nahrung noch die körpereigene L-Carnitin-Biosynthese noch der Muskelspeicher einen normalen L-Carnitin-Plasmaspiegel aufrecht erhalten können.

Cerretelli et al. 1990 beobachteten bei Radsportlern während der Trainingsphase mit ausreichenden Regenerationsphasen noch keine Senkung des L-Carnitinspiegels im Blut. Während eines anstrengenden Etappenrennens (Giro d'Italia, 4.500 km) sank der Plasma-Carnitinspiegel im Verlaufe des Rennens jedoch signifikant um 20 % ab. In diesem Fall konnten Muskulatur und Eigensynthese die ständigen hohen L-Carnitin-Verluste im Plasma nicht mehr ausgleichen, so dass es hier zu einem Abfall der Gesamtcarnitinkonzentration im Plasma kam.

Ein Mensch unter total carnitinfreier Ernährung (Parenteral) kann etwa 20 Tage einen normalen Carnitinspiegel im Plasma durch Abgabe von L-Carnitin aus dem Muskel an das Blut aufrecht erhalten, dann beginnt der L-Carnitin-Plasmaspiegel zu sinken (Hahn 1982). L-Carnitin ist daher heute Bestandteil jeder Sondennahrung. Die parenterale Ernährung belegt, dass die körpereigene L-Carnitin-Synthese nicht ausreicht, um den täglichen Carnitinbedarf zu 100 % herzustellen, sondern dass unser Organismus auf die Aufnahme von L-Carnitin mit der Nahrung angewiesen ist.

Ein sekundärer L-Carnitin-Mangel kann bei Sportlern entstehen, wenn mehrere Faktoren zusammen auftreten, z. B.

- Verstärkte Bildung von Acyl-Carnitinen in Blut und Gewebe
- Reduktion von freiem L-Carnitin durch starke Belastungen
- Erhöhte L-Carnitin Ausscheidung (als Acyl-Carnitin) über Urin und Schweiß
- Verringerte Aufnahme von L-Carnitin mit der Nahrung (Vegetarier)
- Reduzierte L-Carnitinbiosynthese aufgrund eines Nährstoffmangels
- Absinken des L-Carnitinspiegels im Blut und langfristig auch im Gewebe

Bei niedrigen L-Carnitin-Spiegeln in Blut und Gewebe kann es bei diesen Athleten unter Belastung schneller zu einer L-Carnitin-Insuffizienz, d. h. einem Mangel an freiem L-Carnitin kommen, der leistungsbegrenzend wirkt und die Fettverbrennung einschränkt (van Loon 2001).

6.4.2 Funktionaler (relativer) L-Carnitin-Mangel

Ein absoluter L-Carnitin-Mangel ist gekennzeichnet durch eine Reduktion des L-Carnitin-Gehaltes im Muskel (Stanley 1987) oder im Blut (Rebouche, Engel 1983). Jedoch kann auch bei normalen L-Carnitin-Gehalten durch eine zu geringe Verfügbarkeit an freiem L-Carnitin ein funktionaler oder relativer L-Carnitin-Mangel, auch L-Carnitin-Insuffizienz genannt, vorliegen.

Funktionaler oder relativer L-Carnitin-Mangel bei Sportlern:

- Gekennzeichnet durch eine unzureichende Verfügbarkeit an freiem L-Carnitin

L-Carnitin-Mangel bei Sportlern

- Erhöhtes AC/FC-Verhältnis zeigt einen Mangel an freiem L-Carnitin an
- Mangel an freiem L-Carnitin kann die Fettverbrennung einschränken
- Freies L-Carnitin wird zum limitierenden Faktor für die Fettverbrennung bei Belastungen oberhalb von 55 % VO2max

Das Verhältnis von verestertem Acyl-Carnitin (AC) zu freiem L-Carnitin (FC) ist ein Parameter, welcher die Verfügbarkeit von L-Carnitin beschreibt und eine L-Carnitin-Insuffizienz anzeigt (Tripp 1981, Turnbull 1987, Winter 1990, Campos 1993). Ein AC/FC-Quotient im Blut oder im Gewebe von 0,25 wird als normal angesehen. Steigt das AC/FC-Verhältnis höher als 0,4, spricht man von einer L-Carnitin-Insuffizienz (Pons 1995, Stumpf 1985, Winter 1992). Wenn das Gesamtcarnitin unter 20 µmol/l fällt (Winter 1991, 1992), so ist dies ein Zeichen für das Vorliegen eines L-Carnitin-Mangels.

- AC/FC-Verhältnis ≤ 0,25 wird als normal angesehen
- AC/FC-Verhältnis > 0,4 zeigt einen relativen L-Carnitin-Mangel bzw. eine L-Carnitin-Insuffizienz an (Pons 1995, Stumpf 1985)
- Freies L-Carnitin im Plasma < 20 µmol/l zeigt einen L-Carnitin-Mangel an (Winter 1991)

Bei körperlichen Anstrengungen, z. B. beim Sport und in Stoffwechselkrisen, kommt es zu einer vermehrten Bildung von Acyl-Carnitinen im Blut und im Gewebe und zu einem Absinken des freien L-Carnitins im Blut und in der Muskulatur! Das AC/FC-Verhältnis erhöht sich und eine L-Carnitin-Insuffizienz, d. h. eine mangelnde Verfügbarkeit an freiem L-Carnitin, kann entstehen.

Das Verhältnis der L-Carnitin-Fraktionen Acyl-L-Carnitin/freies L-Carnitin (AC/FC) im Blut und in der Muskulatur korreliert mit dem Verhältnis von Acyl-CoA/CoA in den Mitochondrien der Muskulatur. Mit der Messung der L-Carnitinfraktionen im Blut ist es also möglich, sich wie mit einer Kamera ein Bild über den energetischen Status innerhalb der Mitochondrien zu machen. Es lässt sich also anhand der Messung eines Mangels an freiem L-Carnitin im Blut ein Mangel an freiem Coenzym A im Mitochondrium bestimmen. Sinkt nun der Anteil des freien L-Carnitins unter 20 % an der Gesamtkonzentration, so spricht man von einem funktionalen temporären L-Carnitin-Mangel, der die Fettverbrennung einschränkt und leistungsbegrenzend wirken kann.

Körperliche Belastungen erhöhen, also verschlechtern, den AC/FC-Quotienten in Blut und Gewebe. Freies L-Carnitin sinkt im Laufe einer Belastung ab, während die Acyl-L-Carnitine stark zunehmen. Dies wurde von vielen Arbeitsgruppen übereinstimmend für Blut und Muskulatur bestätigt.

6.4.3 Mangel an freiem L-Carnitin im Blut

Tabelle 10: L-Carnitinspiegel im Blut eines Profi-Marathonläufers beim Lauf eines einzigen Marathons in µmol/l (Böhles 2000)

	GC	FC	AC	AC/FC
vorher	42,84	27,93	14,90	0,53
nachher	61,76	23,10	38,70	1,67 !!
7h nachher	42,96	25,80	17,20	0,67

Bei submaximaler und kurzzeitiger maximaler Belastung sind die Veränderung geringer. Hier konnte durch L-Carnitingabe das AC/FC Verhältnis gesenkt werden (Vukovich 1992).

Tabelle 11: L-Carnitin im Blut bei kurzzeitiger maximaler Belastung (Vukovich 1992)

	Vor der Belastung			0 min			5 min		
µmol/g	GC	FC	AC/FC	GC	FC	AC/FC	GC	FC	AC/FC
Placebo	73,90	47,64	0,55	80,69	50,78	0,59	80,05	48,68	0,64
L-Carnitin	102,13	67,36	0,52	106,91	71,03	0,51	103,58	67,09	0,54

Tabelle 12: L-Carnitin im Blut bei submaximaler Belastung (Vukovich 1992)

	Vor der Belastung			30 min			60 min		
µmol/g	GC	FC	AC/FC	GC	FC	AC/FC	GC	FC	AC/FC
Placebo	71,30	44,10	0,66	79,64	44,13	0,80	83,03	44,38	0,87
L-Carnitin	92,85	66,15	0,40	91,49	60,73	0,51	98,36	59,16	0,66

Die Höhe des Plasmaspiegels gibt zwar keinerlei Auskunft über die Höhe des Muskelcarnitinspiegels, jedoch hängen bei einer gesunden Muskulatur und einem intakten L-Carnitin-Carriersystem der L-Carnitin-Plasmaspiegel und der Muskel-L-Carnitin-Gehalt funktionell zusammen und ein Abfall der L-Carnitin-Konzentration im Plasma ist langfristig mit einem Abfall des L-Carnitin-Gehaltes in der Muskulatur verbunden (Harmeyer 2000).

Das AC/FC-Verhältnis im Plasma korreliert mit dem AC/FC-Verhältnis im Muskel. Eine Messung des AC/FC-Quotienten im Blut erlaubt daher Rückschlüsse auf die Verhältnisse in der Muskulatur.

6.4.4 Mangel an freiem L-Carnitin in der Muskulatur

Ein rascher Anstieg des Acyl-/Acetyl-L-Carnitins und ein Abfall des freien L-Carnitins durch starke körperliche Belastungen konnte wie im Blut auch in der Muskulatur nachgewiesen werden (Constantin-Teodosiu 1991, Harris 1987, Harris und Foster 1987, Carter 1981).

Die Einschränkung des Fettstoffwechsels durch eine mangelnde intramuskuläre Verfügbarkeit an L-Carnitin wurde lange Zeit nicht für möglich gehalten (Wagenmakers 1991). Sidossis 1997 fand heraus, dass die Fettverbrennung bei einer körperlichen Belastung von 80 % VO2max geringer war als bei einer Belastung von 40 % VO2max. Aufgrund früherer Studienergebnisse wurde vermutet, dass die hohe Glykolyserate und hohe Insulinspiegel den Eintritt von Fettsäuren in die Mitochondrien, der durch L-Carnitin bewerkstelligt wird, hemmen (Sidossis 1996). Trotzdem steigt die Rate der Fettverbrennung unter Belastung höher an als in Ruhe. Regelmäßiges sportliches Training führt zu einer Steigerung der Fettverbrennung in den Mitochondrien. Gesteigert durch Training wird aber nur die Verbrennung der langkettigen Fettsäuren wie Oleat (die abhängig ist von L-Carnitin), und nicht die Verbrennung der L-Carnitin-unabhängigen mittelkettigen Fettsäuren wie Oktanoat (Sidossis 1998). Unter Belastung greift der Körper also stärker auf die langkettigen Fettsäuren als Energiequelle zurück und benötigt dafür auch mehr L-Carnitin als in Ruhe. Der Eintritt von langkettigen Fettsäuren wird einerseits durch die Verfügbarkeit von Glucose und dem Insulinspiegel bestimmt (Sidossis 1996), andererseits von der Verfügbarkeit an freien Fettsäuren und freiem

Tabelle 13: Anstieg des Acyl-/Acetyl-L-Carnitins und Abfall des freien L-Carnitins in Abhängigkeit von der Intensität körperlicher Belastungen

	FC in mmol/kg In Ruhe FC (AC)	FC in mmol/kg Unter Belastung (AC)	AC/FC Quotient
Normalwert in Ruhe	15,9 (2,3)**	—	0,14
Lennon (1983)	2,98*	2,16* (55 % VO2max)	
Carlin (1986)	2,90*	1,85* (54 % VO2max)	0,95
Harris (1987)	15,4**	7,50** (90 % VO2max)	1,67!
Hiatt (1989)	4,69*	1,58* (60 % VO2max, 10 min)	1,63!
Hiatt (1989)	4,69*	1,35* (60 % VO2max, 30 min)	2,20!
Sahlin (1990)	15,9**	5,90** (75 % VO2max)	1,69!
Sahlin (1990)	15,9**	4,60** (100 % VO2max)	2,45!
Decombaz (1992)	14,9 (3,5)**	11,92 (7,28)** (submax. Belast.)	0,61
Constantin-Teodosiu (1991)	15,2 (6,0)	12,9 (6,2) (30 % VO2max)	0,48
Constantin-Teodosiu (1991)	15,2 (6,0)	10,7 (10,2) (60 % VO2max)	0,95
Constantin-Teodosiu (1991)	15,2 (6,0)	6,5 (15,2) (90 % VO2max)	2,34!

* bezogen auf Feuchtmasse, ** bezogen auf Trockenmasse

Tabelle 14: Einschränkung der Fettverbrennung während hoher Muskelbeanspruchung durch intramuskulären Mechanismus (van Loon 2001)

	in Ruhe	40 % Wmax	55 % Wmax	75 % Wmax
Glycogen	526	414	386	200
Laktat	6,3	11,5	15,6	29,5
Citrat	0,84	1,06	1,33	1,39
FC	15,9	11,3	10,3	5,6
AC	2,3	7,3	8,4	12,5
GC	18,1	18,5	18,7	18,1
AC/FC	0,14	0,65	0,82	2,23

L-Carnitin (Sidossis 1997, van Loon 2001). Die Höhe der Fettverbrennung steigt unter moderater Belastung (zwischen 40–55 % VO2max) an, nimmt aber bei höheren Intensitäten (55–85 % VO2max) wieder ab (Sidossis 1997, van Loon 2002) – wegen einer zu geringen Verfügbarkeit freier Fettsäuren und einem Mangel an freiem L-Carnitin.

In einer neuen Studie (van Loon 2001) konnte nachgewiesen werden, dass dem freien L-Carnitin eine Schlüsselrolle bei der Steuerung des Fettstoffwechsels unter Belastung zukommt. Die eingeschränkte Verfügbarkeit von freiem L-Carnitin wird ab einer Belastung von über 55 % Wmax für den Fettstoffwechsel zu einem limitierenden Faktor. Dabei steigt das AC/FC mit steigender Belastungsintensität an und zeigt einen Mangel an freiem L-Carnitin ab einer Belastungsintensität von 55 % Wmax und höher an. Die Fettverbrennung stieg dabei auf 32 kj/Min. bei 55 % Wmax an und sank dann dramatisch auf 19 kj/Min. (– 41 %) ab, wenn die Belastungsintensität über 55 % Wmax gesteigert wurde. Dabei wurde sowohl die Verbrennung freier Fettsäuren aus dem Plasma als auch die Verbrennung des intramuskulären Fettes und der Triglyceride signifikant eingeschränkt.

Diese muskelbioptischen Daten belegen, dass die Einschränkung der Fettverbrennung während hoher Muskelbeanspruchung primär durch einen intramuskulären Mechanismus verursacht wird. Dabei spielt die Verfügbarkeit von freiem L-Carnitin in der Muskulatur eine entscheidende Rolle (van Loon 2001).

Durch eine Carnitinsupplementation kann der Gesamt-Carnitinspiegel bei gesunden Menschen leicht auch über den Normalwert in der Muskulatur angehoben werden (Krähenbühl 2000).

Allerdings ist eine absolute Anhebung des L-Carnitinspiegels im Muskel nicht zwingend notwendig, um eine Wirkung zu erzielen (Siliprandi 1991, Heinonen 1996). Wichtiger ist es, die Konzentration des freien L-Carnitins im Muskel zu erhöhen. Der Muskel kann L-Carnitin kompensatorisch während der Belastung aus dem Blut aufnehmen und freies L-Carnitin aus dem Blut gegen Acyl-L-Carnitin (meist Acetyl-L-Carnitin) aus dem Muskel austauschen (Zeyner 1999, Harris 1987, Vukovich 1992).

Vukovich 1992 konnte zeigen, dass sich durch eine L-Carnitin-Supplementation das freie L-Carnitin im Muskel erhöht und das AC/FC-Verhältnis in der Muskulatur sich zu jedem Zeitpunkt verbessert.

Diese Beeinflussung des Plasma-AC/FC-Verhältnisses in der Muskulatur konnte in vielen Studien gezeigt werden. Die Gesamtcarnitinkonzentration in der Muskulatur muss also durch eine L-Carnitinsupplementation nicht

L-Carnitin-Mangel bei Sportlern

Anteil der Fettverbrennung am Energieumsatz in Abhängigkeit von der Belastungsintensität von freiem L-Carnitin

☐ Fett   ■ Kohlenhydrate   ⇒ Freies L-Carnitin

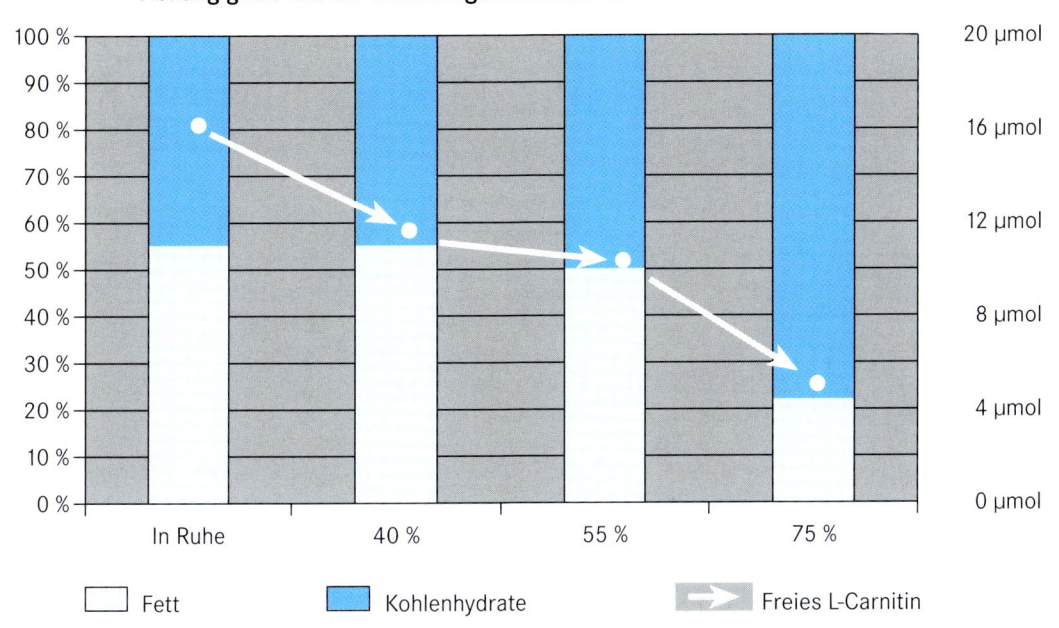

Abb. 25: Anteil der Fettverbrennung am Energieumsatz in Abhängigkeit von der Belastungsintensität und vom freien L-Carnitin (nach Van Loon 2001)

gesteigert werden, um Wirkungen zu erzeugen. Dies erkannte man auch an Fällen von Kindern mit primärem L-Carnitin-Mangel, die über sehr niedrige Muskelcarnitinspiegel verfügen. Diese Kinder leiden unter Muskelschwäche und können sich oft nicht allein vom Boden erheben. Nach einer Supplementation mit L-Carnitin beobachtet man innerhalb weniger Stunden eine sichtbare Zunahme der Kraft und der Leistungsfähigkeit dieser Kinder, ohne dass sich der Muskel-L-Carnitin-Gehalt geändert hat (Böhles 2000).

Der L-Carnitin Stoffwechsel ist vergleichbar mit einem elektrischen Strom, der durch ein Elektrogerät fließt. Der Strom kann von dem Gerät nicht gespeichert werden, und trotzdem beobachten wir beim Durchfluss des Stromes durch das Gerät eine Wirkung. Der Strom wird dabei aber leicht verändert (Spannungsabfall). Bei einer L-Carnitin Supplementation wird freies L-Carnitin verabreicht, dieses wird vom Körper aufgenommen und fließt durch verschiedene Segmente des Körpers, wird durch den Stoffwechsel verändert und dann als Acyl-L-Carnitin wieder

Tabelle 15: L-Carnitin im Muskel bei submaximaler Belastung

µmol/g	Vor der Belastung			30 min			60 min		
	Total	Freies	**AC/FC**	Total	Freies	**AC/FC**	Total	Freies	**AC/FC**
Placebo	7,06	5,36	**0,32**	6,30	1,90	**2,32**	7,11	2,56	**1,77!!**
L-Carnitin	6,86	5,82	**0,18**	6,51	2,70	**1,41**	6,78	3,56	**0,91**

ausgeschieden. Es handelt sich hier, wie bei unserem Strommodell, auch um ein Durchflussmodell. Die Veränderung des L-Carnitins vom freien zum Acylcarnitin ist ein eindeutiger Beleg dafür, dass L-Carnitin eine Wirkung auf den Stoffwechsel ausgeübt hat, denn nur durch die Reaktion mit den entsprechenden Enzymen des Stoffwechsels können aus L-Carnitin die Acylcarnitine gebildet werden.

7 Steigerung des Muskel-L-Carnitin-Gehaltes

Es gibt immer wieder Stimmen, die behaupten, L-Carnitin könne überhaupt nicht wirken, da es gar nicht im Muskel ankomme und sich der Muskel-L-Carnitinspiegel nicht steigern lasse (Brouns 2003, Krähenbühl 2000). Dies ist eine zu einfache Betrachtungsweise und berücksichtigt nicht die besonderen physiologischen Eigenschaften des L-Carnitin-Stoffwechsels.

Erstens gelangt L-Carnitin natürlich über das Blut in die Muskulatur, die stets L-Carnitin mit dem Blut austauscht.

Zweitens kann eine L-Carnitin-Supplementation in der Muskulatur wirken, auch ohne dass der Gesamt-L-Carnitinspiegel in der Muskulatur steigt, und zwar kann L-Carnitin kompensatorisch im Austausch gegen Acyl-Carnitin aus dem Blut aufgenommen und über eine Verbesserung des Acyl-CoA/CoA Verhältnisses den Energiestoffwechsel beeinflussen.

Drittens gibt es eine ganze Reihe nicht muskulärer Wirkmechanismen des L-Carnitins, die auch für Sportler besonders wichtig und interessant sind. Bevor L-Carnitin überhaupt die Skelett-Muskulatur erreicht, kommen die glatten Muskelzellen der Gefäße damit in Kontakt, was unter Belastung zu einer Gefäßerweiterung und zu einer Reduktion der gesamt oxidativen Stresskaskade führt.

Zusammenhang zwischen L-Carnitin im Plasma und anderen Geweben
Die Normalwerte für L-Carnitin im Blut des Menschen schwanken zwischen 40–60 µmol/g. Die Skelettmuskulatur enthält mit 3.000–4.000 µmol/g etwa 50–100-mal mehr L-Carnitin als das Blut (Engel 1984). Aufgrund des großen Konzentrationsunterschiedes muss es daher einen aktiven energieabhängigen Transportmechanismus geben, um L-Carnitin gegen die Richtung des Konzentrationsgradienten in den Muskel (Avignan 1983, Paulson 1981, Rebouche 1977, 1982, 1983, Willner 1978) zu transportieren. Auch in anderen Organen wurden Transportmechanismen mit hoher Affinität zu L-Carnitin gefunden, wie zum Beispiel in menschlichen Herzzellen (Bahl 1981, Boehmer 1977, Moelstadt 1981, Sartorelli 1982), in Haut-Fibroblasten (Scholte 1987), in Lungen-Fibroblasten von ungeborenen Säuglingen (Carnicero 1982) und glatten Muskelzellen (Carnicero 1982).

D-Carnitin wird wie L-Carnitin in den Muskel aufgenommen
Diese Importmechanismen sind unspezifisch und transportieren sowohl L-Carnitin als auch das unnatürliche D-Carnitin in die Muskulatur (Paulson 1981, Willner 1978). Wird D-Carnitin aufgenommen, so gelangt es über diese Importer in Muskulatur und Herz und verdrängt dort das L-Carnitin (Paulson 1981, Willner 1978). Dass sich oral aufgenommenes D-Carnitin in der Muskulatur anreichert, beweist, dass ständig Carnitin zwischen Blut und Muskel ausgetauscht wird.

Auch Bartel (1981) und Harmeyer (2000) sprechen von einer Korrelation zwischen dem L-Carnitin-Gehalt im Muskel und anderen Geweben und dem Plasma-Carnitinspiegel. Muskulatur und Herz enthalten sehr viel L-Carnitin, können es aber nicht selbst herstellen, sondern müssen es aus dem Blut aufnehmen. Alle Gewebe des Körpers pflegen einen mehr oder weniger langsamen L-Carnitinaustausch mit dem Blut. Ist L-Carnitin im Überschuss im Blut vorhanden, dringt es langsam in die Gewebe ein und die Konzentration erhöht sich. Ist im Blut dagegen zu wenig L-Carnitin, so gibt der Muskel langsam L-Carnitin an das Blut ab, um einen normalen L-Carnitinspiegel aufrecht zu erhalten, der auch für andere Organe wichtig ist. Je nach Lebenssituation, Alter, Ernährungs- und Gesundheitszustand kann der L-Carnitinspiegel in den Geweben stark schwanken. Der Muskelcarnitinspiegel unterliegt anscheinend stärkeren Schwankungen als bisher angenommen. In 14 Studien, die Biopsien am Menschen untersuchten, wurden L-Carnitin-Werte zwischen 1,3 bis 5,5 µmol/g in der Muskulatur und 0,9 bis 4,8 µmol/g im Herzen gefunden (Dubelaar 1992).

So kommt es unter besonderen Umständen, die zu erhöhter Ausscheidung und einem Abfall des Plasma-L-Carnitins führen, auch zu einem Abfall der L-Carnitin Konzentration im Gewebe (siehe unten stehende Tabelle).

Ein starkes Absinken des Muskel-L-Carnitin-Gehaltes um bis zu 50 % des Normalwertes wurde bei schwangeren Frauen festgestellt, als man ihnen bei ihrer Kaiserschnittgeburt Gewebeproben entnehmen konnte (Scholte 1987). Während einer Operation unter Vollnarkose sank der Muskelcarnitinspiegel um −20 % (Scholte 1987).

Der Muskel-L-Carnitin-Speicher unterliegt also stärkeren Schwankungen als bisher angenommen. Die Muskulatur dient oft als Puffer, der einen erniedrigten Plasma-Carnitinspiegel durch Abgabe von L-Carnitin an das Plasma ausgleicht. Dies kann über einen längeren Zeitraum zu einem Absinken des L-Carnitinspiegels im Muskel führen. Durch die Gabe von L-Carnitin kann das Absinken des Muskelcarnitins verhindert werden.

Auch wenn im Blut ein normaler L-Carnitinspiegel vorliegt, kann der Muskel-L-Carnitin-Gehalt erniedrigt sein und sogar ein erblich bedingter familiärer L-Carnitin-Mangel vorliegen (Scholte 1979).

Hämodialyse führt zu einem drastischen Abfall des L-Carnitin-Plasmaspiegels, der dann durch Abgabe von Muskel-L-Carnitin in das Plasma innerhalb von 24 Stunden wieder auf den Ausgangswert ansteigt. Bei dauernder oder intermittierender Hämodialyse kommt es zu einem dauerhaften Absinken des L-Carnitin-Plasmaspiegels, der sich während der Dialyse noch weiter verschlechtert (Bartel 1981, Bohmer 1978, Bertoli 1981, Gusmano 1981, Moorthey 1983, Savica 1983, Rumpf 1982). Diese ständige Reduktion des L-Carnitin-Plasmaspiegels bei Dialysepatienten hat langfristig ein Absinken des Muskel-L-Carnitinspiegels zur Folge.

Dabei sinkt der Muskelcarnitinspiegel auf 25–50 % des Normalwertes ab (Bohmer 1978, Savica 1983, Bertoli 1981, Moorthey 1983). Der Muskel-L-Carnitin-Gehalt ist bei Hämodialyse-

in der Schwangerschaft	(Scholte 1987)
bei Sepsis	(Davis 1991a)
akute Operationen	(Scholte 1987)
bei Arzneimitteltherapien	(Davis 1991b, Bianchi 1991)
bei kritisch Kranken	(Scholten 1989)
bei Sauerstoffmangel (Ischämie)	(Bartels 1997)
bei parenteraler Ernährung	(Hahn 1982)
bei unbehandeltem Diabetes	(Hoppel 1982, Genuth 1979)
bei Fastenkuren	(Hoppel 1982)
bei Schilddrüsenunterfunktion	(Maebashi 1979)
in hohem Alter	(Maebashi 1982)
bei Hämodialyse	(Bohmer 1978, Savica 1983, Bertoli 1981, Moorthey 1983)

Steigerung des Muskel-L-Carnitin-Gehaltes

patienten zwar stark erniedrigt, aber trotzdem noch 10–50-mal höher als der Plasma-Carnitinspiegel. Studien belegen, dass der Muskel-L-Carnitin-Importer trotz des immer noch sehr hohen Konzentrationsgradienten in der Lage ist, wieder L-Carnitin in den Muskel zu transportieren und dabei sogar Werte oberhalb der Norm zu erreichen (Siami 1991, Wanner 1987, Fagher 1985).

Bei Menschen, die einer dauernden Hämodialyse unterzogen wurden, konnte der L-Carnitin-Gehalt der Muskulatur durch eine L-Carnitinsupplementation signifikant um über 60 % erhöht werden. Nach zweimonatiger L-Carnitin-Gabe wurde eine Verdoppelung (+100 %) des L-Carnitin-Muskelgehaltes erreicht, der 26 % über dem Wert der Kontrollprobanden lag (Bertoli 1981). Albertazzi 1982: Nach sechsmonatiger L-Carnitingabe stieg der L-Carnitinspiegel in der Muskulatur stetig an und erreichte einen Wert, der 17 % über dem Wert der Kontrollprobanden lag.

Auch bei Kindern mit Fanconi Syndrom (Gahl 1993) und Patienten mit peripherer arterieller Verschlusskrankheit in den Beinen (Brevetti 1991) wurden erniedrigte Muskelcarnitinspiegel gefunden, die sich durch Gabe von L-Carnitin normalisierten. Die intravenöse Applikation von 1 g L-Carnitin, dann Infusion von 0,65 mg/kg/Min. für 30 Min. über 2 Tage führte zu einem signifikanten Anstieg des L-Carnitin-Muskelgehaltes um 31–42 % (Brevetti 1997). Brevetti belegte in über 21 Studien zwischen 1986 und 1999 eindeutig, dass es möglich ist, den L-Carnitin-Muskelgehalt des Menschen über den L-Carnitin-Plasmaspiegel zu beeinflussen.

Krähenbühl 2000 fand bei gesunden Probanden einen Anstieg des L-Carnitin-Muskelgehaltes um 14 % durch L-Carnitin-Supplementation. Die verwendeten Probanden lagen außerdem mit 4.200 µmol/kg schon zu Beginn an der oberen Grenze der Normwerte. Trotzdem stieg der Muskelcarnitinspiegel weiter auf 4.800 µmol/kg. Der beobachtete Anstieg war jedoch aufgrund zu großer Streuung der Werte nicht signifikant. Dies lässt auf Probleme bei der Probennahme schließen.

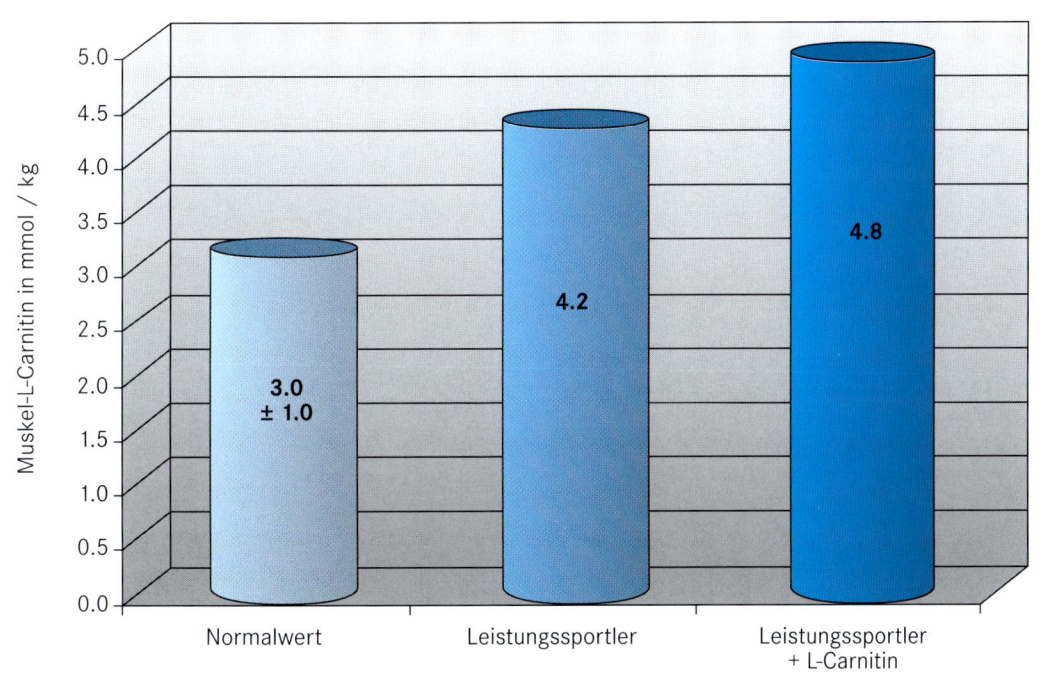

Abb. 26: Einfluss von 4 g L-Carnitin täglich über 8 Wochen auf den Muskel-L-Carnitin-Gehalt bei Sportlern (nach Krähenbühl 2000 und Opalka 2000)

Steigerung des Muskel-L-Carnitin-Gehaltes

In einer anderen Studie führte die Gabe von 2 g L-Carnitin oral pro Tag bei 14 Sprintern nach 28 Tagen zu einer Erhöhung des freien und des Gesamt-L-Carnitins im Muskel sowie zu einer Erhöhung der Aktivität der Enzyme der Atmungskette (Huertas 1992).

Im Gegensatz zu Tierversuchen kann man Menschen keine großen Gewebemengen entnehmen, sondern ist auf die Entnahme sehr kleiner Muskelbiopsien der peripheren Muskeln beschränkt. Die Entnahme von Muskelbiopsien und die Bestimmung des L-Carnitin-Gehaltes in einer 10–20 mg großen Probe ist methodisch sehr anspruchsvoll und setzt viel Erfahrung und sehr genaues Vorgehen bei der Probenahme voraus, um den systematischen Fehler möglichst gering zu halten. Ist die Streuung der Messwerte innerhalb einer Probe sehr hoch, so liegt die Ursache mit hoher Wahrscheinlichkeit in einer unterschiedlichen Probenzusammensetzung. Befindet sich z. B. in der Muskelprobe ein kleines Stückchen Bindegewebe, können Schwankungen von bis zu 30–40 % allein durch diesen Fehler auftreten. Dies könnte der Grund sein, dass in der Studie von Krähenbühl (2000) zu große Messwertschwankungen die Ergebnisse nicht signifikant erscheinen lassen.

Die Entnahme und Analyse von Muskelbiopsien ist ein kompliziertes Verfahren und erfordert viel Übung und Erfahrung, um richtige und reproduzierbare Ergebnisse zu liefern. Das mussten auch Frau Dr. Chrobock und Herr Prof. Harmeyer erfahren. Sie benötigten über ein Jahr, um die Schwankungen der gefundenen L-Carnitinwerte in Muskel-Biopsien von lebenden Pferden zu optimieren und reproduzierbar zu machen. Dann aber gelang ihnen durch muskelbioptische Befunde erstmals der Nachweis, dass sich der L-Carnitin-Spiegel auch bei Pferden durch orale L-Carnitin-Gaben um über 50 % von 3,2 mol auf 4,6 mol/kg gegenüber Placebo steigern lässt (Chrobock 2000, Harmeyer 2001). Die Applikation einer hohen täglichen Dosis über einen langen Zeitraum ist notwendig, um einen Effekt auf den Muskel-L-Carnitinspiegel zu erzielen. Chrobock und Harmeyer gaben ihren Pferden 10 g L-Carnitin täglich über 15 Wochen.

Um eine signifikante Steigerung des L-Carnitin-Muskelgehaltes zu erreichen, muss der Plasma-Carnitinspiegel also über längere Zeit auf hohem Niveau gehalten werden, damit sich ein Steady State Level mit dem Muskelgewebe einstellen kann. Die besten Steigerungsraten des L-Carnitin-Gewebespiegels wurden daher bei intravenöser Applikation von L-Carnitin erreicht. Die gezeigten Studien belegen, dass Muskel-Carnitinspiegel und Plasma-Carnitinspiegel in einem Gleichgewicht stehen und sich gegenseitig beeinflussen. Der Plasma-Carnitinspiegel unterliegt dabei viel schnelleren Schwankungen als der Muskelcarnitinspiegel. Besondere Belastungen wie Dialyse, Operationen, Schwangerschaft, Vegetarismus oder extremer Ausdauersport können langfristig zu einem Absinken des L-Carnitinspiegels im Muskel führen. Eine Gabe von 1 bis 3 g L-Carnitin pro Tag oral kann dieses Absinken des L-Carnitinspiegels verhindern und sogar zu einem moderaten Anstieg des L-Carnitins im Muskel über den Normalwert hinaus führen.

Eine Cholin oder Lecithin Supplementation reduziert die Ausscheidung von L-Carnitin mit dem Urin bei Tieren und Menschen (Daily 1993, Dodgson 1996). Ein Cholinmangel führt zu einem Verlust von L-Carnitin aus dem Muskel (Corredor 1967).

Cholin und Lecithingaben führen dagegen zu einer Steigerung des L-Carnitinspiegels in Geweben verschiedener Tierarten wie Meerschweinchen (Daily 1995, Daily 1998) und Ratten (Rein 1997). Cholingaben erhöhen den L-Carnitin-Gehalt in Körpergeweben (Broquist 1982). Eine Supplementation mit Cholin, Koffein und Carnitin steigerte den L-Carnitin in Muskel und Herz (Hongu 2000).

Anreicherung des L-Carnitins in anderen Geweben

Auch in anderen Geweben kann eine L-Carnitinanreicherung erreicht werden. Wichtig sind hier zum Beispiel die Blutgefäßzellen, die glatten Muskelzellen der Blutgefäße, das Herz, Nervenzellen, Gehirnzellen, Leberzellen, die Immunzellen, die roten Blutkörperchen und andere. Allerdings ist man bei dem Nachweis

Steigerung des Muskel-L-Carnitin-Gehaltes

oft allein auf Tierstudien angewiesen. Eine L-Carnitin-Anreicherung durch zusätzliche Gabe von L-Carnitin mit der Nahrung wurde bei Tieren praktisch in jedem untersuchten Gewebe und jeder Körperflüssigkeit nachgewiesen. Der Anstieg des L-Carnitins ist abhängig von Dauer, Höhe und Art der L-Carnitingabe. Dabei konnten je nach Tierart und Gewebe Steigerungen des L-Carnitin-Gehaltes um +40 % bis +600 % erreicht werden.

Da bei allen bisher untersuchten Tierarten nach Verabreichung einer zusätzlichen Menge L-Carnitin der Gehalt des Muskels an L-Carnitin signifikant und weit über das bestehende Maß hinaus anstieg, ist es aus physiologischer Sicht sehr wahrscheinlich, dass sich auch beim Menschen der L-Carnitin-Gehalt in allen Geweben L-Carnitin-Supplementation erhöhen lässt. Es ist daher wie bei den Tieren zu erwarten, dass sich auch beim Menschen durch eine langfristige L-Carnitin Supplementation der L-Carnitinspiegel in den Geweben steigern lässt. Erste Studien konnten in einigen Beispielen am Menschen zeigen, dass dies möglich ist. Durch L-Carnitin Supplementation stieg der L-Carnitin-Gehalt zum Beispiel in den mononukleären Blutzellen bei schwangeren Frauen (Lohninger 2001), in Spermien (Müller-Tyl 1988: +400 %) und in den roten Blutkörperchen an.

bei Mäusen	Costell 1993
bei Ratten	Bartholomey 1986, Maccari 1987, Negrao 1987, Heinonen 1992, Flores 1996, Brass 1993 (+ 600 %), Ruff 1992, Decombaz 1993 (+ 80 %)
bei Ferkeln	Kerner 1984, Penn 1997
bei Schweinen	Owen 1994, Easy Systems 1999 (+100 %)
bei Hunden	Fujisawa 1992, Costa 1994 (+ 40 %), Suzuki 1981
bei Pferden	Chrobock 2000 (+ 50 %)
bei Geflügel	Leibetseder 1995, Harmeyer 2000 (+ 50 % bis + 100 %)
bei Kaninchen	Bell 1992 (+ 250 %), Ferrari 1992
bei Fischen	Bradley 1996 (+ 300 %)

8 L-Carnitin – Wirkungen auf den Sportler

Tabelle 16: Übersicht über die Wirkungen von L-Carnitin auf den Sportler

Wirkungen des L-Carnitins	Autoren
1. Steigerung/Erhalt des Muskelcarnitins	Arenas 1991, Arenas 1994, Chrobock 2000, Huertas 1992
2. Steigerung von VO2max	Ahmad 1990, Angelini 1986, Billigmann 1990, Dal Negro 1986, Dragan 1987a, Dragan 1987b, Dragan 1989, Marconi 1985, Montanari 1985, Poleszynski 1991, Vecchiet 1990
3. Steigerung des Muskel-Potenzials	Dragan 1989
4. Steigerung des Muskelaufbaus	Ahmad 1990, Dubelaar 1994
5. Steigerung des HDL-Cholesterins	Navarez 1986
6. Steigerung der Pyruvat-Dehydrogenase-Aktivität	Arenas 1994
7. Steigerung der Proteinsynthese/ Verbesserung der Stickstoffbilanz	Ahmad 1990
8. Steigerung der sportlichen Leistung	Billigmann 1990, Cooper 1986, Corbucci 1984, Dragan 1987a, Dragan 1987b, Eclache 1979, Lebrun 1984, Maggini 2000, Navarez 1986, Siliprandi 1990, Swart 1997, Vecchiet 1990, Zapf 1994
9. Steigerung der Kraft	Brass 1993, Dragan 1987a, Dragan 1987b, Dubelaar 1991
10. Steigerung der Fettverbrennung	Lebrun 1984, Natali 1993, Müller 2001 etc.
11. Steigerung der Enzyme der Atmungskette	Huertas 1992
12. Steigerung der Durchblutung	Soop 1988
13. Steigerung der Ausdauer	Cooper 1986, Eclache 1979, Swart 1997
14. Steigerung der ATP-Produktion im Gewebe	Katricioglu 1997, Böhles 1983, Böhles 1986
15. Senkung des Respiratorischen Quotienten	Gorostiaga 1989, Swart 1997, Wyss 1990
16. Senkung des Pyruvatspiegels im Plasma	Siliprandi 1990

▶▶

L-Carnitin – Wirkungen auf den Sportler

17. Senkung des Oxidativen Stresses	Giamberardino 1996, Montanari 1984, Platen 1993, Krämer 2001
18. Senkung des Laktatanstieges im Plasma	Borghijs 1992, Brevetti 1988, Chrobock 2000, Dragan 1987a, Dragan 1987b, Dragan 1989, Falaschini 1994, Galloway 2001, Iben 1992, Katricioglu 1997, Navarez 1986, Siliprandi 1990, Vecchiet 1990, Ferretti 1995, Vukovich 1992
19. Senkung des Blutdruckes	Poleszynski 1991, Gasser 1997
20. Senkung der Triglyceride im Plasma	Dragan 1987a, Dragan 1987b, Dragan 1989, Krämer 2001
21. Senkung der Reaktionszeit des Muskels	Dragan 1987b
22. Senkung der Pulsfrequenz/Herzfrequenz	Billigmann 1990, Buhl 1992, Chrobock 2000, Dal Negro 1986, Greig 1987, Soop 1988, Swart 1997, Zapf 1994
23. Senkung der Muskelschäden/ Muskelschmerzen	Billigmann 1990, Giamberardino 1996, Krämer 2001
24. Senkung der Müdigkeit/Erschöpfbarkeit	Brass 1993, Dubelaar 1991, Giamberardino 1996, Krämer 2001
25. Senkung der Mucoproteine im Urin	Dragan 1987a, Dragan 1987b
26. Senkung der freien Fettsäuren im Plasma	Borghijs 1992, Chrobock 2000, Dragan 1987a, Dragan 1987b, Dragan 1989, Falaschini 1994, Navarez 1986, Poleszynski 1991
27. Senkung der Erholungszeit	Angelini 1986, Billigmann 1990, Corbucci 1984, Eclache 1979, Giamberardino 1996, Maggini 2000, Krämer 2001
28. Senkung der Creatinphosphokinase im Plasma	Giamberardino 1996, Iben 1992, Volek 2001
29. Senkung der Cortisolspiegel im Plasma	Platen 1993
30. Glucoseerholung im Plasma	Falaschini 1994, Gorostiaga 1989, Natali 1993
31. Erhöhung der Glykogenspeicher	Chrobock 2000

8.1 L-Carnitin reduziert den oxidativen Stress beim Sport

Beim Sport vor allem unter anaeroben Bedingungen entstehen vermehrt freie Radikale, die eine Belastung für den Körper darstellen. Bei ausgewogener und an die Leistungsfähigkeit angepasster Belastung steht die Bildung der freien Radikale mit den Gegenkräften des Körpers im Gleichgewicht. Sport löst dann eine Gegenreaktion des Körpers aus, die wie eine aseptische Entzündung ist. Dies führt zu einer Stärkung des Immunsystems und der antioxidativen Kräfte. Ist die Belastung aber dauerhaft unangemessen hoch, so entstehen zu viele schädliche reaktive Radikale.

Neuer Wirkmechanismus für L-Carnitin
Der schützende Effekt von L-Carnitin für den Erhalt eines gesunden Muskels wird teilweise der Fähigkeit zugeschrieben, dass L-Carnitin die Gefäße erweitert und so mehr Blut und Sauerstoff in den Muskel gelangen kann. Dieser Effekt ist besonders nützlich, wenn sich der Muskel nach der Belastung erholen muss. Substanzen, die den Muskel belasten und schädigen können, werden schneller abtransportiert und ausgeschieden und belasten den Körper weniger.

Um diesen neu postulierten Wirkmechanismus praktisch zu überprüfen, wurden die biochemischen Hintergründe von Volek (2001) aufgezeichnet, messbare biochemische Parameter bestimmt und deren Veränderungen durch L-Carnitingaben vorhergesagt. L-Carnitin könnte demnach über die Erhöhung des ATP-Gehaltes und über eine Gefäßerweiterung zur Reduktion der oxidativen Kaskade beitragen. Dadurch sollten sich die Konzentrationen von Malondialdehyd (MDA), Creatin-Kinase (CK), Myoglobin (Mb),

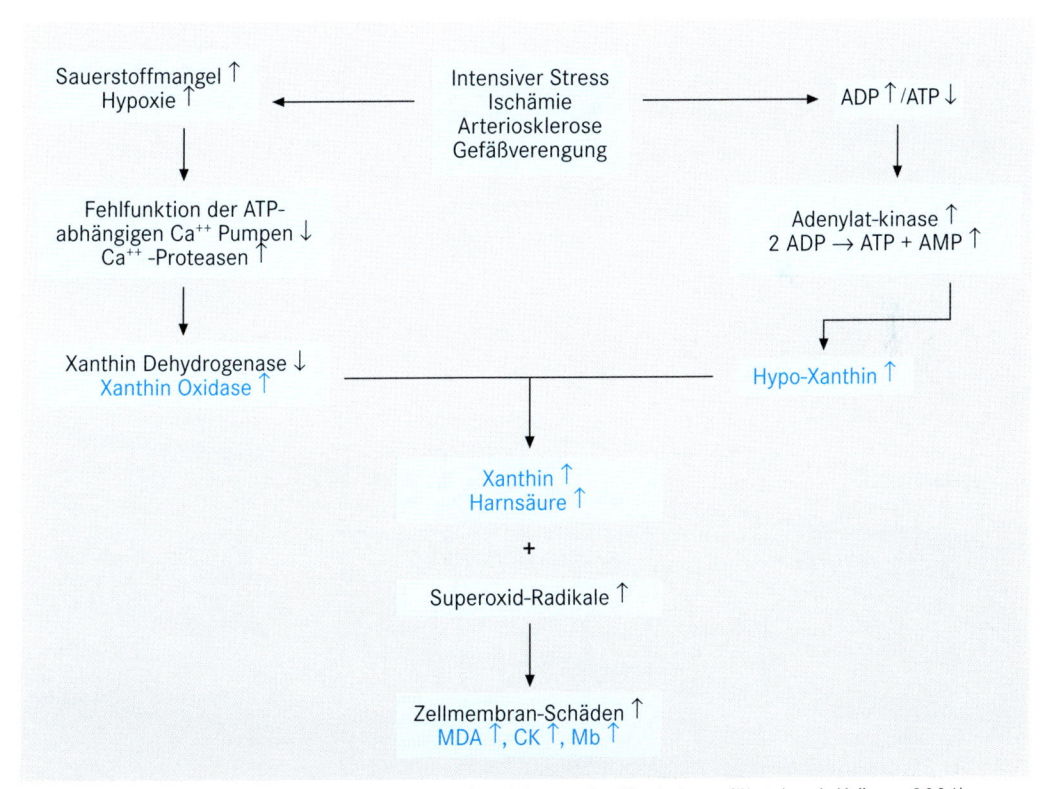

Abb. 27: Oxidative Stresskaskade, die zu einer Schädigung der Muskulatur führt (nach Krämer 2001)

L-Carnitin – Wirkungen auf den Sportler

Harnsäure und Hypoxanthin bei Gabe von L-Carnitin nicht so stark erhöhen wie unter Placebo.

In einer randomisierten, doppelblinden, plazebokontrollierten Studie mit Crossoverdesign erhielten 10 Sportler über 3 Wochen entweder 2 g L-Carnitin täglich oder Plazebos. Dann wurde ein Kurzzeit-Belastungstest mit sehr hoher Intensität durchgeführt (Stepping 15–20 Steps pro Min. für 5 Min., dann 2 Min. Pause mit 5 Wiederholungen, Volek 2001).

Ergebnisse der L-Carnitingruppe gegenüber Plazebo:
- Serum-Myoglobin und Creatinkinasekonzentration zu allen Zeitpunkten signifikant niedriger vs. Plazebo → belegt reduzierte Membranschädigung
- Serum Malondialdehyd niedriger 24 h vor sowie 15 Min. und 24 h nach der Belastung vs. Plazebo → belegt reduzierte Radikalbildung
- AUC-Fläche unter der Kurve von MDA, CK, Myoglobin signifikant niedriger vs. Plazebo → belegt reduzierte Schädigung von Zellstrukturen insgesamt
- Harnsäure + AUC-Fläche unter Harnsäure-Kurve zu allen Zeitpunkten signifikant niedriger vs. Plazebo → belegt reduzierten Adenine Nukleotid-Abbau
- Die Triglyceride waren unter L-Carnitin vorher sowie 0 Min., 15 Min., 30 Min. nachher niedriger → belegt verstärkte Nutzung von Fettsäuren in der Regeneration
- Die Muskelschmerzen waren in der Carnitingruppe signifikant niedriger als in der Plazebogruppe → belegt die klinische Relevanz der Effekte und belegt den spürbaren Schutz der Muskulatur

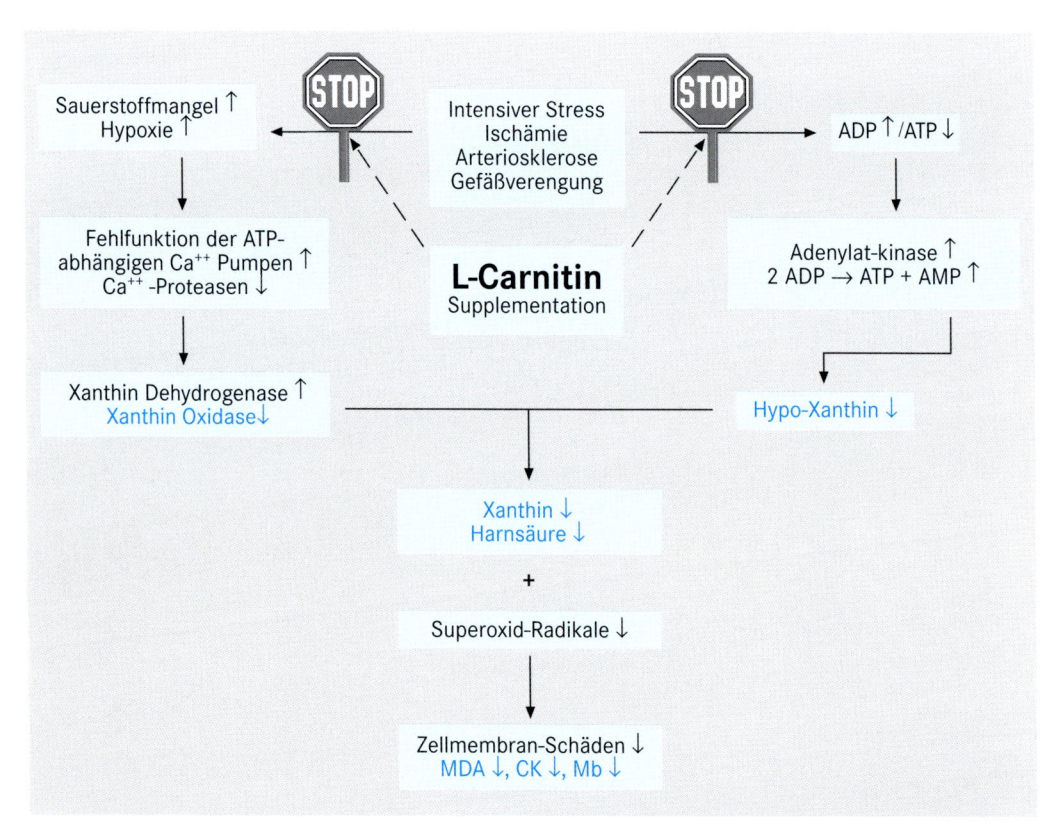

Abb. 28: Reduktion der oxidativen Stresskaskade und der Muskelschädigung durch L-Carnitin-Substitution (Volek 2001)

Aufgrund der Ergebnisse kommen die Autoren zu dem Schluss, dass der Konsum von 2 g L-Carnitin täglich über einen Zeitraum von 3 Wochen eingenommen,
- den hypoxischen Stress während der Belastung reduziert
- die Entstehung freier Radikale reduziert
- die Zerstörung von Zellstrukturen verringert
- die Entstehung von Muskelverletzungen und Muskelschmerzen verringert
- die Fettverbrennung in der Erholungsphase steigert

Die Autoren konnten somit den postulierten Wirkmechanismus des L-Carnitins durch die Messung objektiver biochemischer Parameter mittels eines optimalen Studiendesigns bestätigen. L-Carnitin ist somit förderlich für die Regeneration nach anstrengender Muskelarbeit, und dies ist nicht nur für Sportler wichtig, sondern für alle Menschen, die sich ungewohnten körperlichen Belastungen aussetzen.

8.2 L-Carnitin verhindert Muskelschäden

Ähnliche Ergebnisse wie Volek fand auch Giamberardino einige Jahre zuvor. In seiner Studie beobachtete er ebenfalls eine Reduktion der Muskelverletzungen durch L-Carnitingabe, jedoch rein phänomenologisch ohne einen theoretischen Wirkansatz für das L-Carnitin zu verfolgen (Giamberardino 1996). Er gab sechs untrainierten Männern in einer doppelblinden, placebokontrollierten, randomisierten Studie 3 g L-Carnitin pro Tag über 3 Wochen und führte einen Belastungstest bestehend aus 20 Min. Stepping mit 15 Zyklen pro Minute durch. Die Belastbarkeit und die Schmerzgrenze wurden am Ende durch Druckmessung und Stromstimulation gemessen. L-Carnitin reduzierte die Entstehung von Muskelschäden und Muskelschmerzen signifikant. Es wurde auch eine Verringerung der Creatinkinase-Spiegel im Blut gemessen, ein sicheres Zeichen für eine geringere Schädigung der Muskulatur.

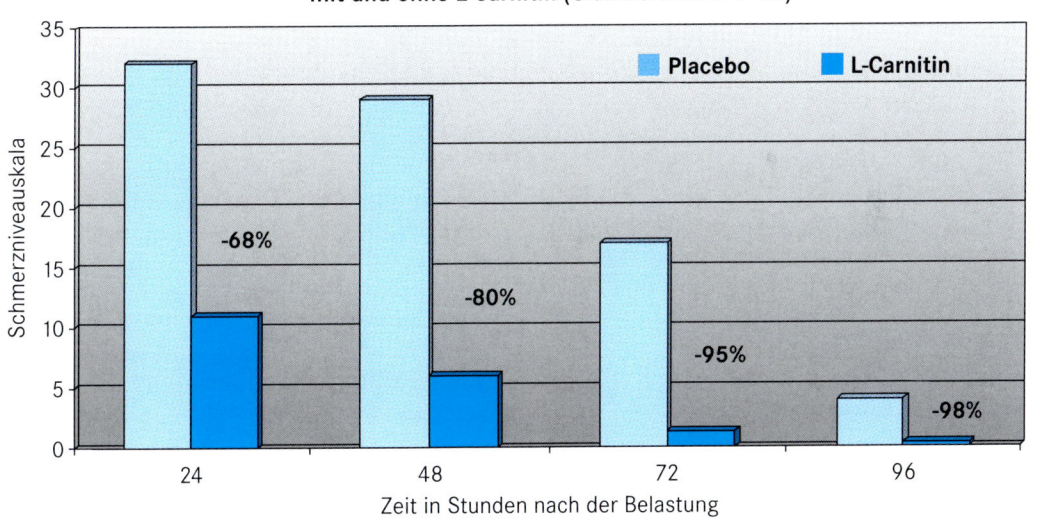

Abb. 29: Schmerzniveaubestimmung nach exzentrischer Belastung mit und ohne L-Carnitin (Giamberardino 1996)

L-Carnitin – Wirkungen auf den Sportler

Schmerzgrenze bei Druckstimulation (Giamberardino 1996)

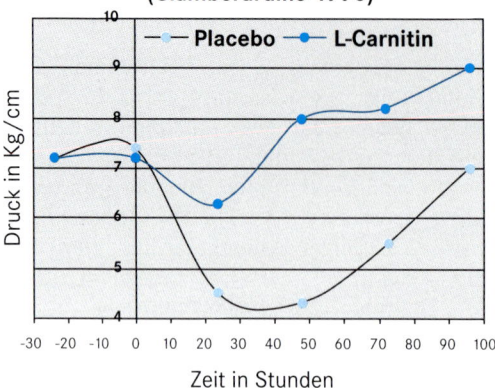

Abb. 30: Bestimmung der Schmerzgrenze nach intensiver exzentrischer Belastung durch Druckstimulation mit und ohne L-Carnitingabe (Giamberardino 1996)

Schmerzgrenze bei Stromstimulation (Giamberardino 1996)

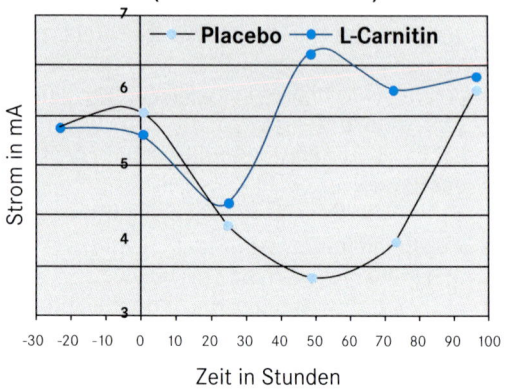

Abb. 31: Bestimmung der Schmerzgrenze nach intensiver exzentrischer Belastung durch Stromstimulation mit und ohne L-Carnitingabe (Giamberardino 1996)

Die Belastung war für die Probanden gleich stark und so gewählt worden, dass sie Muskelschmerzen (Muskelkater) bekommen mussten. Diese Muskelschmerzen steigerten sich in den erst 3 Tagen nach der Belastung, bevor sie dann langsam abklangen. L-Carnitin kann also helfen, eine körperliche Belastung besser zu verkraften, und ist deshalb sowohl für Profisportler als auch für Freizeitsportler geeignet. Im Profisport, gerade bei sich wiederholenden Belastungen wie Etappenrennen, ist die Regeneration enorm wichtig. Bei der Tour de France zum Beispiel sind sehr junge Fahrer im Alter von 20–25 Jahren meist anfänglich in der Lage, an der Spitze mitzufahren. Sie müssen dann aber der enormen Belastung nach und nach Tribut zollen und fallen zurück. Hier sind nun Mittel und Methoden gefragt, um den Verschleiß eines jungen Athleten während eines derartig lang dauernden Etappen-Wettkampfes zu reduzieren. Auch Freizeitsportler, die sich plötzlich ungewohnten Belastungen aussetzen, z. B. ein Mal im Jahr Ski fahren, im Frühjahr mit Wanderungen oder Radtouren beginnen, kann L-Carnitin helfen, eventuellen Ermüdungserscheinungen vorzubeugen und Verletzungen zu vermeiden. Ferner könnte L-Carnitin helfen, Menschen den Einstieg in den Sport oder die sportliche Bewegung zu erleichtern, wenn sie sich lange Zeit nicht mehr betätigt haben. Muskelschmerzen schränken die Bewegungsfreiheit und die Belastbarkeit stark ein. Viele Menschen schreckt die Entstehung solcher Muskelschmerzen von sportlicher Betätigung ab. In einer deutschlandweiten Umfrage des British Institut of American Tobacco (BAT) 1994 wurden Daten über Freizeitgestaltung und sportliche Aktivität erhoben. Viele Befragte gaben an, überhaupt keinen Sport zu betreiben; als Grund dafür gaben 52 % die Entstehung von Muskelkater an (Opaschowski 1994). Dies verdeutlicht, wie wichtig ein richtig dosiertes Training am Anfang ist, um den Spaß an der Bewegung nicht schon wieder am nächsten Tag durch Muskelschmerzen zu verlieren. L-Carnitin kann die Entstehung von Schädigungen der Muskulatur reduzieren, so dass signifikant weniger Muskelschmerzen auftreten und die Belastbarkeit weniger eingeschränkt ist.

8.3 L-Carnitin reduziert die Laktatbildung

Milchsäure (Laktat) wird im Muskel produziert, wenn die Belastungsintensität so hoch ist, dass das Sauerstoffangebot für den Muskel nicht mehr ausreicht, um den Bedarf abzudecken. Dann muss der Muskel mehr und mehr ohne Sauerstoff Energie gewinnen (anaerobe Energiegewinnung), wobei Laktat entsteht. Dieses führt, da es sich um eine Säure handelt, mehr und mehr zur Übersäuerung des Muskels, was schließlich verschiedene Enzyme der Energiegewinnung blockiert und schließlich den Belastungsabbruch beim Sportler zur Folge hat. Je höher die Belastungsintensität ist, die ein Athlet ohne Milchsäurebildung bewerkstelligen kann, desto besser ist seine aerobe Leistungsfähigkeit. Somit ist eine verminderte Laktatbildung für den Sportler ein wünschenswertes Ziel.

Eine verminderte Laktatbildung unter einer gegebenen Belastung, was als verbesserte Leistungsfähigkeit gedeutet werden kann, wurde bei L-Carnitingabe in vielen Studien untersucht. Einige davon verliefen negativ, andere positiv. Keine Effekte konnten Greig et al. (1987) feststellen (2 g L-Carnitin täglich über 2 bzw. 4 Wochen), ebenso wenig Trappe et al. (1994) (4 g täglich über 7 Tage), Colombani et al. (1996) sowie Marconi et al. (1985) (4 g/Tag über 2 Wochen).

Andere Studien zeigten dagegen einen verringerten Anstieg der Milchsäure im Blut unter Belastung. Siliprandi et al. (1990) konnten bei 10 mäßig trainierten Sportlern am Ende einer subjektiven Maximalbelastung eine Reduktion des Laktatspiegels im Blut von durchschnittlich 14 % beobachten. Hierbei wurden in einen Doppelblind, Crossover Design 2 g L-Carnitin eine Stunde vor der Belastung verabreicht. Vecchiet et al. (1990) werteten die Daten dieser Untersuchung ebenfalls aus und kamen zu dem Ergebnis, dass eine Reduktion des Laktatspiegels um 15–20 % bei ihren Probanden festzustellen war (Abbildung 33).

L-Carnitin kann einerseits metabolisch im Muskel durch die Reduktion des AC/FC-Quotienten die Entstehung von Laktat reduzieren. Andererseits kann der Muskel durch eine L-Carnitin-bedingte Gefäßerweiterung länger aerob arbeiten und auf diese Weise die Entstehung von Laktat reduzieren.

Durch die Übernahme von Acylresten vom Acyl-Coenzym A kann L-Carnitin wieder Coenzym A

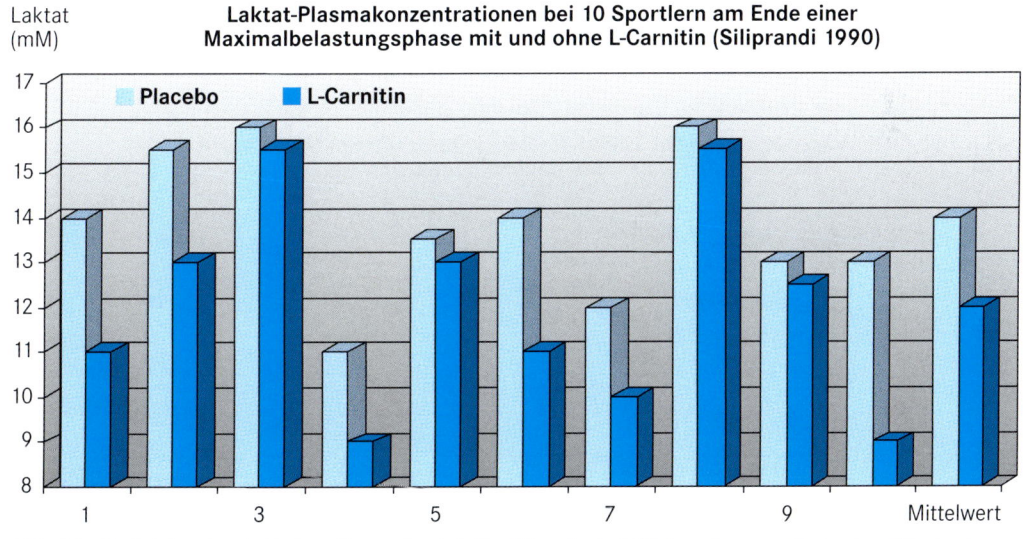

Abb. 32: Reduktion des Laktatanstieges durch L-Carnitingabe bei 10 Sportlern am Ende einer Maximalbelastung im Blut um durchschnittlich 14 % (Siliprandi 1990)

L-Carnitin – Wirkungen auf den Sportler

freisetzen, wodurch sich das AC/FC-Verhältnis ändert und der Pyruvat-Dehydrogenase-Komplex aktiviert wird. Pyruvat wird dadurch vollständiger in Energie umgewandelt und es wird weniger Laktat aus Pyruvat gebildet. Dieses führt zu einem verringerten Anstieg des Laktats im Gewebe und im Blut. Durch die Gabe von L-Carnitin lässt sich der Anstieg des Laktats (in Abhängigkeit von der Belastungsintensität) moderat verlangsamen und reduzieren. Dies wurde übereinstimmend in mehreren Studien bei Menschen und verschiedenen Tierspezies wie bei Schlittenhunden, Tauben und Rennpferden beobachtet. Die Effekte des L-Carnitins auf die Laktatproduktion variieren zwar in den einzelnen Studien, im Allgemeinen wird aber eine Reduktion des Laktatspiegels um 10–20 % durch L-Carnitin von vielen Autoren bestätigt (Borghijs 1992, Dragan 1987a, 1987b, 1989, Iben 1992, Navarez 1986, Siliprandi 1990, Vecchiet 1990, Vukovich 1992, Falaschini 1994, Ferretti 1995, Katricioglu 1997, Galloway 2001, Chrobock 2000).

Der laktatreduzierende Effekt des L-Carnitins ist abhängig von der Belastungsintensität und der Höhe der L-Carnitin-Dosis. Höhere Belas-

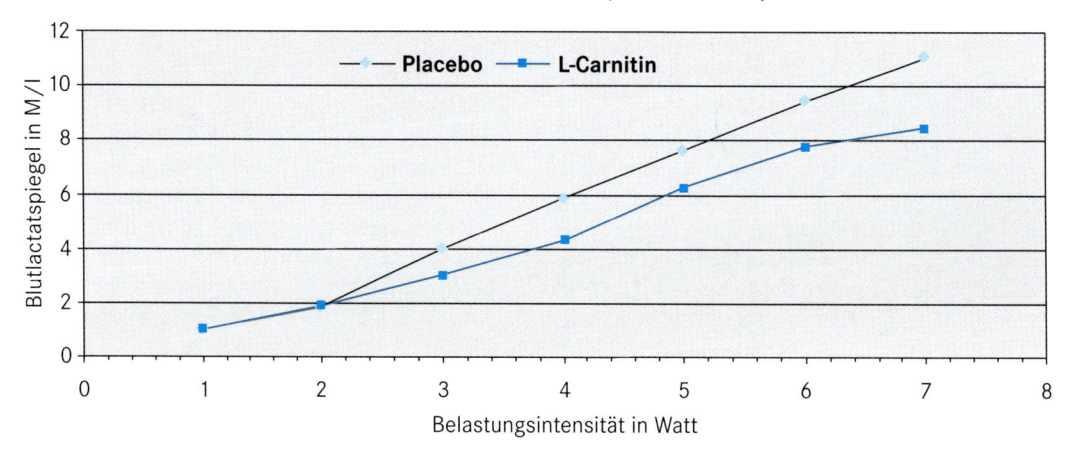

Abb. 33: Reduktion des Laktatspiegels um 15–20 % durch L-Carnitingabe (Vecchiet 1990)

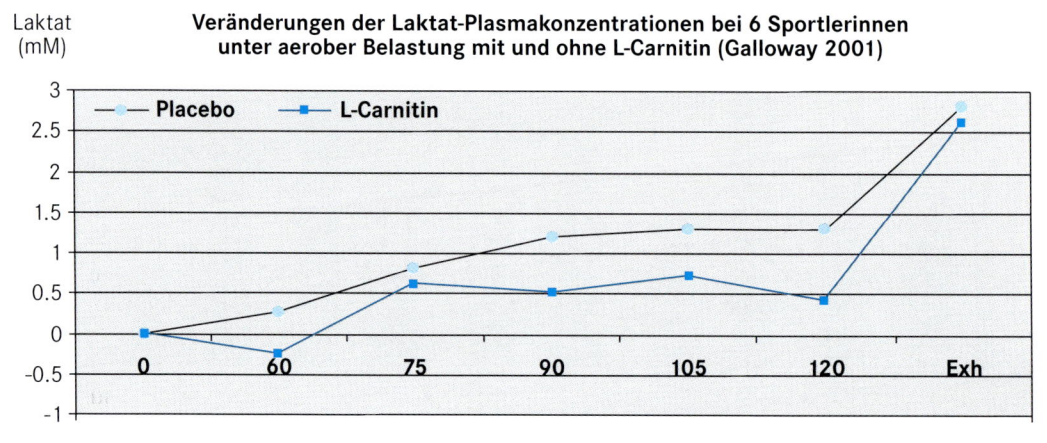

Abb. 34: Veränderungen der Laktat-Plasmakonzentration bei 6 Sportlerinnen (Galloway 2001)

L-Carnitin reduziert die Laktatbildung

Laktatanstieg im Plasma bei submaximaler Belastung (Vukovich 1992[1])

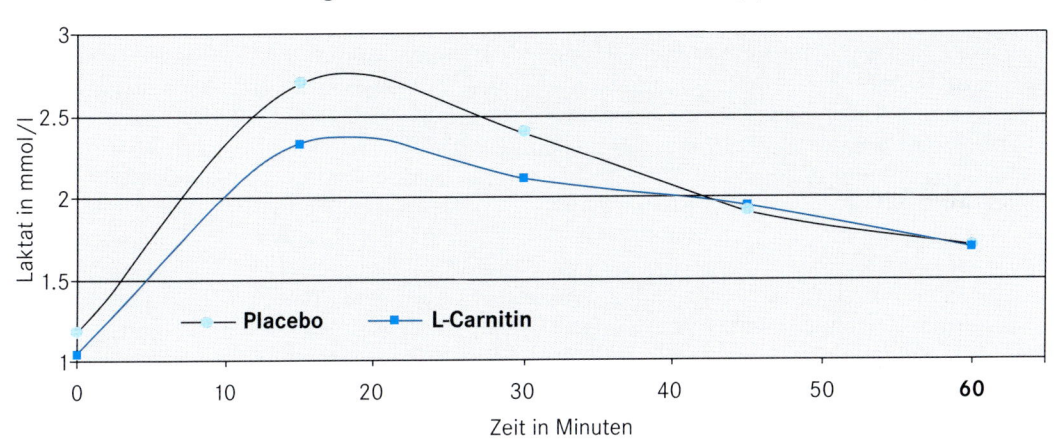

Abb. 35: Reduktion des Laktatanstiegs im Plasma bei submaximaler Belastung durch L-Carnitin um minus 15 % (Vukovich 1992)

Laktatanstieg im Plasma bei maximaler Belastung (Vukovich 1992)

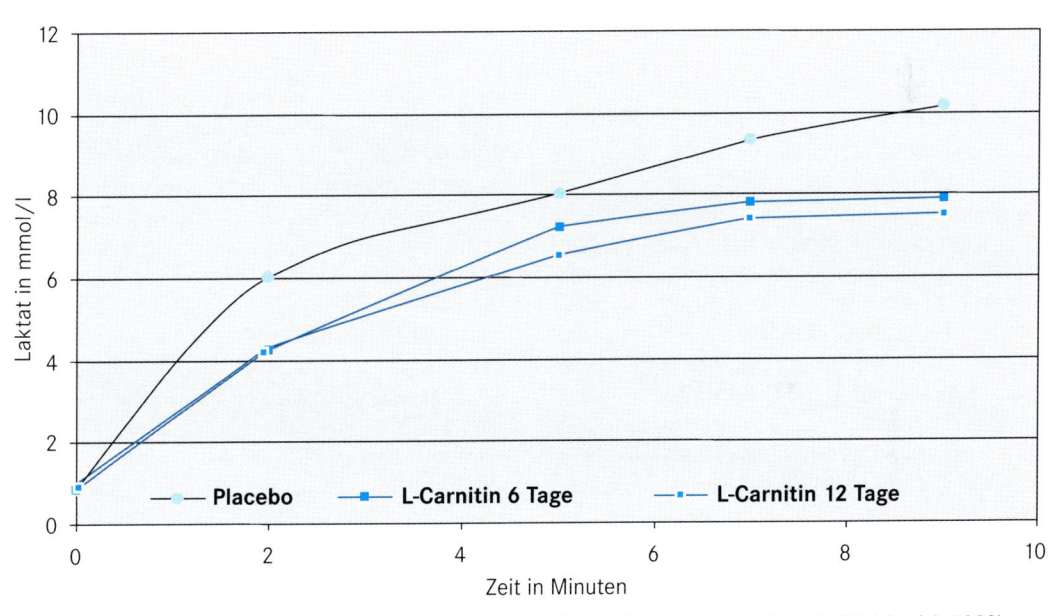

Abb. 36: Reduktion des Laktatanstiegs im Plasma bei maximaler Belastung um minus 26 % (Vukovich 1992)

tungsintensitäten erfordern größere L-Carnitin-Mengen. Die L-Carnitin Supplementation sollte mindestens 1–2 Tage vor der Belastung beginnen und eine der Belastung angepasste Menge L-Carnitin enthalten. Ist die Menge L-Carnitin zu gering bzw. die Belastungsintensität zu stark und zu kurz, wird kein Einfluss des L-Carnitins auf den Laktatspiegel beobachtet.

Bei Patienten mit Claudicatio Intermittens betrug der Laktatanstieg unter Placebo 107 %, unter L-Carnitingabe nur 54 % (Brevetti 1988). Es hat sich ferner gezeigt, dass die höchste Konzentration an Acetyl-Carnitin in der Glutaenmuskulatur kurz vor dem Anstieg der Plasmalaktatkonzentration erreicht wurde (Harris 1990, Carlin 1990). Dieses zeitliche

Nacheinander im Anstieg von Acetyl-Carnitin und Laktat belegt, dass der Acetylüberschuss zunächst durch L-Carnitin abgepuffert und erst danach als Pyruvat zu Laktat umgesetzt wird (Chrobock 2000). Der Anstieg des Acetyl-Carnitins ist somit Ausdruck der metabolischen Pufferfunktion des L-Carnitins. Durch eine L-Carnitinsupplementation steigt der Acetyl-L-Carnitin-Spiegel signifikant stärker an und belegt somit eine Erhöhung der Pufferkapazität durch das zugeführte L-Carnitin. Auch andere metabolische Leistungsparameter, u. a. die körperliche und sportlich messbare Leistung, können durch L-Carnitin in einem physiologischen Rahmen von etwa 10–20 % positiv beeinflusst werden.

Die Steigerung der körperlichen Leistungsfähigkeit durch L-Carnitin ist aber nicht auf den Sportler beschränkt. Auch bei Herzpatienten (Löster 2003), Dialysepatienten (Ahmad 1990), Menschen mit peripheren Verschlusskrankheiten (Brevetti 1992), Postpoliopatienten (Frösch 1994, Lehmann-Bouri 1994) wurde eine Steigerung der Leistungsfähigkeit und der Belastbarkeit durch die Gabe von L-Carnitin beobachtet.

Im Sport ist eine Gefäßerweiterung im Hinblick auf die Funktionsfähigkeit des Muskels positiv zu werten, da ein verstärkt durchbluteter Muskel besser mit Sauerstoff und Nährstoffen versorgt werden kann. Als Folge einer besseren Durchblutung kann eine spontane Zunahme der Kraft auftreten, während langfristig eine anaerobe Stoffwechsellage hinausgezögert und Muskelschäden durch Überbelastung und Übersäuerung reduziert werden können (Giamberardino 1996, Volek 2001).

8.4 Physiologische Leistungssteigerung durch L-Carnitin

Leistungssteigernde Effekte des L-Carnitins wurden in über 60 Studien untersucht. Unterschiedliche Studiendesigns, Belastungsarten und Intensitäten sowie verschiedene Dosierungen und Dauer der L-Carnitin-Gabe erschweren eine vergleichende Betrachtung der Studienergebnisse. L-Carnitin konnte in vielen Studien Leistungsparameter des Stoffwechsels verbessern und in einigen Studien auch die messbare sportliche Leistung von Sportlern steigern, während andere Studien keine Effekte fanden. Diese Beobachtung erfordert eine genaue Analyse des Studiendesigns und der Ergebnisse. Häufig wurden in den Studien positive Effekte beobachtet, die jedoch als nicht signifikante Tendenzen in der Bewertung nicht berücksichtigt wurden. Die Größenordnung der leistungssteigernden Effekte durch L-Carnitin war für viele Autoren enttäuschend und wurde als zu gering eingeschätzt, um L-Carnitin als generell ergogene Substanz zu betrachten. Schnell sprach man daher dem L-Carnitin jede positive Wirkung auf die Leistungsfähigkeit des Sportlers ab. L-Carnitin allein kann die messbare sportliche Leistung von trainierten und optimal ernährten Leistungssportlern sicher nicht in dem Maße steigern, wie der Athlet sich das erhofft. Man darf aber nicht vergessen, dass L-Carnitin ein Nährstoff zur Ernährung ist, und kein Dopingmittel zur unphysiologischen Leistungssteigerung. Ziel ist der Leistungserhalt und eine physiologische Leistungssteigerung durch Optimierung von Ernährung und Stoffwechsel sowie optimiertes Training, bestehend aus Belastung und Regeneration. Studien haben gezeigt, dass L-Carnitingaben im aeroben Bereich die körperliche Leistung, sowohl Kraft als auch Ausdauer, auf physiologische Weise und in einer physiologischen Größenordnung von 5–20 % steigern können: Marathonläufer liefen unter L-Carnitin 5 Min. schneller, nämlich 150 Min. statt 155 Min. (Cooper 1986); 7 trainierten Marathonläufern wurden 2 g L-Carnitin über 42 Tage hinweg gegeben. Es zeigte sich eine 5,68 % schnellere Durchschnittsgeschwindigkeit sowie eine Senkung der Herzfrequenz unter Belastung (Swart 1997).

Eine neue, aufwändige Studie, die von Bänzinger und Maggini unter der Leitung des Schweizer Vitaminpapstes Prof. Walter an der Universität Basel durchgeführt wurde (Maggini 2000), bestätigte, dass L-Carnitin die Erholung der Sportler verbesserte und bei einer Wiederholung mehr geleistet werden konnte als in der Placebogruppe.

Physiologische Leistungssteigerung durch L-Carnitin

Studiendesign
- gesunde junge Sportler (6 trainierte, 6 untrainierte)
- zwei Gruppen (je 5 Männer und 1 Frau)
- 2 g L-Carnitin oder Plazebo über 5 Tage
- Placebo kontrolliert, doppelblind
- Bestimmung der maximalen Leistung mittels Ergometertest

Durchführung
Zu Beginn wurde die maximale Leistung in Joule mit einem Cybex II Dynamometer bestimmt. Dann fuhren die Probanden 15 Min. lang mit dem Rad nahe ihrer durch den Conconi-Test bestimmten persönlichen anaeroben Schwelle bis zur Erschöpfung. Anschließend wurde wieder ihre maximale Leistung in Joule an einem Cybex II Dynamometer bestimmt und mit den Messungen vor dem Radfahren verglichen. Dieser Test wurde je zwei Mal wiederholt.

Tabelle 17: Ergebnisse in Zahlen (nach Maggini und Bänzinger 2000)

	1. Placebo	1. Carnitin	1. Diff.	2. Placebo	2. Carnitin	2. Diff.	3. Placebo	3. Carnitin	3. Diff.
P1	1.060	1.270	+20	1.039	1.272	+22	997	1.255	+26
P2	1.527	1.962	+28	1.498	1.857	+24	1.461	1.744	+19
P3	1.856	2.248	+21	1.778	2.066	+16	1.718	1.956	+14
P4	2.247	2.568	+14	2.035	2.218	+9	1.937	2.128	+10
P5	1.838	1.804	-2	1.733	1.640	-5	1.621	1.600	-1
P6	1.805	1.905	+6	1.703	1.836	+8	1.635	1.767	+8
P7	2.191	2.457	+12	2.145	2.317	+8	2.067	2.222	+7
P8	1.910	2.116	+11	1.859	2.026	+9	1.777	1.939	+9
P9	949	1.131	+19	955	1.092	+14	942	1.079	+15
P10	1.296	1.835	+42	1.251	1.698	+36	1.232	1.593	+29
P11	1.712	1.627	-5	1.588	1.536	-3	1.559	1.467	-6
P12	1.326	1.370	+3	1.289	1.289	0	1.255	1.252	0
Mean all SD: P<	1.643	1.858	+14* 0.00236	1.573	1.737	+11* 0.00437	1.517	1.667	+11* 0.00247
Mean responder SD: P<	1.649	1.943	+19* 0.00023	1.585	1.820	+16* 0.00019	1.530	1.743	+15* 0.00004

L-Carnitin – Wirkungen auf den Sportler

Ergebnisse
- Signifikante Steigerung der durchschnittlichen Maximalleistung um 11–19 %
- Steigerung der Leistung sowohl bei trainierten als auch bei untrainierten Sportlern
- Signifikante Verbesserung und Verkürzung der Regenerationszeit

Diskussion
- L-Carnitin kann zu einer Steigerung der Maximalleistung sowohl von trainierten als auch untrainierten Radsportlern führen
- Die Leistungssteigerung durch L-Carnitin liegt mit 11–19 % in einer Größenordnung, die als physiologisch bezeichnet werden kann
- Die Effekte von L-Carnitin beruhen auf einer physiologischen Optimierung der Stoffwechselfunktionen, nicht auf einer unphysiologischen Aktivierung

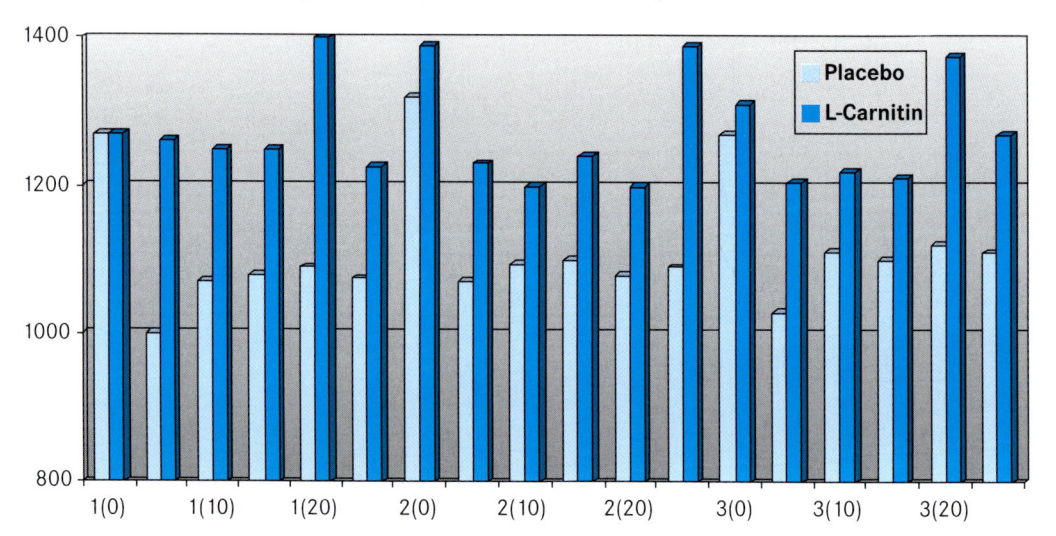

Abb. 37: Maximalleistung in Joule bei Radfahrern (Maggini und Bänzinger 2000)

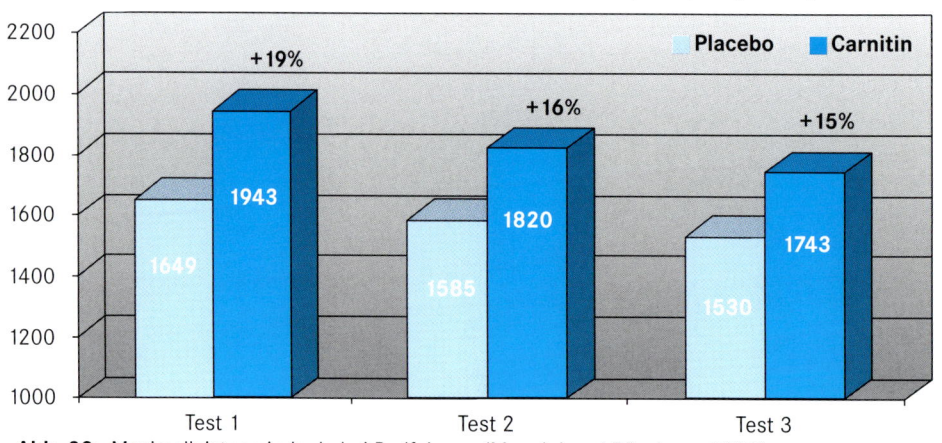

Abb. 38: Maximalleistung in Joule bei Radfahrern (Maggini und Bänzinger 2000)

Physiologische Leistungssteigerung durch L-Carnitin

Maximalleistung in Joule bei Radfahrern (n = 12, all)

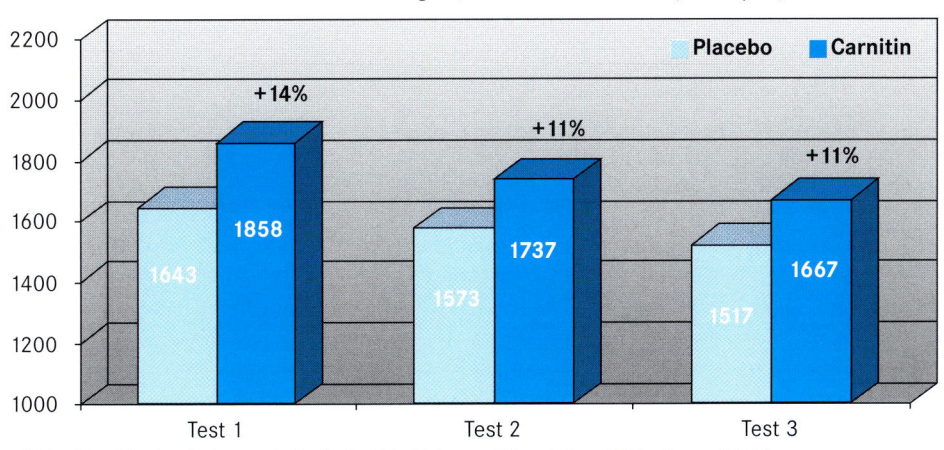

Test 1: Placebo 1643, Carnitin 1858 (+14%)
Test 2: Placebo 1573, Carnitin 1737 (+11%)
Test 3: Placebo 1517, Carnitin 1667 (+11%)

Abb. 39: Maximalleistung in Joule bei Radfahrern (Maggini und Bänzinger 2000)

Durchlauf 1

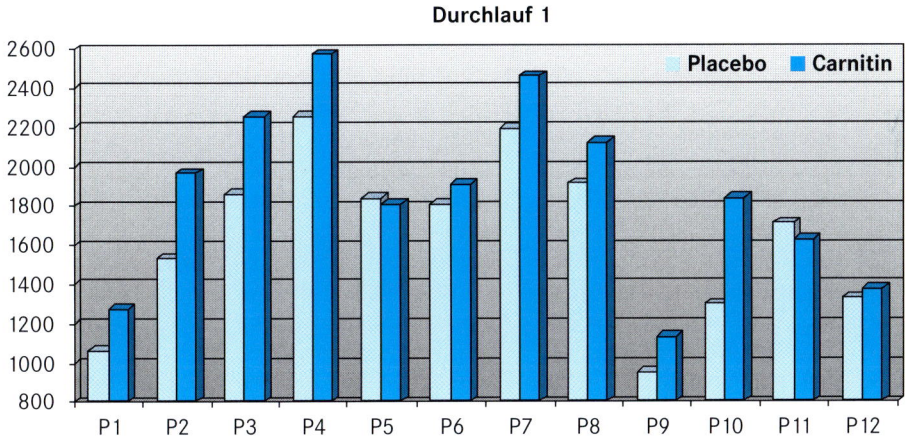

Abb. 40: Maximalleistung in Joule bei Radfahrern (Maggini und Bänzinger 2000)

Durchlauf 2

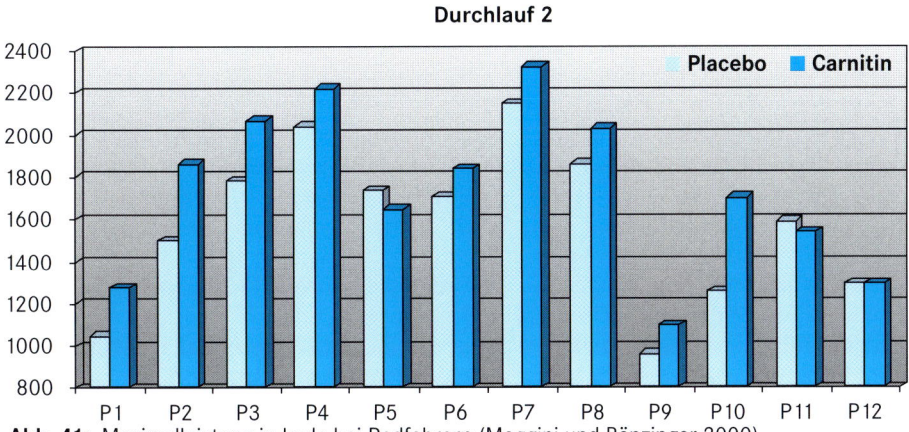

Abb. 41: Maximalleistung in Joule bei Radfahrern (Maggini und Bänzinger 2000)

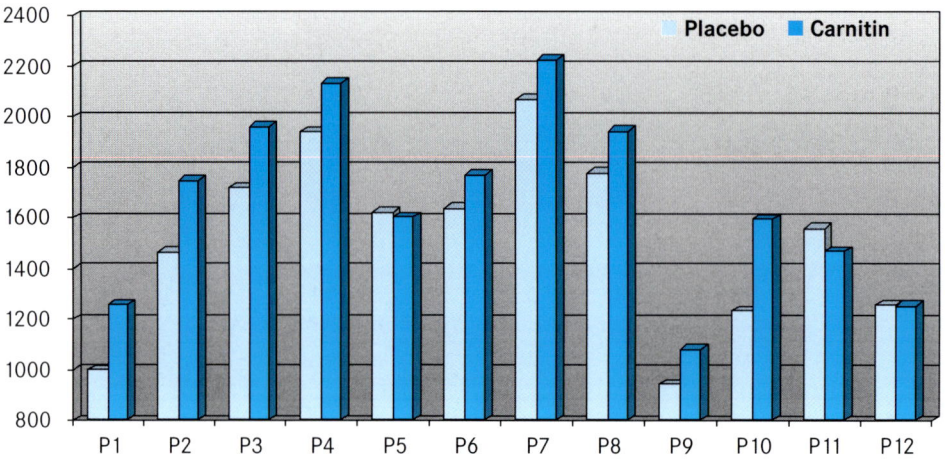

Abb. 42: Maximalleistung in Joule bei Radfahrern (Maggini und Bänzinger 2000)

8.5 L-Carnitin und Stresshormone im Sport

Stress verursacht eine Reihe hormoneller Veränderungen im Körper, die am Ende immer in einem Anstieg der Stresshormone Adrenalin, Cortisol, CRH, ACTH und Prolactin im Blut münden. Jeder Vorgang, der zu einem Anstieg der Stresshormone Adrenalin und Cortisol führt, ist daher als Stressfaktor anzusehen (Plotzky 1985, Seyle 1947). Man unterscheidet zwischen physischen, psychischen und metabolischen Stressfaktoren (Petraglia 1984, Henry 1977).

Der Anstieg des Cortisols während sportlicher Belastung ist abhängig vom Trainingszustand des Sportlers sowie von Intensität und Dauer der Belastung. Eine moderate sportliche Belastung im submaximalen Bereich führt weder bei trainierten noch bei untrainierten Sportlern zu einer Stressreaktion. Starke sportliche Belastungen führen jedoch bei beiden zu einer Stressreaktion mit einem Anstieg der Stresshormone. Der Spiegel des Stresshormons Cortisol steigt zum Beispiel während einer erschöpfenden Belastung (auf dem Ergometer) auf das Doppelte bis Dreifache an, von 300 nmol/l auf 600–900 nmol/l (Brouns 1989).

Erhöhte Cortisolspiegel werden heute in Zusammenhang gebracht mit einem rascheren Altern bestimmter Hirnareale; sie fördern die Entwicklung neurodegenerativer Erkrankungen wie Alzheimer und Depressionen. Cortisol unterdrückt auch das Immunsystem, um im Falle eines akuten Stresses eine überschießende Entzündungsreaktion zu hemmen (Munck 1984 und 1986).

Chronischer Stress führt dagegen zu einer starken Einschränkung des Immunsystems und zu einer Erhöhung des Infektions- und Krankheitsrisikos.

Durch die Gabe von oralem L-Carnitin wurde in Studien am Menschen eine Reduktion erhöhter Cortisolspiegel beobachtet. So konnten durch die Gabe von 2–3 g L-Carnitin täglich über mehrere Wochen erhöhte Cortisolspiegel bei älteren Menschen mit Demenz oder Alzheimer gesenkt werden (Nappi 1988, Parnetti 1990, Gecele 1991, Costa 1993, Bruno 1995).

L-Carnitin kann den altersbedingten Verlust von Glucocorticoid-Rezeptoren im Gehirn reduzieren (Costa 1989). Dadurch wirkt L-Carnitin einer Cortisolresistenz entgegen, denn die durch Cortisol erzeugte Antwort wird verstärkt und der Körper kann seine Cortisol-Produktion reduzieren.

Eine Studie von Platen 1993 hat gezeigt, dass die Gabe von 2 g L-Carnitin über 2 Wochen den Cortisol-Spiegel bei Sportlern reduzierte: Cortisol ist ein Gegenspieler des Insulins und

L-Carnitin und die Energieproduktion (ATP)

Plasma-Cortisolspiegel bei Dauerbelastung in µg/dl

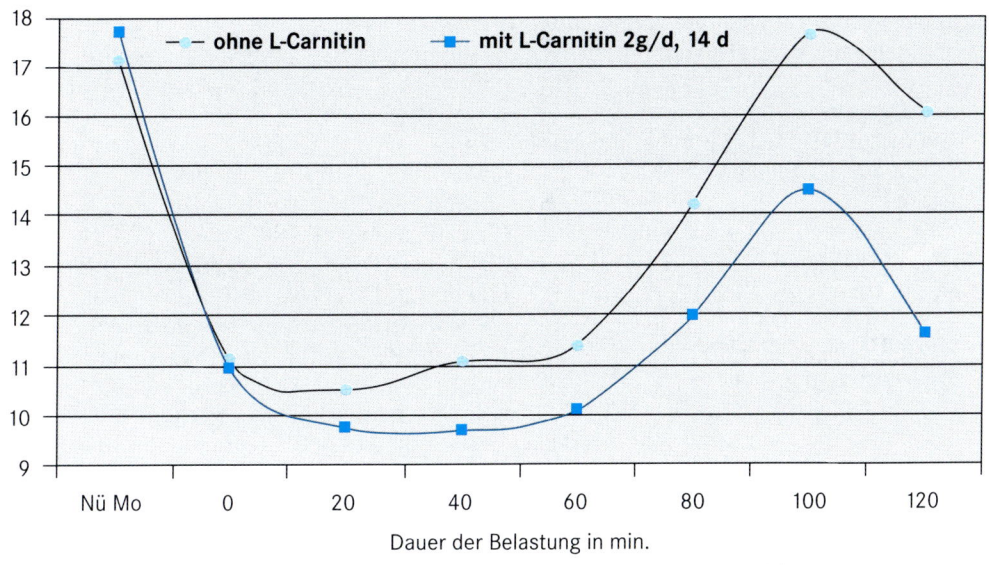

Platen P. aus Triathlon: Orthopädische und internistische Aspekte (1993)

Abb. 43: Reduktion des Cortisolspiegels bei Leistungssportlern durch L-Carnitin (Platen 1993)

steigt gleichermaßen mit steigenden Insulinspiegeln an (Pagan 1996). Somit erzeugt auch ein zu hoher Insulinspiegel metabolischen Stress für unseren Körper (Munek et al., 1984). Die Funktion des Cortisols könnte darin bestehen, eine drohende Hypoglykämie durch einen zu hohen Insulinspiegel zu verhindern (Pagan 1996).

8.6 L-Carnitin und die Energieproduktion (ATP)

Verschiedene Studien haben gezeigt, dass L-Carnitingaben die Produktion von ATP in verschiedenen Zellen und Organen erhöhen kann. Es liegen hierzu sowohl in vitro, ex vivo als auch in vivo Studien vor.

- im Herzen von Ratten (Löster 1999)
- in der Muskulatur von Ratten (Berthon 1997)
- im Herzen von diabetischen Ratten (Pieper 1983)
- in vivo im Herzen von Menschen (Böhles 1986)
- in vivo im Herzen von Hunden (Kamikawa 1981)
- in vivo im Gehirn von Ratten (Macri 1995, Aureli 1990, 1993, Yu 1997, Ratnakumari 1993)
- in vivo im Gehirn von Menschen (Pettegrew 2002, Dhitavat 2002)
- in der Muskulatur bei Menschen mit peripheren Verschlusserkrankungen (Capecchi 1997)
- in menschlichen mononukleären Blutzellen = Leukozyten/Immunzellen (Conti 1995, 1994)
- in Leberzellen (Nishida 1989)

In früheren in-vivo-Studien am Menschen mussten Muskelbiopsien der Muskulatur entnommen und die Messungen der mitochondrialen ATP-Produktion ex vivo vorgenommen werden. Dabei zeigte sich, dass L-Carnitin ex vivo die mitochondriale ATP-Produktion in menschlichen Muskelzellen sowohl bei untrainierten Probanden (Starritt 1999) als auch bei älteren Männern steigerte (Berthon 1995).

In einer einmaligen Studie an 63 Bypasspatienten konnten Böhles 1986 in vivo durch

Muskelbiopsien am offenen Herzen vor und nach oraler L-Carnitin-Therapie zeigen, dass durch die Gabe von L-Carnitin der ATP- sowie der Carnitin-Gehalt im Herzen anstieg, während die Laktatwerte im Herzen sanken.

Die Gabe von L-Carnitin zusammen mit Vitaminen steigerte das Phosphocreatin-ATP-Verhältnis und beschleunigte auch die Phosphocreatin-Regeneration in der Muskulatur eines 11-jährigen Mädchens (Bakker 1994).

8.7 L-Carnitin und das Sportlerherz

Das Herz ist unser wichtigster Muskel. Wenige Minuten nach einem Stillstand des Herzens sterben wir an Sauerstoffmangel. Gleichzeitig ist das Herz einer der zentralen Wirkorte des L-Carnitins. In den letzten 50 Jahren sind über 5.000 Arbeiten zum Thema Herzerkrankungen und L-Carnitin erschienen. Das gerade erschienene Buch von Dr. Löster von der Universität Leipzig fasst dieses Thema auf 350 Seiten in einem Buch zusammen.

Es ist eindeutig bewiesen, dass regelmäßige moderate Bewegung die Herzgesundheit verbessert und Herz-Kreislauf-Erkrankungen vorbeugt. Professionell betriebener Leistungssport dagegen stellt eine große Belastung für das Herz dar und birgt Gesundheitsrisiken. Durch regelmäßige Gesundheitschecks kann das Risiko einer unentdeckten Herzerkrankung bei Sportlern in den meisten Sportnationen zwar reduziert, jedoch nie ganz ausgeschlossen werden. So gibt es immer wieder Fälle eines plötzlichen Herztodes unter jungen Sportlern, wie zum Beispiel in 2003 der Radfahrer Fabrice Salanson (22 Jahre) oder der Fußballer Marc-Viviane Foe (27 Jahre).

Beispiele wie diese zeigen, wie wichtig eine regelmäßige Gesundheitsvorsorge für den Sportler ist. Auch Infektionen dürfen von Sportlern nicht unterschätzt werden, da eine nicht auskurierte Infektion zu einer viruellen Herzmuskelentzündung und zu Myokarditis mit schwerwiegenden Folgen führen kann.

L-Carnitin wirkt Herzrhythmusstörungen entgegen

Ursache für das Auftreten des plötzlichen Herztodes sind meist angeborene Herzmuskelvergrößerungen, können aber auch die Folge viruellen Herzmuskelentzündungen sein. Als Folge einer starken Belastung kommt es dann zu Herzarrhythmien, Kammerflimmern und schließlich zum Herzversagen. In diesem Zusammenhang gewinnen herzprotektive Nährstoffe für ein hoch belastetes Sportlerherz eine besondere Bedeutung. Nährstoffe wie Omega-3-Fettsäuren, L-Carnitin, Coenzym Q10, Selen, Vitamin E und andere können für das Herz eines Sportlers eine besondere Schutzfunktion ausüben.

Besonders Omega-3-Fettsäuren und L-Carnitin wirken antiarhythmisch und reduzieren damit das Risiko einer Entgleisung des Herzrhythmus zum Kammerflimmern.

L-Carnitin senkt die maximale Herzfrequenz unter Belastung

Bei Leistungssportlern ist das Herz durch intensive und andauernde Belastung vergrößert. Es konnte gezeigt werden, dass sich in Herzen, die durch einen dauerhaft hohen Druck vergrößert waren, der Gehalt an Coenzym A um 20 % und der L-Carnitin-Gehalt um 25 % reduzierte (Reibl 1983). Eine Reduktion des CoA und L-Carnitin-Gehaltes hat eine Reduktion der ATP-Produktion im Herzen und damit einen Verlust an Kontraktionskraft zu Folge. Das Auswurfvolumen des Herzens sinkt und die Herzfrequenz steigt, um das geringere Volumen zu kompensieren. Studien an Sportlern haben gezeigt, dass eine L-Carnitingabe die ATP-Produktion im Herzen erhöht und die Kontraktionskraft des Herzens steigt. Bei Sportlern wurde eine Reduktion der maximalen Belastungsherzfrequenz durch die Gabe von täglich 3 g L-Carnitin über mehrere Wochen gefunden. Durch eine Erweiterung der Blutgefäße kommt es zu einer Reduktion des peripheren Widerstandes, was zu einer Reduktion der Herzfrequenz führen kann (Billigmann 1990, Buhl 1992, Chrobock 2000, Dal Negro 1986, Greig 1987, Soop 1988, Swart 1997, Zapf 1994). Das Herz kann also die gleiche Leistung erbringen, nur mit weniger Schlägen, wird also durch L-Carnitingaben entlastet. L-Carnitin kann also eine Leistungssteigerung des Herzens bei gleichzeitiger Reduktion des Stresses für das Herz führen.

L-Carnitin verbessert die Koronardurchblutung
Wie in Kapitel 2.4 beschrieben, kann L-Carnitin zu einer Verbesserung der Durchblutung am Herzen führen. Bei Herzpatienten kann eine L-Carnitineinnahme die Koronardurchblutung verbessern und zu einem geringeren Verbrauch von anderen gefäßerweiternden Mitteln, z. B. NO-liefernden Medikamente wie Nitroglycerin (Garzya 1980) oder Isosorbitdinitrat = ISDN (Fernandez 1992), führen. Eine bessere Sauerstoffversorgung reduziert das Risiko für Herzarthymien, da sich weniger langkettige Fettsäureester in den Herzzellen anhäufen.

L-Carnitin kann erhöhten Blutdruck senken
Ursache eines zu hohen Blutdrucks kann ein zu hoher peripherer Widerstand aufgrund zu enger Gefäße sein, dem L-Carnitin etwas entgegenwirkt. Eine Gefäßerweiterung durch L-Carnitin kann daher zu einer Senkung des Blutdruckes führen (Gasser 1997, Poleszynski 1991, Rauchova 1998, Portela 1993), da sich als Folge einer Gefäßerweiterung der periphere Widerstand reduziert. Gasser gab 12 Patienten mit Bluthochdruck 3 g L-Carnitin täglich oral über 20 Tage und beobachtete eine signifikante Reduktion des erhöhten systolischen Blutdruckes. Bei Menschen mit normalem Blutdruck führt L-Carnitin jedoch nicht zu einer Reduktion des Blutdruckes und somit auch nicht zu Hypotonie! Bei Hypotonikern kann eine andere Ursache vorliegen, z. B. ein reduziertes Pumpvermögen des Herzens, aufgrund nicht ausreichender Kontraktion des Herzens. Hier kann L-Carnitin die Energieproduktion im Herzen steigern, die Kontraktionskraft und damit das Pumpvolumen erhöhen. In einer Studie wurde nachgewiesen, dass sich durch L-Carnitineinahme bei Hypotonikern der Blutdruck wieder normalisieren ließ (Fujita 1988).
Alles in allem ist L-Carnitin, ähnlich wie Omega-3-Fettsäuren oder Q10, als eine Art Vitamin für das Herz anzusehen, dessen positive Effekte vor allem bei einer langfristigen Supplementation heute noch nicht hoch genug geschätzt werden.
Auch Sportler sollten sich mehr Gedanken um ihre Gesundheit und vor allem um die Gesundheit ihres Herzens machen.

8.8 L-Carnitin und Ammonium im Sport

Im Sport wird unter Belastung ein starker Anstieg des Ammonium-Spiegels auf bis zu 200 µmol/l im Blut (Brouns 1989) beobachtet. Ammonium ist ein Narkotikum und wird im Sport für die mentale Erschöpfung der Sportler bei langen Ausdauerbelastungen verantwortlich gemacht, da es im zentralen und peripheren Nervensystem Rezeptoren besetzt und Neuronen lähmt und beschädigt.
Prof. Billigmann: »Als verantwortlicher medizinischer Leiter des Radteams »Team Gerolsteiner« merke ich die Wirkung eines erhöhten Ammonium-Spiegels zum Beispiel am Ende einer langen Radetappe. Wenn das Team beschließt, einen Angriff zu starten oder auf einen Angriff rasch reagieren muss, kommt es manchmal vor, dass ein Fahrer einfach nicht reagiert. Man spricht zwar mit ihm über das, was zu tun ist, aber er ist dann wie paralysiert, mit Tunnelblick und hört gar nicht richtig, was man ihm sagt. Erhöhte Ammonium-Spiegel dämpfen die Wahrnehmung, reduzieren die Aufnahmefähigkeit und den Orientierungssinn und rauben dem Sportler am Ende den Willen zum Sieg. Er ist dann nicht mehr willens, im Endspurt alles zu geben, sondern will mental einfach nur noch aufhören«.
In einer aktuellen Studie wurde jetzt erstmalig gezeigt, dass die Gabe von 2 g L-Carnitin über drei Wochen den Anstieg des Ammoniakspiegels bei sportlicher Belastung signifikant reduziert. Dadurch könnten die mentale Leistungsfähigkeit und der Siegeswillen der Athleten bei langen Ausdauerbelastungen gesteigert werden. Weitere Studien zur Beeinflussung des Ammoniakspiegels bei Sportlern durch L-Carnitingaben wären zur Bestätigung dieses Effektes wünschenswert.

8.9 L-Carnitin für das Blut des Sportlers

Eine L-Carnitingabe erhöht aber nicht wie Erythropoetin die Erythrozyten-Bildung. Durch eine Verbesserung der Membran-Stabilität der Erythrozyten kann L-Carnitin die Lebensdauer der Erythrozyten verlängern. Bei gleich bleibender Bildungsgeschwindigkeit kann sich dadurch auch die Gesamtzahl der Erythrozyten erhöhen.

Bei Sportlern kann dies wichtig sein, da durch die mechanischen Erschütterungen, vor allem bei langen Laufdisziplinen, sehr viele Erythrozyten in den Fußsohlen zerstört werden. L-Carnitin könnte hier durch eine Verbesserung der Membranstabilität der Erythrozyten zu einer Reduktion der Hämolyse der Erythrozyten beitragen. Ein Marathonlauf z. B. verstärkt die Hämolyse (Abbau von Erythrozyten) derart stark, dass sich bei einigen Athleten sogar der Urin vom roten Blutfarbstoff Hämoglobin rot färbt. Die verstärkte Hämolyse von Erythrozyten verursacht erhöhte Eisenverluste, die bei ca. 5–10 % der Ausdauerathleten bis zu einem Eisenmangel führen können (Serum-Ferritinwerte unter 20 µmol/l). Zusätzlich verlieren Ausdauerathleten ca. 140–725 µg/l Eisen über den Schweiß. Eisenmangel schränkt einerseits die Carnitinsynthese ein, andererseits wird die Blutneubildung erschwert. Der Erhalt und die Stabilisierung von roten Blutkörperchen ist für Sportler wichtig für den Erhalt ihrer Leistungsfähigkeit während der Belastung.

Die Verbesserung der Blutparameter könnte auch eine Erklärung für die von mehreren Arbeitsgruppen beschriebene Erhöhung des VO2max durch die Gabe von L-Carnitin sein:

- Lebrun 1984: 3 g L-Carnitin pro Tag, 21 Tage, n = 5 untrainierte Personen, Erhöhung der Ergometerleistung
- Marconi 1985: 4 g L-Carnitin pro Tag, 14 Tage, n = 6 Profi-Geher, Erhöhung von VO2Max um 6 %
- Angelini 1986: 50 mg/kg L-Carnitin pro Tag, 28 Tage, n = 9 untrainierte Radfahrer, Erhöhung von VO2Max um 11 %
- Dragan 1987: 3 g L-Carnitin pro Tag, 21 Tage, n = 30 Eliteruderer, Erhöhung von VO2Max, Senkung von Laktat und freien Fettsäuren
- Vecchiet 1990: 2 g L-Carnitin vor der Belastung, Erhöhung von VO2Max, Senkung von Laktat, Leistungssteigerung

8.10 L-Carnitin und das Immunsystem des Sportlers

Vor 20 Jahren wurde bereits darauf hingewiesen, dass eine wesentliche Folgeerscheinung regelmäßigem Ausdauertrainings die unspezifische Reizung des Immunsystems ist. Der immunkompetente Abwehrapparat unseres Körpers wird dadurch ständig in Alarmbereitschaft gehalten, so dass ein besserer Schutz vor Infektionen und Krebs besteht.

Inzwischen hat sich bestätigt, dass ein moderates Ausdauertraining die Infektionsgefahr und auch das Krebsrisiko senkt, während exzessiver Hochleistungssport das Gegenteil bewirkt. Es hat daher immer Überlegungen gegeben, dieser Schwächung des Immunsystems bei Hochleistungssportlern, aber auch bei leistungsorientierten Breitensportlern, entgegenzuwirken.

Seitdem wird jede nicht zur Dopingthematik gehörende Substanz, welche leistungsorientierten Sportlern zur Leistungsstabilisierung und Regeneration angeboten wird, auf ihre Wirkung hinsichtlich des Immunsystems untersucht. So hat z. B. das in der Triathlon-Szene verwendete Aspirin keine Auswirkungen auf das Immunsystem. Gerade aber bei Triathleten wird das Immunsystem besonders stark beansprucht. Nach einem Triathlon sinkt die Zahl der Immunzellen im Blut sehr stark ab und erreicht das Niveau von an AIDS erkrankten Menschen. Dieser Zustand dauert einige Tage, bis sich die Anzahl der Immunzellen wieder normalisiert hat. In dieser Zeit sind die Sportler besonders anfällig für Infektionen – wie ein offenes Fenster. Man spricht auch von der »open window Phase«. Sportler haben deshalb ein besonderes Interesse daran, ihr Immunsystem auf möglichst natürliche Weise zu stabi-

L-Carnitin und das Immunsystem des Sportlers

lisieren und zu steigern, um so ihr Krankheitsrisiko zu senken. L-Carnitin zeigte in solchen Untersuchungen positive Effekte auf verschiedene Zelltypen des Immunsystems. Die Ergänzung des L-Carnitin-Haushaltes durch zusätzliche Zufuhr von L-Carnitin bei Leistungssportlern ist immunologisch legal und unbedenklich und kann auf vielfältige Weise aktivierend und verstärkend in immunologische Abwehrmechanismen eingreifen. L-Carnitin verbessert signifikant die Funktion gerade derjenigen Abwehrzellen im Körper, die im Verlaufe einer sportlichen Stresssituation oder aufgrund verminderter Anzahl im Alter einer besonderen Belastung im Entzündungsfall ausgesetzt sind: Monozyten, Granulozyten und NK-Zellen (weiße Blutkörperchen und natürliche Killerzellen). L-Carnitin könnte also bei Sportlern das Immunsystem positiv beeinflussen und stabilisieren. Daraus könnte sich ein gewisser Schutz gegenüber einer Schwächung durch Übertraining ergeben.

9 Liste aller Studien über L-Carnitin bei Sportlern

Tabelle 18: Studien mit L-Carnitin bei Sportlern

Studie	Jahr	n	Probanden	Dosis/Dauer	Ergebnis
1. Ahmad (1990)	1990	38	Dialysepatienten	20 mg/kg vor jeder Dialyse über 7 Monate	Erhöhung von VO2max ↑ Stickstoffbilanz ↑ Muskelaufbau ↑
2. Angelini (1986)	1986	9	Untrainierte Radfahrer	50 mg/kg/d, 28 Tage	Erhöhung von VO2max um 11 % ↑ Verkürzung der Erholungszeit ↓
3. Arenas (1991)	1991	13	7 Ausdauerathleten, 6 Sprinter	1 g/d, 120 Tage	Verhinderung der belastungsabhängigen Muskelcarnitinreduktion ↑
4. Arenas (1994)	1994	16	Langstreckenläufer	2 g/d, 28 Tage	Muskel-Pyruvatdehydrogenaseaktivität ↑ Steigerung des Muskelcarnitingehaltes ↑
5. Barnett (1994) Publiziert von Vukovich 1992!	1994	8	Hochleistungs-sprinter Ergometer-Test bei 115 % VO2max	4 g/d, 14 Tage	Laktat-Anstieg im Plasma ↔ Belastung viel zu kurz und viel zu hoch, um einen Effekt zu zeigen!*
6. Billigmann (1990)	1990	10	Volleyballspieler, moderat trainiert, Ergometer-Test	6 g/d, 7 Tage	Pulsfrequenz − 8 bis − 10 % ↓ Erhöhung von VO2max um 13 % ↑ Leistungssteigerung um +11 bis +29 % ↑ Muskelschäden/Muskelschmerzen ↓ Verkürzung der Erholungszeit ↓
7. Borghijs (1992)	1992		Wettkampftauben	45–90 mg/d, 7 Tage	Freie Fettsäuren im Plasma ↓ Senkung des Laktatanstiegs im Plasma ↓
8. Brass (1993)	1993		Rattenmuskel in vitro, elektrische Stimulation	10 mM	Müdigkeit/Erschöpfbarkeit ↓ 25 % länger anhaltende Kraft in Muskeln mit viel Typ 1 Fasern
9. Buhl (1992)	1992	12	Langstreckenläufer beim Höhentraining		Senkung der Herzfrequenz ↓ Senkung des Laktatanstiegs im Plasma ↓
10. Caldarone (1987)	1987		Ruderer		
11. Canale (1988)	1988	30	16 Pat. mit Angina, 14 gesunde Prob., Ergometer-Test	3 g/d, 30 Tage	Verbesserung der Herzfunktion bei allen Probanden ↑

* Diese Studie wurde von Vukovich 1992 als eine Doktorarbeit durchgeführt und zeigte eigentlich eine Reduktion der Laktat-Werte in Plasma unter submaximaler und maximaler Belastung! Ist identisch und wurde insgesamt dreimal unter verschiedenen Namen publiziert.

Liste aller Studien über L-Carnitin bei Sportlern

	Jahr	n	Probanden	Dosis	Ergebnis
12. Chrobock (2000)	2000	8	Rennpferde, Laufbandversuch	10 g/d	Herzfrequenz ↓ Laktat-Anstieg im Plasma ↓ Glykogenspeicher ↑ Freie Fettsäuren im Plasma ↓ Muskel-L-Carnitin-Gehalt +46 % ↑
13. Colombani (1996)	1996	7	Langstreckenläufer, 20 km Lauf	2 g Einmaldosis 1 h vor dem Lauf	Reduktion von ck im Plasma 1 Tag nach dem Lauf Anstieg von BHB (Ketonkörper) durch L-Carnitin
14. Colombani (1996)	1996	7	Langstreckenläufer, 20 km Lauf	2 g, Bolus 2 h vor dem Start	Einmal Dosis von L-Carnitin ist ineffektiv und nicht ausreichend! Eine Gabe von LC ist mindestens über 2-3 Wochen erforderlich
15. Cooper (1986)	1986	10	Marathonläufer, trainiert	4 g/d, 10 Tage	Leistungssteigerung ↑
16. Corbucci (1984)	1984		Marathonläufer, trainiert	4 g/d, 10 Tage	Leistungsfähigkeit ↑ Verkürzung der Erholungszeit ↓
17. Dal Negro (1986)	1986	8	Untrainierte Probanden	6 g/d, 10 Tage	Senkung der Herzfrequenz ↓ Erhöhung von VO2max ↑ »Trainingseffekt von innen«
18. Decombaz (1987)	1987		Ratten	5 mg/kg/kg, 10 Tage	Reduktion des Gesamt-L-Carnitins im Muskel um -15 bis -29 %, bei Belastung wurde durch die LC Supplementation verhindert.
19. Decombaz (1993)	1993	9	Sportler	3 g/d, 7 Tage	Verbesserung der Stickstoffbilanz +15 % ↑ Tendenzen bei submaximaler Belastung: Steigerung der Fettverbrennung (von 0,11g/min auf 0,26) ↑ Reduktion des RQ (0,90 gegen 0,95) ↓ Reduktion der Triglyceride (0,87 µmol statt 0,98l) ↓ Reduktion von CK und CPK ↓
20. Decombaz (1993)	1993	9	Sportler, 20 min Ergometer Test, bei 43 % VO2max	3 g/d, 7 Tage	Herzfrequenz ↔ Respiratorischer Quotient ↔ Belastungsintensität ist einfach zu gering. In diesem Bereich können trainierte Sportler stundenlang laufen, wobei alle Enzyme und der Substratfluss optimal funktionieren und es keine grenzwertige Situation für den Stoffwechsel gibt.
21. Dragan (1984)	1984		Sportler	9 g/d, 3 Wochen	Leistungssteigerung ↑ Verkürzung der Erholungszeit

Liste aller Studien über L-Carnitin bei Sportlern

Studie	Jahr	N	Probanden	Dosierung	Ergebnisse
22. Dragan (1987a)	1987	40	20 Kajak-Kanuten, 10 Gewichtheber, 10 Ruderinnen	3 g/d, 21 Tage	Erhöhung von VO2max um +10 % ↑ Laktat-Anstieg im Plasma ↓ Freie Fettsäuren/Triglyceride ↓ Leistung (Kraftindex) ↑ Mucoproteine im Urin ↓
23. Dragan (1987b)	1987	18	Gewichtheber	4 g Bolus 90 Min vor der Belastung	Laktat-Anstieg im Plasma ↓ Freie Fettsäuren/Triglyceride ↓ Leistung (Kraftindex) ↑ Mucoproteine im Urin ↓ Distal latency (rechter und linker median Nerv) besser
24. Dragan (1987c)	1987	17	Schwimmer	1 g/d i. V. 90 min vor der Belastung	Laktat-Anstieg im Plasma ↓ Freie Fettsäuren/Triglyceride ↓ Muskelpotenzial ↑
25. Dragan (1989)	1989	110	Professionell trainierte Ruderer, Kanufahrer, Gewichtheber	3 g/d, 21 Tage	Erhöhung von VO2max ↑ Laktat-Anstieg im Plasma ↓ Freie Fettsäuren ↓
26. Dubelaar (1991)	1991		Hunde, Latissimus dorsi in situ, elektrische Stimulation	0,15 µmol/kg i.V.	Muskelkontraktionskraft +34 % ↑ Müdigkeit/Erschöpfbarkeit ↓
27. Dubelaar (1994)	1994		Hunde, Latissimus dorsi in situ, elektrische Stimulation	1 g oder 25 mg/kg 3 x pro Woche über 8 Wochen	10 Hz: Muskelfasertyp 1 +10 % ↑ 85 Hz: Muskelfasertyp 1 +19 % ↑ gegenüber Placebo
28. Eclache (1979)	1979		Radfahrer, trainiert, bei 80 % VO2max		Ausdauerzeit ↑ Leistungssteigerung ↑ Verkürzung der Erholungszeit ↓ Senkung der Herzfrequenz ↓
29. Falaschini (1994)	1994		Rennpferde, 2600 m Trab, submaximal	6 g/d, 20 Tage	Freie Fettsäuren im Plasma ↓ Laktatanstieg im Plasma ↓ Glucose-Erholung im Plasma ↑
30. Ferretti (1995)	1995		Höhentraining in 5050 m	2 g/d Einmaldosis	Laktatanstieg im Plasma ↓ Anhebung der anaeroben Schwelle ↑

Liste aller Studien über L-Carnitin bei Sportlern

Studie	Jahr	N	Probanden	Dosierung	Ergebnisse
31. Fink (1994) Publiziert von Vukovich 1992!	1994	8	Hochleistungssprinter Ergometer-Test bei 115 % VO2max	4 g/d, 14 Tage	Laktat-Anstieg im Plasma ↔ Belastung viel zu kurz und viel zu hoch, um einen Effekt zu zeigen! Diese Studie wurde von Vukovich 1992 als Doktorarbeit durchgeführt und zeigte eigentlich eine Reduktion der Laktat-Werte in Plasma unter submaximaler und maximaler Belastung! Ist identisch und wurde insgesamt dreimal unter verschiedenen Namen publiziert.
32. Fuentes (1983)	1983				Erhöhung von VO2max ↑
33. Galloway (2000)	2000	6	Volleyballspielerinnen	2 g/d Einmaldosis	Senkung des Laktatspiegels im Plasma ↓
34. Giamberardino (1996)	1996	6	Untrainierte Probanden	3 g/d, 21 Tage	Oxidativer Stress ↓ Creatin Phosphokinase (CPK) im Blut ↓ Muskelschäden/Schmerzen ↓ Verkürzung der Erholungszeit ↓
35. Gorostiaga (1989)	1989	10	Trainierte Ausdauerathleten	2 g/d, 28 Tage	Respiratorischer Quotient ↓ Plasmaglucosegehalt bei Belastung ↑
36. Greig (1987)	1987	9	Untrainierte Probanden	2 g/d, 14 Tage	Senkung der Herzfrequenz ↓
37. Huertas (1992)	1992	14	Langstreckenläufer	2 g/d, 28 Tage	Konzentration von Komponenten des Elektronentransportsystems (ETS) ↑ Enzyme der Atmungskette ↑ freies L-Carnitin im Muskel ↑ Gesamtcarnitin im Muskel ↑
38. Iben (1992)	1992		Rennpferde		Laktatanstieg im Plasma ↓ CPK ↓
39. Krähenbühl (2000)	2000	8	Sportler	4 g/d, 3 Monate	Steigerung des Muskelcarnitingehaltes von 4,2 auf 4,8 µmol/g wet weight
40. Kaspers (1994)	1994	7	Langstreckenläufer, 5 km Lauf	4 g/d, 14 Tage	Geringe Leistungssteigerung ↑ Herzfrequenz (145 Schläge statt 149) ↓ Laufzeit (1068 s statt 1078 s) ↓
41. Kaspers* (1994)	1994	7	Langstreckenläufer, 5 km Lauf	4 g/d, 14 Tage	Herzfrequenz (145 Schläge statt 149) ↔ Leistungssteigerung ↔

Liste aller Studien über L-Carnitin bei Sportlern

42. Katricioglu (1997)	1997	6	Schlittenhunde (elektrisch stimuliert)	0,15 mmol/kg i.V.	Senkung des Belastungsblutdruckes ↓ Laktatanstieg im Plasma ↓ Erhöhung des ATP im Muskel ↑
43. Krähenbühl (2000)	2000	8	Ausdauersportler	4 g/d L-Carnitin, 90 Tage	Tendenzielle Steigerung des Muskelcarnitinspiegels ↑
44. Krämer (2001)	2001	12	Untrainierte Probanden	2 g/d, 21 Tage	Reduktion des oxidativen Stresses ↓ Reduktion der CPK Spiegel im Plasma ↓ Muskelschäden/Schmerzen ↓ Reduktion der Erholungszeit ↓
45. Lebrun (1984)	1984	5	untrainierte Personen, Test bei 80 % VO2max	3 g/d, 21 Tage	Leistungssteigerung ↑ Erhöhung der Fettverbrennung ↑
46. Maggini (2000)	2000	12	Radfahrer, trainiert und untrainiert	4 g/d, 5 Tage	Leistungssteigerung um +11 bis +19 % ↑ Verkürzung der Erholungszeit ↓
47. Marconi (1985)	1985	6	Profi-Geher	4 g/d, 14 Tage	Erhöhung von VO2max um +6 % ↑
48. Maurer (1987)	1987				Reduktion des Respiratorischen Quotienten
49. Montanari (1985)	1985				Erhöhung von VO2max ↑
50. Montaniri (1984)	1984	6	Marathonläufer	4 g/d, 10 Tage	Reduktion des oxidativen Stresses ↓
51. Natali (1993)	1993	20	Untrainierte Probanden	3 g Bolus 40 min vor der Belastung	Erhöhung der Fettverbrennung ↑ Reduktion der Kohlehydratverbrennung ↓
52. Navarez (1986)	1986	11	Untrainierte Probanden	3 g/d, 15 Tage	Laktat-Anstieg im Plasma –11 % ↓ Leistungssteigerung um +16 % ↑ Reduktion der freien Fettsäuren –36 % ↓ Erhöhung des HDL ↓

* Die Ergebnisse waren zwar nicht signifikant, zeigten aber alle eine positive Tendenz. Die durchschnittlichen Laufzeiten waren unter L-Carnitin schneller – 1068 statt 1078 sec. Die Herzfrequenz war unter LC niedriger als unter Placebo (145 Schläge/min unter LC statt 149 unter Placebo). Laktat blieb fast unverändert (2,88 unter Placebo und 2,85 unter L-Carnitin). Hier fehlen das Dosisregime und die Art des verwendeten Produktes. Die Autoren sprechen daher davon, dass LC nicht signifikant verbesserte (die Verbesserung war messbar, nur nicht signifikant).

Liste aller Studien über L-Carnitin bei Sportlern

Studie	Jahr	n	Probanden	Dosis	Ergebnisse
53. Otto und Shores* (1987)	1987	10	Moderat trainierte Probanden	0,5 g/d, 28 Tage	Herzfrequenz ↔ Respiratorischer Quotient ↔ VO2max ↔ Freie Fettsäuren ↔ Ventilation ↔ Laktat-Anstieg im Plasma ↔ Anaerobe Schwelle ↔
54. Oyono-Enguelle (1988)	1988	10	Sportler, Ergometer-Test 45 und 60 Min. bei 50 % VO2max, submaximal	2 g/d, 28 Tage	Laktat-Anstieg im Plasma ↔ Fettverbrennung ↔
55. Platen (1993)	1993	10	Triathleten	3 g/d, 21 Tage	Reduktion der Cortisolspiegel (= Zeichen für eine Reduktion des metabolischen Stresses und der Muskelschäden) ↓
56. Poleszynski (1991)	1991		Gesunde Frauen		Erhöhung von VO2max ↑ Reduktion des Blutdruckes ↓ Reduktion der Triglyceride ↓
57. Ransone** (1994)	1994	26	Hochleistungssprinter, 600 m Sprint	1 g/d, 14 Tage	Laktat-Anstieg im Plasma ↔
58. Ransone*** (1997)	1997	26	Hochleistungssprinter, 600 m Sprint, maximal anaerobische Belastung	2 g/d, 21 Tage	Laktat-Anstieg im Plasma ↔

* Die Studie wurde einmal durchgeführt und die Ergebnisse in zwei Publikationen präsentiert (siehe Sukala 1987). Mit 500 mg Dosis am Tag absolut zu niedrig dosiert, um einen Effekt zu erzeugen. Die Werte zeigen eine minimale Tendenz in die richtige Richtung: Laktat minus 2 % (von 131,1 auf 128,7) Sauerstoffverbrauch minus 2 %. Trotz der geringen Dosierung wurden die freien Fettsäuren durch LC im Plasma um 12 % reduziert (von 0,552 µmol auf 0,487 µmol). Auch eine minimale Reduktion des RQ zeigt in die richtige Richtung. Die Autoren sprechen von einem minimalen Effekt von L-Carnitin bei einer Dosierung von 500 g LC.

** Mit 1 g L-Carnitin am Tag war die Dosierung zu niedrig. Die Belastung (600 m Sprint) war viel zu stark und zu kurz, als dass LC einen Effekt haben könnte. Man schaute nur nach der Belastung auf den Laktat-Spiegel, und nicht während der Belastung. (Eine Gruppe reagierte auf L-Carnitin mit einer Reduktion des Plasma-Laktat-Spiegels um 8 % – von 12,78 mmol auf 11,78 mmol)

*** Maximale anaerobe Kurzzeitbelastung, L-Carnitin konnte hier nicht wirken, eventuell war die Dosis immer noch zu klein, es fehlen Angaben über das Dosisregime und das verabreichte Produkt.

Liste aller Studien über L-Carnitin bei Sportlern

Studie	Jahr	N	Probanden	Dosis	Ergebnisse
59. Siliprandi (1990)	1990	10	Radfahrer, Moderat trainiert, Test unter Maximalbelastung	2 g/d, 1 h vorher	Leistungssteigerung +22,5 % ↑ Laktat-Anstieg im Plasma −14 % ↓ Pyruvat-Reduktion im Plasma ↓
60. Soop (1988)	1988	7	Radfahrer, Moderat trainiert	5 g/d, 5 Tage	Senkung der Herzfrequenz (−7 bis −8 %) ↓ Beindurchblutung +8,5 % ↑ (von 4,39 auf 4,76 l/min)
61. Swart (1997)	1997	7	Marathonläufer	2 g/d, 6 Wochen	Senkung der Herzfrequenz ↓ Leistungssteigerung ↑ Durchschnittsgeschwindigkeit + 5,68 % ↑ Sauerstoffverbrauch und RQ ↓
62. Trappe* (1994)	1994	7	Leistungsschwimmer	2 g/d, 7 Tage	Laktat-Anstieg im Plasma ↔ Kurzzeitsprints bei 120 % VO2max, maximale anaerobe Belastung. Belastungsintensität war viel zu hoch, als dass L-Carnitin hätte eine Wirkung zeigen können.
63. Vecchiet (1990)	1990	10	Radfahrer, moderat trainiert, Test unter Maximalbelastung	2 g/d, 1 h vorher	Laktat-Anstieg im Plasma ↓ Erhöhung von VO2max ↑ Leistungssteigerung ↑
64. Vukovich (1994)	1994	8	Männer, Ergometer-Test bei submaximaler und maximaler Belastung	4 g/d, 14 Tage	Laktat-Anstieg im Plasma bei submaximaler und maximaler Belastung ↓ Reduktion der Triglyceride im Blut ↓ Erhöhung des freien LC im Muskel ↑ Reduktion der FFA im Blut ↓ Reduktion des Glycerols im Blut ↓ Steigerung des Muskelglycogens ↑ Reduktion des Glycogenverbrauchs ↓
65. Wyss (1990)	1990	7	Untrainierte Probanden	3 g/d, 7 Tage	Respiratorischer Quotient ↓
66. Zapf (1994)	1994	23	Trainierte Sportler	3 g/d, 28 Tage	Erhöhung von VO2max um +7 % ↑ Herzfrequenz (von 162 auf 151) ↓

Liste aller Studien über L-Carnitin bei Sportlern

Tabelle 9: An Herzversagen verstorbene Leistungssportler

Sportler	Alter	Datum		Sportart
Birgit Dressel	26	10.04.87	Sekundentod durch Schockzustand	Siebenkämpferin
Heiko Fischer	29	25.11.89	Sekundentod	Eiskunstläufer
Michael Klein	33	02.02.93	Tod durch Herz-/Kreislaufversagen	Fußballer
Uwe Beyer	48	15.04.93	Tod durch Herzinfarkt	Hammerwerfer
Bruno Pezzey	39	31.12.94	Tod durch Herzmuskelerkrankung	Fußballer
Sergej Grinkow	28	20.11.95	Tod durch Herzattacke	Eiskunstläufer
Franck Sarrabayrouse	25	05.09.96	Tod durch Herzinfarkt	Fußballer
William Disciullo	29	05.09.96	Tod durch Herzinfarkt	Fußballer
Emanuel Nwanegbo		10.08.97	Tod durch Herzversagen	Fußballer
Ralf Reichenbach	47	13.02.98	Tod durch Herzversagen	Kugelstoßer
Axel Jüptner	29	24.04.98	Tod durch Herzmuskelerkrankung	Fußballer
Markus Paßlack		01.06.98	Tod durch Herzversagen	Fußballer
Lars Bolte	31	14.09.98	Tod durch Herzinfarkt	Bobfahrer
Florence Griffith-Joyner	38	21.09.98	Tod durch Hirnschlag	Sprinterin
Gerald Asamoah	20	27.09.98	überlebte Herzanfall, weiter krank	Fußballer
Stephane Morin	29	06.10.98	Tod durch Herzinfarkt	Eishockeyspieler
Chad Silver	29	06.12.98	Tod durch Herzversagen	Eishockeyspieler
Jaroslav Hauer	36	06.12.98	Tod durch Herzversagen	Eishockeyspieler
Anonym	31	06.12.98	Tod durch Herzversagen	Eishockeyspieler
Mark Teevens		02.03.99	Tod durch Herzversagen	Eishockeyspieler
Stefan Vrabioru	23	12.07.99	Tod durch Herzstillstand	Fußballer
John Ikoroma	17	23.02.00	Tod durch Herzinfarkt	Fußballer
Anonym	16	02.08.00	Tod durch Herzinfarkt	Fußballer
Anonym	30	12.08.00	Tod durch Herzinfarkt	Fußballer
Anonym	42	15.08.00	Tod durch Herzinfarkt	Fußballer
Catalin Haldan	24	18.10.00	Tod durch Hirnschlag	Fußballer
Mike North		27.04.01	Tod durch Herzinfarkt	Schiedsrichter
Mike Mentzer		10.06.01	Tod durch Herzstillstand	Bodybuilder
Max Patric Ferreira	21	12.06.01	Tod durch Herzinfarkt	Fußballer
Oskar Nyfeler	66	01.04.02	Tod durch Herzstillstand	Läufer
Michael Michel	32	12.06.02	Tod durch Herzinfarkt	Fußballer
Stefan Toleski		12.12.02	Tod durch Herzinfarkt	Fußballer
Dennis Zannette		10.01.03	Tod durch Herzversagen	Radfahrer
Christophe Robert	27	12.01.03	Tod durch Herzinfarkt	Schiedsrichter
Fabrice Salanson	23	03.06.03	Tod durch Herzversagen	Radfahrer
Marc Vivian Foe	28	27.06.03	Tod durch Herzversagen	Fußballer
Miclos Feher		12.01.04	Tod durch Herzversagen	Fußballer
Heinz Hautzinger		23.01.04	Tod durch Herzinfarkt	Linienrichter
Schalwa Apachazawa	23	07.02.04	Tod durch Herzinfarkt	Fußballer
Johan Sermon	21	21.02.04	Tod durch Herzversagen	Radfahrer
Andrej Pawitzkij	18	29.02.04	Tod durch Herzinfarkt	Fußballer

10 Herstellung und Sicherheit von L-Carnitin

10.1 Sicherheit von L-Carnitin

L-Carnitin ist kein Arzneimittel, sondern ein im Körper und in der Nahrung weit verbreiteter Nährstoff. L-Carnitin hat sich weltweit seit über 20 Jahren als sicheres Nahungsergänzungsmittel bewährt.

Nebenwirkungen
L-Carnitin ist ein Lebensmittel und eine der ungiftigsten Substanzen, die es gibt. Zu viel zugeführtes L-Carnitin wird vom Körper erst gar nicht aufgenommen bzw. direkt wieder über den Urin ausgeschieden. Lediglich bei der Einnahme größerer Mengen von mehreren Gramm am Tag können gastrointestinale Probleme wie Durchfall oder Blähungen auftreten. Empfohlen wird daher maximal 1.000 mg, eher weniger, pro Portion mehrmals am Tag am besten zu oder nach den Mahlzeiten aufzunehmen. Auch bei Langzeiteinnahme treten durch L-Carnitin selbst bei höheren Dosierungen (1–6 g) keine Abhängigkeiten, keine Organschäden, keine Suchtgefahr oder andere schädigende Nebenwirkungen auf. Sogar schwangere Frauen und neugeborene Kinder dürfen L-Carnitin nehmen. Es gibt keine orale LD50 für L-Carnitin, die intravenöse LD50 liegt bei 9,1 g L-Carnitin, pro Kilogramm Körpergewicht. Kochsalz ist mit einer intravenösen LD50 von 4,9 g pro Kilogramm Körpergewicht damit doppelt so giftig wie L-Carnitin.

Schwangerschaft und Stillzeit
In der Schwangerschaft und der Stillzeit ist der Bedarf an L-Carnitin stark erhöht. Schon ab der 12. Schwangerschaftswoche wird ein starker Abfall der Konzentration von L-Carnitin im Körper beobachtet. In der Stillzeit gibt die Mutter sehr viel L-Carnitin über die Muttermilch an das Neugeborene ab. Schwangere und Stillende können daher ihre Nahrung sinnvoll mit L-Carnitin-Produkten ergänzen. Es gibt einige Studien, in denen schwangere Frauen ab der zwölften oder 20. Woche täglich 2–3 g L-Carnitin pro Tag erhielten, um ihren L-Carnitin-Mangel auszugleichen. In der Arzneimittelmonographie für L-Carnitin steht zu diesem Thema: »Da es sich bei L-Carnitin um eine körpereigene Substanz handelt, sind Komplikationen während der Schwangerschaft nicht zu erwarten«.

Säuglinge
L-Carnitin ist ein wichtiger Bestandteil der Muttermilch. Für Neugeborene ist eine ausreichende Versorgung mit L-Carnitin lebensnotwendig, da sie L-Carnitin noch nicht selbst herstellen können. Sie sind daher auf eine Versorgung mit L-Carnitin über Nahrung angewiesen, welches sie über die Muttermilch oder aus Babynahrung auf Milchbasis erhalten. Milchfreie Säuglingsnahrung auf Sojabasis enthält kein L-Carnitin. Hier ist der Zusatz von L-Carnitin gesetzlich vorgeschrieben. Aus diesem Grund wird L-Carnitin von allen führenden Herstellern seit Jahren in der Säuglingsnahrung eingesetzt.

Kinder
Die körpereigene L-Carnitin-Biosynthese ist erst im Alter von 15 Jahren voll ausgebildet. Werden Kinder in dieser Zeit vegetarisch ernährt, kann L-Carnitin zusätzlich gegeben werden, um eine ausreichende L-Carnitinversorgung sicherzustellen.

10.2 Herstellung von L-Carnitin

Heute werden weltweit zwei Verfahren zur industriellen Herstellung von L-Carnitin eingesetzt, ein herkömmliches, rein chemisches Verfahren sowie ein chemisch-biologisches Verfahren.

Herstellung und Sicherheit von L-Carnitin

10.2.1 Industrielle Herstellung von D,L-Carnitin

Es dauerte bis Ende der 1970er Jahre, bis Carnitin erstmalig industriell in größeren Mengen hergestellt werden konnte. In einem rein chemischen Herstellungsverfahren wird dabei zunächst ein 1:1-Gemisch (Racemat genannt) von D- und L-Carnitin hergestellt. D,L-Carnitin wurde dann als Gemisch in Studien getestet, an Menschen verabreicht und bis Mitte der 1980er Jahre auch überall auf der Welt verkauft. Als Fälle von Nebenwirkungen bekannt wurden, wie z. B. Herzrhythmusstörungen, Muskelkrämpfe, Muskelschwäche, Myasthenia Gravis-ähnliche Symptome, fand man heraus, dass diese durch D-Carnitin verursacht wurden.

D,L-Carnitin und D-Carnitin-haltige Produkte wurden daraufhin 1983 in den USA durch die FDA verboten. D-Carnitin muss heute aus dem chemischen D,L-Carnitingemisch aufwändig entfernt werden, was chemisch nie hundertprozentig gelingt. Es bleiben immer nachweisbare Reste des unnatürlichen D-Carnitins in chemisch hergestelltem L-Carnitin zurück. Der Prozentsatz des zurückbleibenden D-Carnitins wird meist nicht genau angegeben, so dass man nie genau wissen kann wie viel D-Carnitin sich noch in dem chemisch hergestellten L-Carnitin befindet.

In einem neuen Verfahren gelang es jetzt, reines L-Carnitin herzustellen, welches garantiert völlig frei von unnatürlichem D-Carnitin ist. Dieses Verfahren nennt man das L-Carnipure®-Verfahren; es ist weltweit einzigartig.

10.2.2 Herstellung von L-Carnitin nach dem L-Carnipure®-Verfahren

Zu Beginn der 80er Jahre gelang der Durchbruch bei der Herstellung von L-Carnitin. Durch ein neues Verfahren, entwickelt und patentiert von der Firma LONZA in der Schweiz, gelang es erstmalig, 100 % reines L-Carnitin herzustellen, ohne dass dabei D-Carnitin entsteht (Kulla 1985).

Der von Lonza entdeckte Mikroorganismus gehört zur Gattung der Knöllchenbakterien (Rhizobien). Diese sind gram-negative Stäbchenbakterien, die überall im natürlichen Ackerboden vorkommen und zu den Stickstoff bindenden Mikroorganismen zählen. Freilebende Rhizobien können den Stickstoff aus der Luft nicht an sich binden. Erst wenn die Rhizobien in die Wurzelhaare der Leguminosen (Hülsenfrüchte wie Bohnen, Erbsen, Linsen, Erdnüsse, Soja) eindringen, bilden sich Wurzelknöllchen und die Rhizobien sind erst dann zur Stickstoff-Fixierung fähig.

Biologisches L-Carnipure-Verfahren:

Gamma-Butyrolacton → (1. HCl, 2. EtOH) → [Cl-Butansäure-Ethylester] → (1. NMe$_3$, 2. OH$^-$) → Gamma-Butyrobetain → **LONZA** Biotransformation → L-Carnitin

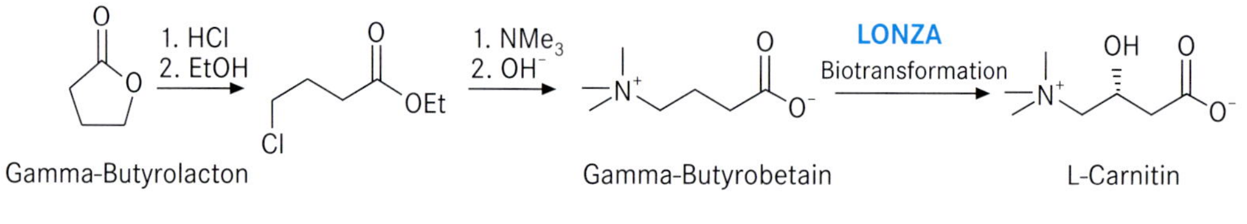

Unspezifisches chemisches Verfahren:

Epichlorhydrin → NMe$_3$ → [Cl-Zwischenprodukt] → (1. NaCN, 2. Ca(OH)$_2$) → D, L-Carnitin → Anreicherung durch Racematspaltung → L-Carnitin

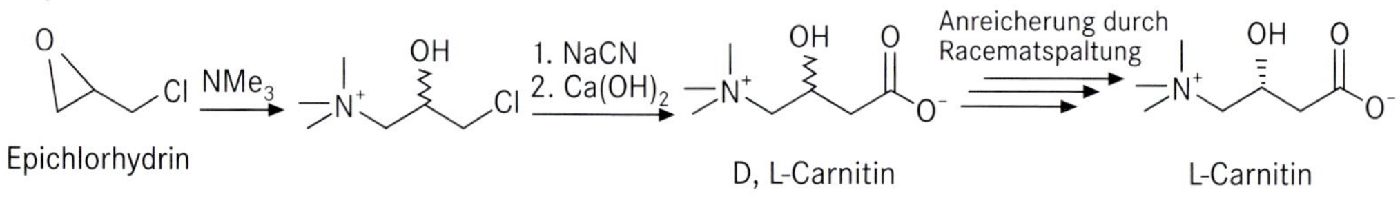

Abb. 44: Racemisches chemisches Verfahren enthält D-Carnitin, gegenüber dem stereoselektiven biologischen L-Carnipure®-Verfahren zur Herstellung von 100 % reinem L-Carnitin, frei von D-Carnitin

Herstellung von L-Carnitin

Die Rhizobien wandeln den Stickstoff in Ammoniak und organische Verbindungen um, welche dann als Nährstoffe für die Pflanze sehr wichtig sind und wie Dünger wirken. Diese echte symbiotische Verbindung ermöglicht einen Stickstoffgewinn von 100–300 kg Stickstoffdünger aus der Luft pro Hektar und Jahr.

Die Rhizobien gehen mit den Leguminosen eine echte Symbiose ein. Der Mensch lebt mit dieser Art von Bakterien somit über die Hülsenfrüchte im Einklang und profitiert schon seit Jahrtausenden von ihnen. Jeder menschliche Körper ist mit dieser Art von Bakterien vertraut und hat oder hatte schon einmal Kontakt mit diesen natürlichen Mikroorganismen, da sie überall verbreitet sind.

Durch jahrelange Untersuchungen vieler Rhizobienstämme wurde ein Stamm entdeckt, der L-Carnitin synthetisiert. Der Stamm wurde isoliert und vermehrt, darunter wurde dann ein Stamm gefunden, der bei seiner milliardenfachen Reproduktion einen natürlichen Defekt entwickelte und L-Carnitin zwar herstellen, aber nicht mehr abbauen konnte. Diese Laune der Natur ermöglicht es heute, das reine L-Carnitin als ein Endprodukt dieses Bakterienstoffwechsels abzuschöpfen. Bei dem Prozess wird vor allem die Fähigkeit von Organismen genutzt, mit Hilfe ihres Stoffwechsels bestimmte Stoffe stereoselektiv herzustellen oder umzuwandeln. Der hier verwandte Organismus imitiert die L-Carnitinbiosynthese in der Leber des Menschen, wobei die enzymatische Reaktion selektiv nur 100 % reines L-Carnitin liefert, garantiert frei von jeglichem D-Carnitin. D-Carnitin als unnatürliche und unphysiologische Substanz kann bei diesem Prozess von dem Mikroorganismus gar nicht gebildet werden.

Die Biokonversion von Lebensmitteln durch Mikroorganismen zählt zu den klassischen Herstellungsverfahren von Lebensmittel, die in anderen Bereichen schon seit Jahrtausenden eingesetzt werden. Zum Beispiel bei der Herstellung von Käse, Wein, Bier, Joghurt, Sauerkraut, Brot, etc. – überall werden natürliche Mikroorganismen eingesetzt, um Lebensmittel für Menschen herzustellen oder zu verändern.

Der im L-Carnipure®-Verfahren verwendete natürliche Bakterienstamm wurde von verschiedenen Universitäten toxikologisch genau untersucht und hat keinerlei schädigende (pathogene) oder giftige (toxische) Eigenschaften. Der natürliche Bakterienstamm wurde auch nicht mit gentechnischen Methoden verändert. Gentechnische Manipulationen am Bakterienstamm werden von der Firma LONZA nicht eingesetzt und strikt abgelehnt.

Dieses L-Carnipure®-Verfahren ist heute das einzige Verfahren, in dem 100 % reines L-Carnitin ohne die Verwendung tierischer Produkte und ohne den Einsatz gentechnischer Methoden hergestellt wird. L-Carnipure® ist naturidentisch und absolut frei von unnatürlichem D-Carnitin. L-Carnipure® L-Carnitin hat auch als einziges das »Neuform«-Siegel erhalten und darf in deutschen Reformhäusern verkauft werden.

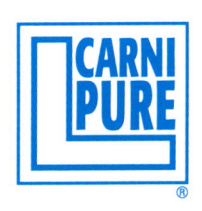

L-Carnitin Produkte, die dieses biologisch hergestellte L-Carnipure Carnitin enthalten, sind erkennbar mit dem Qualitätssiegel L-Carnipure® auf dem Etikett gekennzeichnet.

10.2.3 Unterschied zwischen D-Carnitin und L-Carnitin

D-Carnitin und L-Carnitin sind aufgebaut wie unsere linke und rechte Hand. L-Carnitin ist das in der Natur vorkommende, natürliche Isomer des Carnitins, während D-Carnitin unnatürlich ist und in der Natur, in unserer Nahrung und in unserem Körper nicht vorkommt.

D-Carnitin und L-Carnitin sind sich zwar strukturell sehr ähnlich, haben aber doch völlig verschiedene biologische Eigenschaften. Es gibt eine Reihe von Studien mit D,L-Carnitin sowie Vergleiche zwischen den reinen Isomeren D-Carnitin und L-Carnitin (Borum und Fisher 1983, Meier 1987).

D-Carnitin wird vom Körper aufgenommen
Der Transport des Carnitins ist nicht spezifisch für D-Carnitin oder L-Carnitin. Beide Iso-

Herstellung und Sicherheit von L-Carnitin

mere werden vom Körper und allen Zellen und Organen gleichermaßen aufgenommen (Welling 1979). Oral aufgenommenes D-Carnitin wird vom Körper aufgenommen und gelangt wie L-Carnitin in alle Zellen des Körpers. D-Carnitin inhibiert dabei kompetitiv den aktiven Transport von L-Carnitin (Borum 1983, Mølstad 1977, Stieger 1995, Shennan 1998).

D-Carnitin hemmt die Enzyme des L-Carnitinstoffwechsels
Nur L-Carnitin ist biologisch aktiv und kann mit den stereospezifischen Enzymen des Fettstoffwechsels für den Transport der Fettsäuren reagieren (Gross 1986). L-Carnitin ist für den Fettstoffwechsel essenziell. Im Gegensatz dazu blockieren D-Carnitin und D,L-Carnitin die mitochondriale Fettoxidation und deren Energieproduktion (Leichter 1987) und hemmen im Gegensatz zu L-Carnitin die Verbrennung von Fettsäuren in der Leber (Hall 1983).

D-Carnitin erzeugt einen L-Carnitin-Mangel
Bei der dauerhaften Aufnahme von D-Carnitin verdrängt D-Carnitin langsam das L-Carnitin aus den Zellen und erzeugt einen L-Carnitin-Mangel in allen Zellen. Ein L-Carnitin-Mangel im Herzen und in der Muskulatur wurde durch die Injektion von D-Carnitin bei Ratten erzeugt und so die Herzfunktion stark beeinträchtigt (Paulson 1981). Bei Ratten, denen 40 Tage lang täglich D-Carnitin injiziert wurde (i. p.), zeigte sich nach 15 Tagen eine signifikante Reduktion der freien und Gesamt-L-Carnitinspiegel in der Muskulatur (Arancio 1989). Nach der Fütterung von D-Carnitin wurde ein signifikanter Rückgang von L-Carnitin in der Leber (Tsoko 1995), in der Skelettmuskulatur und im Herzen gefunden (Negrao 1987, Rebouche 1983). D-Carnitin Injektionen reduzierten auch die Plasma-L-Carnitinspiegel bei Hunden (Wills 1979). Ein trainierter Sportler litt plötzlich unter L-Carnitin-Mangel-Symptomen nach längerer Einnahme von D,L-Carnitin (Keith 1986).

D-Carnitin erzeugt Muskelschwäche
Durch die Erzeugung eines L-Carnitin-Mangels in der Muskulatur verursacht D-Carnitin eine extreme Müdigkeit und Symptome einer Myastenia Gravis (Muskelschwäche) bei Dialysepatienten (Clair 1984, Rossini 1981, Kaeser 1984, Bazzato 1981). L-Carnitingaben steigerten die Muskelkraft in der Muskulatur von Hunden, während D-Carnitin die Muskelkraft reduzierte (Dubelaar 1991). Schwere Muskelschwäche wurde durch D,L-Carnitin in der Gesichtsmuskulatur und der Hüftmuskulatur

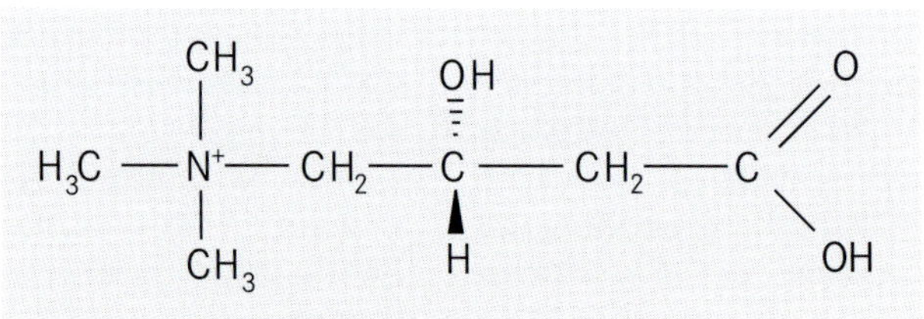

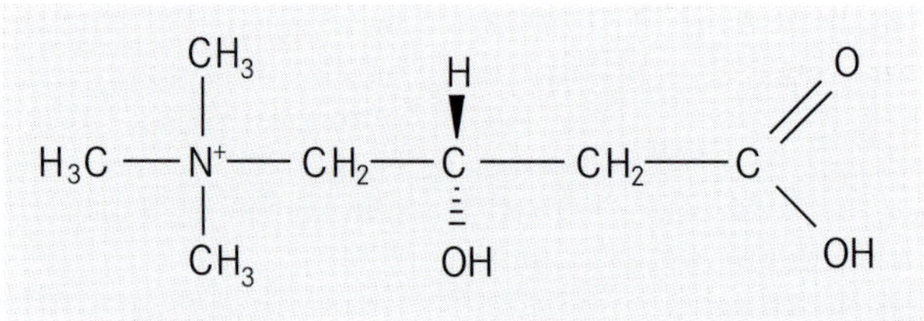

Abb. 45: Chemische Struktur von L-Carnitin und D-Carnitin

bei 4 Patienten von 20 Dialysepatienten, die mit D,L-Carnitin behandelt wurden, beobachtet (de Grandis 1980). Neurologische Untersuchungen ergaben, dass die neuromuskuläre Signalübermittlung beeinträchtigt war.

D-Carnitin schwächt das Herz und erzeugt Herzrhythmusstörungen
D-Carnitin verursacht Herzrhythmusstörungen (De Grandis 1980, McCarty 1982) bei Dialysepatienten (Clair 1984, Rossini 1981, Kaeser 1984, Bazzato 1981). Während L-Carnitin die Leistungsfähigkeit von Herzpatienten steigerte, wurden sie durch D-Carnitin (als D,L-Carnitin) weiter geschwächt (Watanabe 1995).

D-Carnitin erzeugt Wachstumsstörungen bei Tieren
Vermutlich wegen der Hemmung der Energieproduktion aus Fettsäuren, reduziert D-Carnitin das Körpergewicht und das Wachstum junger wachsender Hühner. Während die Hühner durch L-Carnitin schneller wuchsen und mehr Gewicht zulegten als normal, hörten sie auf zu wachsen und verloren Gewicht unter D-Carnitin-Gabe (Iben 1997). D-Carnitin verringerte die Überlebensrate von Drei-Tages-Küken, während sie durch L-Carnitin gesteigert wurde (Kargas 1985).

D-Carnitin wird anders verstoffwechselt als L-Carnitin
D-Carnitin wird im Darm zu anderen Stoffwechselprodukten abgebaut als L-Carnitin. So entsteht aus D-Carnitin zum Beispiel Acetonyltrimethylammonium, von dem man noch nicht weiß, ob oder wie toxisch es ist (Seim 1985).

D-Carnitin hemmt die Aufnahme von Fett im Darm
Im Gegensatz zu L-Carnitin hemmt D-Carnitin die Aufnahme von langkettigen Fettsäuren im Dünndarm (Leichter 1987).

D-Carnitin hemmt die Ketogenese
Im Gegensatz zu L-Carnitin hemmt D-Carnitin die Fettverwertung und die Ketogenese (Hahn 1987).

D-Carnitin hemmt das Immunsystem
L-Carnitin steigert die Produktion von Antikörpern in Immunzellen. D-Carnitingaben dagegen hemmte die Synthese von Antikörpern in Immunzellen (Berchiche 1994).

Zusammenfassend lässt sich sagen, dass D-Carnitin nicht einfach nur unwirksam ist, sondern ein für unseren Stoffwechsel unnatürlicher Stoff mit einer Reihe von toxischen Eigenschaften. Ein Konsum von D,L-Carnitin, D-Carnitin oder D-Carnitin-haltigen Produkten sollte daher absolut vermieden werden.

10.3 L-Carnitin Rohstoffe für die orale Anwendung

Für die Herstellung von L-Carnitin Produkten werden unterschiedliche Rohstoffe verwendet. Einige dieser Rohstoffe sollten hier kurz beschrieben werden.

L-Carnitin Base (reines L-Carnitin)
Weißes kristallines Pulver, besteht aus 100 % reinem L-Carnitin, ist sehr stark hygroskopisch (wasseranziehend) und verflüssigt sich an der Luft von selbst. Es ist daher sehr gut für alle flüssigen Produkte geeignet, jedoch absolut ungeeignet für feste Produkte. L-Carnitin Base ist das Produkt der ersten Wahl für flüssige Produkte.

L-Carnitin Tartrat
Weißes kristallines Pulver, geruchlos, angenehm saurer zitrusartiger Geschmack. Besteht aus 68–70 % L-Carnitin und 30–32 % Weinsäure. Es ist nicht hygroskopisch und für alle festen und flüssigen Produkte geeignet, wie Pulvermischungen, Tabletten, Dragees, Kapseln (Hart- und Weichgelatine), Lutschtabletten, Brausetabletten, Riegel, Bonbons, Getränkepulver etc. L-Carnitin-L-Tartrat ist das Produkt der ersten Wahl für alle festen Produkte.

Herstellung und Sicherheit von L-Carnitin

L-Carnitin Fumarat
Weißes Pulver, extrem sauer (10-mal saurer als L-Carnitin L-Tartrat), schlechter löslich und schlechter bioverfügbar als L-Carnitin. L-Carnitin Fumarat ist in der EU nicht zugelassen. Es besteht aus 58 % L-Carnitin und 42 % Fumarsäure. Fumarsäure ist für Lebensmittel als Zusatzstoff nur sehr begrenzt zugelassen. Der ADI-Wert für Fumarsäure beträgt nur 6 mg/kg Körpergewicht, im Gegensatz zu 30 mg/kg Körpergewicht für Weinsäure, die als Zusatzstoff praktisch unbegrenzt eingesetzt werden kann.

L-Carnitinhydrochlorid (HCL)
Weißes Pulver, stark hygroskopisch, stechender Geruch nach Salzsäure, extrem sauer (1000-mal saurer als L-Carnitin L-Tartrat), besteht zu 80 % aus L-Carnitin und zu 20 % aus reiner Salzsäure. Kann, wenn überhaupt, nur in flüssigen Produkten eingesetzt werden, bietet aber gegenüber der reinen Base keine Vorteile. Der hohe Salzsäuregehalt muss neutralisiert werden, da Salzsäure sonst den Säure-Base-Haushalt belastet und auch beim Kontakt mit den Zähnen zu Demineralisierung führt.

Gecoatetes L-Carnitin (z. B. CarniCote 85, Carnishield 95)
Bieten keine Vorteile gegenüber L-Carnitin Base oder L-Carnitin Tartrat, sind weiterhin hygroskopisch, können zwar zu festen Produkten verarbeitet werden, deren Stabilität ist jedoch durch die Hygroskopizität des L-Carnitins herabgesetzt. Das Coatingmaterial ist außerdem nicht wasserlöslich, so dass ein Einsatz in flüssigen Produkten nicht möglich ist.

Acetyl-L-Carnitin, Propionyl-L-Carnitin, Lauroyl-L-Carnitin, Palmitoyl-L-Carnitin (Acyl-Carnitin-Ester)
Bei oraler Verabreichung werden alle Acyl-Carnitin-Ester im Magen-Darm-Trakt hydrolysiert (gespalten) und gelangen daher nicht als Ester in den Organismus. Ihre Verwendung für orale Zwecke ist folglich nicht sinnvoll. Hier ist die Entwicklung einer geschützten Form notwendig, um diese Verbindungen oral für den Organismus verfügbar zu machen. Außerdem sind alle Acyl-Carnitin-Ester in der EU nicht geregelt bzw. nicht zugelassen.

D,L-Carnitin, D-Carnitin
Ist toxisch uns muss absolut vermieden werden.

10.4 Mögliche Dosierungen

Um einem L-Carnitin-Mangel bei normaler oder vegetarischer Ernährung und gutem Gesundheitszustand vorzubeugen, reicht eine tägliche Einnahme von 200–500 mg L-Carnitin pro Tag aus. Eine zusätzliche Einnahme von 1–3 g L-Carnitin pro Tag kann zu diätetischen Zwecken sinnvoll sein. Am besten wird L-Carnitin mehrmals täglich in kleinen Portionen von maximal 1 g pro Portion zu oder nach den Mahlzeiten aufgenommen.

200–500 mg L-Carnitin pro Tag: bei optimalen Bedingungen, d. h. optimaler Ernährung (fleischhaltig), Normalgewicht, normaler Belastung, bei guter Gesundheit und wenn keine Risikofaktoren (wie Stress, Rauchen, Alkohol etc.) und keine Erkrankungen (wie Diabetes, Herz-Kreislauf-Erkrankungen, hohes Cholesterin etc.) vorliegen.

500–1000 mg L-Carnitin pro Tag: bei Vegetarismus, zur Verhinderung eines L-Carnitin-Mangels, im Alter, für eine gute Gesundheit, zur Verbesserung des Immunsystems.

1000–3000 mg L-Carnitin pro Tag: als diätetisches Lebensmittel bei besonderen Belastungen durch Schwangerschaft, Sport, Stress, Übergewicht, primären Erkrankungen, z. B. Herzkrankungen und Diabetes, im Alter, bei gesundheitlichen Problemen mit Herz, Leber Gehirn, Muskulatur, erhöhte Blutfettwerte etc.

3000–6000 mg L-Carnitin pro Tag: bei extremen Ausdauerbelastungen, z. B. beim Triathlon oder bei schweren Erkrankungen wie Sepsis, Herzinfarkt, AIDS, Alzheimer, Krebs, Chemotherapien, Epilepsie, Tuberkulose etc. Zur Unterstützung der Therapie bestimmter Erkrankungen, z. B. des Herzens, werden

Mögliche Dosierungen

L-Carnitin-Arzneimittel in Dosierungen von 1–3 g oder sogar mehr von Ärzten empfohlen und eingesetzt (bei Sepsis sogar 12 g pro Tag). Einige Sportler nahmen in der Vergangenheit teilweise sogar noch größere Mengen von bis zu 6–9 g pro Tag ein. Die FDA in den USA beurteilt selbst eine tägliche Dosis von 15 g L-Carnitin pro Tag als eine sichere Therapieform. Studien mit derart hohen Dosierungen liegen bisher aber nicht vor und können deshalb auch nicht empfohlen werden.

11 Zusammenfassung

Anhand der vorliegenden Studien lässt sich ableiten, dass sich L-Carnitin sowohl zur Deckung des erhöhten Bedarfes bei Sportlern, als auch zur Stabilisierung und Förderung der Leistungsfähigkeit und der Regeneration einsetzen lässt. Eine Dosierung von mindestens 500–1.000 mg pro Tag dient hierbei der reinen Deckung des täglichen L-Carnitinbedarfs des Sportlers.

Dosierungen von 1.000–3.000 mg pro Tag, wie sie in den meisten Studien verwendet wurden, haben gezeigt, dass sich bei dieser Dosierung die Leistung des Sportlers stabilisieren bzw. in einem physiologischen Rahmen von 10–20 % steigern lässt und die Regeneration des Sportlers positiv beeinflusste. Der Einsatz von 1.000–3.000 mg L-Carnitin für Sportler wird deshalb von vielen Experten als sinnvoll erachtet (Böhles 1999, Neumann 1995 und 1999, Arndt 1994, Walter 1989, Kleber 1994, Beuker 1994, Harmeyer 2001, Eder 2001).

Eine Dosierung von 1.000–3.000 mg L-Carnitin pro Tag ist als eine sichere und physiologische Dosierung anzusehen. Eine Menge von 1.000–2.000 mg L-Carnitin kann an besonderen Tagen wie an Festtagen oder bei Grillfesten auch über die Nahrung durch den Konsum von viel Fleisch, Fisch und Milchprodukten aufgenommen werden (Gustavsen 2000 und Harmeyer 2000).

Ab Dosierungen von mehr als 3.000 mg pro Tag treten zunehmend pharmakologische Wirkungen des L-Carnitins auf und hier beginnt der Bereich, in dem L-Carnitin als Arzneimittel Verwendung findet – wie z. B. zur Entgiftung von Acylresten bei organischen Acidurien.

L-Carnitin ist ein vitaminähnlicher Nährstoff und als solcher ein ständiger Begleiter unserer täglichen Ernährung. Besonders für den Sportler wichtig sind die vielfältigen gesundheitsfördernden Wirkungen des L-Carnitins, die die Leistung des Sportlers unterstützen, aber nicht auf unphysiologische Art und Weise steigern.

12 Abbildungsverzeichnis

Abbildung 1	L-Carnitinverteilung beim Menschen
Abbildung 2	Graphische Darstellung der L-Carnitinbiosynthese nach Haeckel 1990
Abbildung 3	Tabelle und Grafik nach Rizza 1992, Werte angegeben in mmol/l
Abbildung 4 a	Fetttröpfchen im Triceps eines Patienten mit L-Carnitin-Mangel
Abbildung 4 b	Nach 6-monatiger Therapie durch die Gabe von L-Carnitin
Abbildung 5	Der Fettsäuretransport durch L-Carnitin
Abbildung 6	Produktion von Hippursäure und Phenylacetyl-Glutamin
Abbildung 7	Bildung von Ketonkörpern aus Acetyl-CoA
Abbildung 8	Schematische Darstellung des Abbaus von Lipoperoxiden unter Bildung von Malondialdehyd (MDA)
Abbildung 9	Liponsäure hilft beim Abbau von Pyruvat zu Acetyl-CoA
Abbildung 10	Steigerung der Gehzeit von Probanden mit peripheren Verschlusserkrankungen durch L-Carnitin (Hiatt 2001 c)
Abbildung 11	Einfluss einer oralen L-Carnitinapplikation auf die Oxidation von $(1,1,1\text{-}^{13}C_3)$-Triloein bei einem Kind mit systemischem L-Carnitin-Mangel (Müller, Richter und Seim, Leipzig 2001)
Abbildung 12	Infrarotspektrometrische Messung der Bildung von markiertem Kohlendioxid aus verabreichter markierter Palmitinsäure bei gesunden Erwachsenen mit und ohne Einnahme von 3 g L-Carnitin als Maß für die Fettverbrennung (Müller 2002, Leipzig)
Abbildung 13	Massenspektrometrische Messung der Bildung von markiertem Kohlendioxid aus markiertem Algen-Lipid-Gemisch bei gesunden Erwachsenen mit und ohne Einnahme von 3 g L-Carnitin als Maß für die Fettverbrennung (Lorenz 2003, Universität Rostock)
Abbildung 14	Massenspektrometrische Messung des markierten Gesamt-Kohlendioxids aus markiertem Algen-Lipid-Gemisch bei gesunden Erwachsenen mit und ohne Einnahme von 3 g L-Carnitin als Maß für die Fettverbrennung (Lorenz 2003, Universität Rostock)
Abbildung 15	Übersicht über Studien zur Messung des markierten Gesamt-Kohlendioxids aus markierten Fettsäuren bei gesunden Erwachsenen mit und ohne Einnahme von L-Carnitin als Maß für die Fettverbrennung
Abbildung 16	Umwandlung von Ammoniak in Glutamat und Glutamin
Abbildung 17	Strukturelle Ähnlichkeit zwischen Ammonium und L-Carnitin
Abbildung 18	L-Carnitin-Gehalt in den Lymphozyten und Granulozyten bei einem Kind mit schweren Verbrennungen (Böhles 1994)
Abbildung 19	L-Carnitin-Gehalt im Plasma, in den Erythrozyten und den Granulozyten bei einem Kind mit schweren Verbrennungen (Böhles 1994)
Abbildung 20	L-Carnitin-Gehalt in den Granulozyten bei entzündlicher Darmerkrankung (Morbus Crohn) und bei bakterieller Infektion (Böhles 1994)
Abbildung 21	L-Carnitin-Gehalt in den Lymphozyten bei entzündlicher Darmerkrankung (Morbus Crohn) und bei bakterieller Infektion (Böhles 1994)
Abbildung 22	Herrmann Maier, der zu seinen besten Zeiten täglich bis zu 5 g L-Carnitin in Form des Sportdrinkes Vitacan zu sich nahm (Kurier 1998)
Abbildung 23	Die italienische Nationalmannschaft, die 1982 bei der Fußball WM in Spanien L-Carnitin supplementierte, wurde Weltmeister (MMW 1982)
Abbildung 24	L-Carnitin im Blut von Sportlern in µmol/l (Föhrenbach 1993)

Abbildungsverzeichnis

Abbildung 25	Anteil der Fettverbrennung am Energieumsatz in Abhängigkeit von der Belastungsintensität und vom freien L-Carnitin (nach van Loon 2001)
Abbildung 26	Einfluss von 4 g L-Carnitin täglich über 8 Wochen auf den Muskel-L-Carnitin-Gehalt bei Sportlern (nach Krähenbühl 2000 und Opalka 2000)
Abbildung 27	Oxidative Stresskaskade, die zu einer Schädigung der Muskulatur führt
Abbildung 28	Reduktion der oxidativen Stresskaskade und der Muskelschädigung durch L-Carnitin Substitution (Volek 2001)
Abbildung 29	Schmerzniveaubestimmung nach exzentrischer Belastung mit und ohne L-Carnitin (Giamberardino 1996)
Abbildung 30	Bestimmung der Schmerzgrenze nach intensiver exzentrischer Belastung durch Druckstimulation mit und ohne L-Carnitingabe (Giamberardino 1996)
Abbildung 31	Bestimmung der Schmerzgrenze nach intensiver exzentrischer Belastung durch Stromstimulation mit und ohne L-Carnitingabe (Giamberardino 1996)
Abbildung 32	Reduktion des Laktatanstieges durch L-Carnitingabe bei 10 Sportlern am Ende einer Maximalbelastung im Blut um durchschnittlich 14 % (Siliprandi 1990)
Abbildung 33	Reduktion des Laktatspiegels um 15–20 % durch L-Carnitingabe (Vecchiet 1990)
Abbildung 34	Veränderungen der Laktat-Plasmakonzentration bei 6 Sportlerinnen (Galloway 2000)
Abbildung 35	Reduktion des Laktatanstiegs im Plasma bei submaximaler Belastung durch L-Carnitin um minus 15 % (Vukovich 1992)
Abbildung 36	Reduktion des Laktatanstiegs im Plasma bei maximaler Belastung um – 26 % (Vukovich 1992)
Abbildung 37	Maximalleistung in Joule bei Radfahrern (Maggini und Bänzinger 2000)
Abbildung 38	Maximalleistung in Joule bei Radfahrern (Maggini und Bänzinger 2000)
Abbildung 39	Maximalleistung in Joule bei Radfahrern (Maggini und Bänzinger 2000)
Abbildung 40	Maximalleistung in Joule bei Radfahrern (Maggini und Bänzinger 2000)
Abbildung 41	Maximalleistung in Joule bei Radfahrern (Maggini und Bänzinger 2000)
Abbildung 42	Maximalleistung in Joule bei Radfahrern (Maggini und Bänzinger 2000)
Abbildung 43	Reduktion des Cortisolspiegels bei Leistungssportlern durch L-Carnitin (Platen 1993)
Abbildung 44	Racemisches chemisches Verfahren enthält D-Carnitin, gegenüber dem stereoselektiven biologischen L-Carnipure®-Verfahren zur Herstellung von 100 % reinem L-Carnitin, frei von D-Carnitin
Abbildung 45	Chemische Struktur von L-Carnitin und D-Carnitin

13 Tabellenverzeichnis

Tabelle 1   L-Carnitinverteilung beim Menschen
Tabelle 2   L-Carnitin-Gehalt in Lebensmitteln in mg/kg untersuchter Substanz
Tabelle 3   Stadien eines Eisenmangels
Tabelle 4   Physiologische Substanzen in Muskelzellen
Tabelle 5   Mögliche Effekte einer Gefäßerweiterung durch L-Carnitin
Tabelle 6   Studien zur Steigerung der Fettverbrennung durch L-Carnitin
Tabelle 7   Plasma-Ammoniumgehalt bei proteinreicher Diät mit und ohne L-Carnitin (Zablah 2000)
Tabelle 8   Effekte von langkettigen L-Carnitin-Estern auf Membran-Proteine
Tabelle 9   Messparameter, die als Wirkkriterien bei der Supplementierung von Sportlern wichtig sind
Tabelle 10   L-Carnitinspiegel im Blut eines Profi-Marathonläufers beim Lauf eines einzigen Marathons in µmol/l (Böhles 2000)
Tabelle 11   L-Carnitin im Blut bei kurzzeitiger maximaler Belastung (Vukovich 1992)
Tabelle 12   L-Carnitin im Blut bei submaximaler Belastung (Vukovich 1992)
Tabelle 13   Anstieg des Acyl-/Acetyl-L-Carnitins und Abfall des freien L-Carnitins in Abhängigkeit von der Intensität körperlicher Belastungen
Tabelle 14   Einschränkung der Fettverbrennung während hoher Muskelbeanspruchung durch intramuskulären Mechanismus (van Loon 2001)
Tabelle 15   L-Carnitin im Muskel bei submaximaler Belastung
Tabelle 16   Übersicht über die Wirkungen von L-Carnitin auf den Sportler
Tabelle 17   Ergebnisse in Zahlen (nach Maggini und Bänzinger 2000)
Tabelle 18   Studien mit L-Carnitin bei Sportlern
Tabelle 19   An Herzversagen verstorbene Leistungssportler

14 Literatur

1 Vukovich hatte diese Arbeit 1992 im Rahmen seiner Doktorarbeit als eine Studie an der Ball State University durchgeführt und als mikroverfilmte Doktorarbeit der Universität zur Verfügung gestellt (Vukovich 1993). Bei dieser Studie handelte es sich um die erste Studie, die von der Firma Lonza unterstützt wurde. Deshalb liegt der Firma Lonza auch ein vorläufiger Abschlussbericht dieser Doktorarbeit vor (Ball State University 1992). Aus diesem Bericht geht hervor, dass L-Carnitin zu einer Reduktion der Laktatproduktion beiträgt; dies bestätigt die Ergebnisse von anderen Autoren. Wörtlich steht in diesem Bericht auf Seite 13: »Exercise resulted in a significant increase in lactate concentration in all three trials. This increase was greater in the CON (Kontrolle) trial resulting in a significantly higher immediate post-exercise blood lactate concentration compared to both DAY-6 and DAY-12 trials.« Diese Ergebnisse wurden aber nie publiziert, und die Arbeit als negative Studie mehrfach von Fink, Barnett und Vukovich veröffentlicht. Auch andere positive Ergebnisse wie die Steigerung des Muskelglykogengehaltes, die Einsparung von Muskelglyocogen unter Belastung, die Reduktion der Triglyceride, der FFA und des Glycerols unter Belastung, der Steigerung des freien L-Carnitingehaltes im Muskel wurden nicht in der Publikation erwähnt oder aber sehr negativ als nicht vorhandene Effekte interpretiert.

A role for carnitine in medium-chain fatty acid metabolism? Medium-chain triglycerides do not require carnitine for mitochondrial transport. However, new data suggest that carnitine may play a role in their utilization, RF-8, Nutr Rev 49 (8): 243–5 (1991).

Abdel-aleem S, Nada MA, Sayed-Ahmed M, Hendrickson SC, St Louis J, Walthall HP, Lowe JE, Regulation of fatty acid oxidation by acetyl-CoA generated from glucose utilization in isolated myocytes. J Mol Cell Cardiol 28 (5): 825–33 (1996).

Abdennabi A, Schmidt M, Robertson S, Havighurst T, Shug AL, Gravenstein S, The effect of L-carnitine on influenza vaccine response in young and old mice. Aging Immunology and Infectious Disease 6 (3–4) 1996 153–65, ISSN: 0892-8762 (1996).

Adlouni HA, Katrib K, Ferard G, Changes in carnitine in polymorphonuclear leukocytes, mononuclear cells, and plasma from patients with inflammatory disorders. Clin Chem 34 (1): 40–3 (1988).

Aftring R, May P, Michael E, Buse MG, Regulation of branched chain ketoacid catabolism in rat liver, Dev Biochem 18 (Metab. Clin. Implic. Branched Chain Amino Ketoacids): 67–72, CODEN: DEBIDR, ISSN: 0165-1714 (1981).

Ahmad S et. al., Multicenter trial of L-carnitine in maintainance hemodialysis patients II. Clinical and biochemical effects. Kidney Int 38, 912–18 (1990).

Ahmad S, Carnitine, kidney and renal dialysis, Ferrari R, Di Mauro S, Sherwood G, L-carnitine and its role in medicine. From function to therapy. Academic Press New York, S. 381–402 (1993).

Albertazzi A, Cappelli P, Di Paolo P, Tondi P, Vacario O, Endocrine-metabolic effects of L-carnitine in patients on regular dialysis treatment, Proc. EDTA 19 302–7 (1982).

Allen RJ, Di Mauro B, Coulter DL, Kearns-Sayre syndromes: a possible disorder of folate and carnitine metabolism, Pediatr Res 17: 286A (1983).

Allen RJ, Di Mauro S, Coulter DL, Papadimitriou A, Rothenberg SP, Kearns-Sayre syndrome with reduced plasma and cerebrospinal fluid folate. Ann Neurol 13 (6): 679–82 (1983).

Angelini C, Vergani L, Costa L, Martinuzzi A, Dunner E, Marescotti C, Nosadini R, Use of carnitine in exercise physiology, Adv Clin Enzymol 4 (Carnitine, Enzymes, Isoenzymes Dis.): 103–10, CODEN: ACENEB, ISSN: 0250-4197 (1986).

Anton R, Barlow S,Boskou D, Castle L,Crebelli R, Dekant W, Engel KH, Forsythe S, Grunow S, Larsen JC, Leclercq C, Mennes W, Milana MR, Rietjens I, Svensson K, Tobback P, Toldrá F, Opinion of the scientific panel on food additives, flavourings, processing aids and materials in contact with food on a request from the commission related to L-carnitin L-tartrate for use in foods for particular nutritional uses (adopted on Nov 3 2003 by written procedure), EFSA Journal 19 (2003).

Arakawa J, Hara A, Kokita N., Lidocaine attenuates mechanical and metabolic derangements induced by palmitoyl-L-carnitine in the isolated perfused rat heart, Pharmacol 55: 259–68 (1997).

Araki E, Kobayashi T, Kohtake N, Goto I, Hashimoto T, A riboflavin-responsive lipid storage myopathy due to multiple acyl-CoA dehydrogenase deficiency: an adult case. J Neurol Sci 126 (2): 202–5 (1994).

Arancio O, Bonadonna G, Calvani M, Giovene P, Tomelleri G, De Grandis D, Transitory L-carnitine depletion in rat skeletal muscle by D-carnitine, Pharmacol Res 21 (2): 163–8 PHMREP (1989).

Arduini A, Bressan M, Sciarroni F, Dottori S, Calvani M, Ramsay R., Carnitine palmitoyl trasferase and acyl-CoA binding protein: two more players in the membrane phospholipid fatty acid turnover of human red cells? Biochem J 325: 811–814 (1997).

Arduini A, et al., Life Sci 47: 2395–2400 (1990).

Arduini A, Gorbunov N, Arrigoni-Martelli E, Dottori S, Molajoni F, Russo F, Federici G, Effects of L-carnitine and its acetate and propionate esters on the molecular dynamics of human erythrocyte membrane, Biochim. Biophys. Acta 1146 (2): 229–35, CODEN: BBACAQ, ISSN: 0006-3002.

Arduini A, Mancinelli G, Radatti GL, Dottori S, Molajoni F, Ramsay RR, The role of carnitine and carnitine palmitoyltransferase as integral components of the pathway for membrane phospholipid fatty acid turnover in intact human erythrocytes, J Biol Chem 25, 267 (18): 12673–81 (1992).

Arduini A, Mancinelli G, Ramsay RR, Palmitoyl-L-carnitine, a metabolic intermediate of the fatty acid incorporation pathway in erythrocyte membrane phospholipids, Biochem. Biophys. Res. Commun. 173 (1): 212–7, CODEN: BBRCA9, ISSN: 0006-291X (1990).

Arduini A, Rossi M, Mancinelli G, Belfiglio M, Scurti R, Radatti GL, Shohet SB, Effect of L-carnitine and acetyl-L-carnitine on the human erythrocyte membrane stability and deformability, Life Sci 47 (26): 2395–400, CODEN: LIFSAK, ISSN: 0024-3205 (1990b).

Arduini A, Carnitine and its acyl esters as secondary antioxidants? Am Heart J 123: 1726–7 (1992).

Arenas J, Huertas R, Campos Y, Diaz AE, Villalon JM, Vilas E, Effects of L-carnitine on the pyruvate dehydrogenase complex and carnitine palmitoyl transferase activities in muscle of endurance athletes, FEBS Lett. 341 (1): 91–3, CODEN: FEBLAL, ISSN: 0014-5793 (1994).

Arenas J, Ricoy JR, Pola P, L-carnitine in muscle, serum and urine of nonprofessionel athletes. Effects of physical exercise, training and L-carnitine, Muscle Nerve 14: 598–604 (1991).

Arimoto K, Sakuragawa N, Suehiro M, Watanabe H, Abnormal 13C-fatty acid breath tests in patients treated with valproic acid, J Child Neurol 3 (4): 250–7 (1988).

Arndt K, Leistungsteigerung durch Aminosäuren, Novagenics, ISBN 3-92920022-04-3 (1994).

Aureli T, Di Cocco ME, Ghirardi O, Vertechy M, Giuliani A, Ramacci MT, Calvani M, Conti F, Effect of acetyl-L-carnitine on the recovery of brain energy metabolism and lactic acid levels following transient forebrain ischemia in the rat a 31P and 1h NMR spectroscopy study, 23rd Ann Meet Soc for Neurosci, Washington, DC, USA, Nov 7–12, 1993, Soc for Neurosci Abstracts 19 (1–3) 1644, ISSN: 0190-5295 (1993).

Aureli T, Miccheli A, Ricciolini, R, Di Cocco, ME, Ramacci MT, Angelucci, L, Ghirardi O, Conti F, Aging brain: effect of acetyl-L-carnitine treatment on rat brain energy and phospholipid metabolism a study by phosphorus-31 and proton NMR spectroscopy, Brain Res 526 (1): 108–12 BRREAP, ISSN: 0006-8993 (1990).

Avigan J, Askanas V, Engel WK, Muscle carnitine deficiency: fatty acid metabolism in cultured fibroblasts and muscle cells, Neurology 33 (8): 1021–6 NEURAI, ISSN: 0028-3878 (1983).

Bach A, Carnitine biosynthesis in mammals, Reprod Nutr Dev 22 (4): 583–96 (1982).

Bahcecioflu IH, Demir A, Ustundag B, Ilhan M, Baydas G, Canatan H, Ozercan I, Protective effect of L-carnitine on alcoholic fatty liver in rats, Medical Science Research 27/7: 475–8, Refs: 27 (1999).

Bahl J, Navin T, Manian AA, Bressler R, Carnitine transport in isolated adult rat heart myocytes and the effect of 7,8-dihydroxy chlorpromazine, Circ Res 48 (3): 378–85 CIRUAL, ISSN: 0009-7330 (1981).

Bakker HD, Scholte HR, Jeneson JA, Busch HF, Abeling NG, van Gennip AH, Vitamin-responsive complex I deficiency in a myopathic patient with increased activity of the terminal respiratory chain and lactic acidosis, J Inherit Metab Dis 17 (2): 196–204 (1994).

Barnett C, Costill DL, Vukovich MD, Cole KJ, Goodpaster BH, Trappe SW, Fink WJ, Effect of L-carnitine supplementation on muscle and blood carnitine content and lactate accumulation during high-intensity sprint cycling, Int J Sport Nutr 4 (3): 280–8 (1994).

Bartel LL, Hussey JL, Shrago E, Effect on dialysis on serum carnitine, free fatty acids, triglyceride levels in man and rat, Metabolism 31: 944–947 (1981).

Bartel LL, Hussey JL, Shrago E, Perturbation of serum carnitine levels in human adults by chronic renal disease and dialysis therapy. Am J Clin Nutr 34 (7): 1314–20 (1981).

Bartels GL, Remme WJ, Scholte HR, Acute myocardial ischaemia induces cardiac carnitine release in man, Eur Heart J 18 (1): 84–90 (1997).

Bartholmey SJ, Sherman A, Postweaning carnitine supplementation of iron deficient rats, J Nutr 116, 2190–2200 (1986).

Bartholomey SJ, Sherman AR, Carnitine deficiency in iron-deficient rat pups, J Nutr 115, 138–48 (1985).

Bässler KH, Golly I, Loew D, Pietrzik K, Vitamin-Lexikon für Ärzte, Apotheker und Ernährungswissenschaftler, Govi, Frankfurt, S. 404, ISBN 3-7741-0632-0 (1992).

Battelli D, Bellei H, Arrigoni-Martelli E, Muscatello U, Bubyleva V, Interaction of carnitine with mitochondrial cardiolipin. Biochim Biophys Acta 1117: 33–36 (1992).

Bazzato G, Coli U, Landini S, et al., Myasthenia-like syndrome after DL- but not L-carnitine, p. 32, Biocarn, Literaturüberblick, Anwendung und Möglichkeiten von L-Carnitin, The Lancet 30, 1209 (1981).

Bell FP, et al., L-carnitine administration and withdrawal affect plasma and hepatic carnitine concentration, plasma lipid and lipoprotein composition and in vitro hepatic lipogenesis from labelled mevalonate and ole-

Literatur

ate in normal rabbits J Nutr 122, 959–966 (1992).

Bellinghieri G, Savica V, Mallamace A, Di Stefano C, Consolo F, Spagnoli LG, Villaschi S, Palmieri G, Corsi M, Maccari F, Correlation between increased serum and tissue L-carnitine levels and improved muscle symptoms in hemodialyzed patients, Am J Clin Nutr 38 (4): 523–31(1983).

Berard E, Iordache A, Effect of low doses of L-carnitine on the response to recombinant human erythropoietin in hemodialyzed children: about two cases (letter, comment), Nephron 62 (3): 368–9 (1992).

Berchiche L, Legrand C, Capiaumont J, Belleville F, Nabet P, Effect of L-carnitine and acylcarnitine derivatives on the proliferation and monoclonal antibody production of mouse hybridoma cells in culture, J Biotechnology 34: 175–83 (1994).

Bertelli A, Giovannini L, Bertelli AA, inhibition of histamine release and pressure increase induced by endothelin (et-1) in isolated rat kidneys treated with propionyl-carnitine, Drugs Exp Clin Res 18 (8): 349–53 DECRDP, ISSN: 0378-6501 (1992).

Berthon P, Freyssenet D, Chatard JC, Castells J, Mujika I, Geyssant A, Guezennec C-Y, Denis C, Mitochondrial ATP production rate in 55 to 73-year-old men: effect of endurance training, Acta Physiol Scand 154 (2): 269–74 APSCAX, ISSN: 0001-6772 (1995).

Berthon P, Van der Veer M, Denis C, Freyssenet D, L-carnitine stimulation of mitochondrial oxidative phosphorylation rate in isolated rat skeletal muscle mitochondria, Comp Biochem Physiol A Physiol, 117 (1): 141–5 (1997).

Bertoli M, et al., Carnitine deficiency induced hemodialysis and hyperlipidaemia: effect of carnitine in uremic patients Lancet I, 1401–1402 (1979).

Bettini V, Aragno R, Bettini MB, Braggion G, Calore L, Martino R, Motin S, Sabbion P, The facilitating effect of carnitine on the relaxation of isolated coronary arteries evoked by methacholine: the role of endothelium derived relaxing factor. Influenza facilitante della carnitina sul rilasciamento di arterie coronarie isolate evocato da cuore, 9/4 (423–446), CODEN: CREEE, Italy (1992).

Bettini V, Bettini MB, Aragno R, Braggion G, Caldesi Valeri V, Calore L, Concolato MT, Realdon F, Salvagnin M, The potentiating effects of carnitine on metacholine-induced relaxation of the isolated coronary artery. Effetto Potenziante della Carnitina Sul Rilasciamento di Arterie Coronarie Isolate Indotto dalla Metacolina, Cuore 8/2 (213–224), CODEN: CREEE, Italy (1991).

Bettini V, Catozzo C, Martino R, Mayellaro F, Munari L, Tegazzin, V, Ton P., Alterations of acetylcholine-induced contractions by carnitine in isolated coronary vessels in vitro, Acta Vitaminol. Enzymol. 7 (1–2): 61–9, CODEN: AVEZA6, ISSN: 0300-8924 (1985).

Beuker F, Universität Düsseldorf, Gutachten: Substitution von L-Carnitin zur Unterstützung der Trainingswirkungen im Fitnessbereich (1994).

Bianchi PB, Davis AT, Sodium pivalate treatment reduces tissue carnitines and enhances ketosis in rats, J Nutr 121 (12): 2029–36 (1991).

Bieber LL, Carnitine, Annu Rev Biochem 57: 261–83 (1988).

Bieber LL, Emaus R, Valkner K, Farrell S, Possible functions of short-chain and medium-chain carnitine acyltransferases. Fed Proc 41(12): 2858–62 (1982).

Bieber, LL, Valkner, K, Farrell, S, Carnitine acyltransferases of liver peroxisomes, Ann NY Acad Sci 386 (Peroxisomes Glyoxysomes): 395–6, CODEN: ANYAA9, ISSN: 0077-8923 (1982).

Bilinski, E, Jonas, REE, Effects of coenzyme A and carnitine on fatty acid oxidation by rainbow trout mitochondria, J Fish Res Bd Can 27 (5): 857–64, CODEN: JFRBAK (1970).

Billigmann PW, Kunzel U, Bertsch S, The effect of L-carnitine on maximal exercise performance. Wie wirkt sich L-Carnitin auf die physische Maximalbelastung aus? Therapiewoche 40/25 (1866–72), ISSN: 0040-5973 CODEN: THEWA6, Germany (1990).

Blackburn GL, Amer J Clin Nutr, 30, 1321–1332 (1977).

Blanc PL, Carrier H, Thomas L, Robert D, Gastroenterol Clin Biol 7, 213 (1983). Böhles HJ, Akcetin Z, Lehnert W, The influence of intravenous mct medium chain triglycerides and carnitine on the excretion of dicarboxylic acids, Creutzfeldt, Schauder W and P (eds.), Beiträge zu Infusionstherapie und klinischer Ernährung, Band 20, Mittelkettige Triglyzeride in der parenteralen Ernährung (Contributions to infusion therapy and clin nutr, Vol. 20, the importance of medium-chain triglycerides for parenteral nutr), Symposium Göttingen, 27.–28. Juni 1986 (1988).

Böhles HJ, Carnitin – Biochemie und Klinik, Infusionstherapie 12: 60–9 (1985).

Böhles HJ, Carnitine in nutritional therapy, Beitr Infusionsther Klin Ernährungsforsch Prax 16 (akt. Entwicklungsstand künstl. Ernährung): 148–56, CODEN: BKEPDF, ISSN: 0378-8679 (1986).

Böhles HJ, Klinikum der Johann Wolfgang Goethe Universität Frankfurt, Beurteilung der Stellung von L-Carnitin als Lebensmittel, Gutachten für die Gesellschaft für Ernährungsforschung Neu-Ulm (1999).

Böhles HJ, Michalk D, Brandl U, Fekl W, Borresen HC, Stehr K, The effect of L-carnitine-supplemented total parenteral nutrition on tissue amino acid concentrations in piglets, J Nutr 114 (4): 671–6 (1984).

Böhles HJ, Noppeney T, Akcetin Z, Rein J, von der Emde J, The effect of preoperative L-carnitine supplementation on myocardial metabolism during aorto-coronary-bypass surgery, Current Therapeutic Res 39: 429–35 (1986).

Böhles HJ, Sewell AC, Universitätsklinikum Frankfurt 6. 1. 2000, Case Report, unpubl. Res.

Literatur

Böhles MT, Vortrag beim L-Carnitin Symposium Zermatt, durchgeführt durch die Lonza AG, Basel (2000).

Bøhmer T, Bergrem H, Eiklid E, Carnitine deficiency induced during intermittent hemodialysis for renal failure, Lancet I: 126–28 (1978).

Bøhmer T, Eiklid K, Jonssen J, Carnitine uptake into human heart cells in culture, Biochem Biophys Acta 465: 627–33 (1977).

Bøhmer T, Molstad P, Carnitine transport across the plasma membrane, in: Carnitine biosynthesis, metabolism, and functions, Frenkel RA, McGarry JD (eds.), Academic Press, New York: 35–43 (1980).

Bøhmer T, Rydning A, Solberg HE, Carnitine levels in human serum in health and disease, Clin Chim Acta 57 (1): 55–61 CCATAR (1974).

Bøhmer T, Weddington SC, Hansson V, Effect of testosterone propionate on levels of carnitine and testicular androgen binding protein (ABP) in rat epididymis, Endocrinology 1977 100 (3): 835–8 (1977).

Boran M, Dalva I, Gonenc F, Cetin S, Response to recombinant human erythropoietin (r-Hu EPO) and L-carnitine combination in patients with anemia of end-stage renal disease, Nephron 73: 314–5 (1996).

Border JR, Burns GP, Rumph C, Schenk WG Jr, Carnitine levels in severe infection and starvation: a possible key to the prolonged catabolic state, Surgery 68 (1): 175–9, Journal code: VC3, ISSN: 0039-6060 (1970).

Borghijs H, De Wilde RO, The influence of two different dosages of L-carnitine on some blood parameters during exercise in trained pigeons, J Vet Nutr 1: 31–5 (1992).

Borum PR, Bennett SG, Carnitine as an essential nutrient. J Am Coll Nutr 5 (2):177–82 (1986).

Borum PR, Broquist HP, Lysine deficiency and carnitine in male and female rats, J Nutr 107: 1209–15 (1977).

Borum PR, Fisher KD, Health effects of dietary carnitine. Life Science Research Office, Federation of American Societies for Experimental Biology, Bethesda, Maryland, USA (1983).

Borum PR, Plasma carnitine compartment and red blood cell carnitine compartment of healthy adults, Am J Clin Nutr 46 (3): 437–41, CODEN: AJCNAC, ISSN: 0002-9165. (1987).

Borum PR, Regulation of the carnitine concentration in plasma, in: Carnitine biosynthesis, metabolism, and functions. Frenkel RA, McGarry JD (eds.), Academic Press, New York, 115–26 (1980).

Borum PR, York, CM, Bennett SG, Carnitine concentration of red blood cells, Am J Clin Nutr 41 (3): 653–6, CODEN: AJCNAC, ISSN: 0002-9165 (1985).

Brady PS, Knoeber CM, Brady LJ, Hepatic mitochondrial and peroxisomal oxidative capacity in riboflavin deficiency: effect of age, dietary fat and starvation in rats, J Nutr 116 (10):1992–9 (1992).

Brass EP et al. Carnitine delays rat skeletal muscle fatigue in vitro. J Appl Physiol 75, 1595–1600 (1993).

Brass EP, Carnitine metabolism in B12 deficiency, Nutr Rev 47: 89–91 (1989).

Brass EP, Carnitine transport, in: L-carnitine and its role in medicine: from function to therapy, Ferrari R, Di Mauro S, Sherwood G (eds.), Academic Press, London (1992).

Brass EP, Ruff LJ, The effect of carnitine on propionate metabolism in the vitamin B12-deficient rat, J Nutr 119 (8): 1196–202 (1989).

Brass EP, Scarrow AM, Ruff LJ, Masterson KA, Van Lunteren E, Carnitine delays rat skeletal muscle fatigue in vitro, J Appl Physiol 75 (4): 1595–600, CODEN: JAPHEV, ISSN: 8750-7587 (1993).

Brass EP, Stabler SP, L-carnitine metabolism in the vitamin B12-deficient rat. Biochem J 255: 153–9 (1988).

Bremer J, Biosynthesis of carnitine in vivo, Biochem Biophys Acta 48: 622–24 (1961).

Bremer J, Carnitine – metabolism and functions, Physiol Rev 63 (4): 1420–80 (1983).

Bremer J, Carnitine in intermediary metabolism. Reversible acylation of carnitine by mitochondria, J Biol Chem 237: 2228–31 (1962).

Bremer J, Carnitine in intermediary metabolism. The biosynthesis of palmitoylcarnitine by cell subfractionsm, J Biol Chem 238: 2774–9 (1963).

Bremer JJ, Davis EJ, The effect of acylcarnitines on the oxidation of branched chain a-keto acids in mitochondria, Biochim. Biophys. Acta, 528(3): 269–75, CODEN: BBACAQ, ISSN: 0006-3002 (1978).

Bremer JJ, Hokland B, The role of carnitine-dependent metabolic pathways in heart disease without primary ischemia, Z Kardiol 1987, 76 suppl. 5: 9–13 (1987).

Brevetti G, Angelini C, Rosa M, Carrozzo R, Perna S, Corsi M, Matarazzo A, Marcialis A, Muscle carnitine deficiency in patients with severe peripheral vascular disease, Circ 84 (4): 1490–5 (1991).

Brevetti G, Attisano T, Perna S, Rossini A, Policicchio A, Corsi M, Effect of L-carnitine on the reactive hyperemia in patients affected by peripheral vascular disease: a double-blind, crossover study. Angiology 40 (10): 857–62 (1989).

Brevetti G, Chiariello M, Policicchio A, Ferulano G, Nevola E, Rossini A, Siliprandi N, Hemodynamic and metabolic effects of L-carnitine in peripheral vascular disease, in: Clinical Aspects of Human Carnitine Deficiency, Borum PR (ed.), Pergamon Press, New York, 143–244 (1986).

Brevetti G, Corrado S, Martone VD, Di Donato A, Silvestro A, Vanni L, Microcirculation and tissue metabolism in peripheral arterial disease, Clinical Hemorrheology and Microcirculation 21 (3–4) 245–54, Ref: 52 J code: CVN, ISSN: 1386-0291 (1999).

Brevetti G, Diehm C, Lambert D, European multicenter study on propionyl-L-carnitine in intermittent claudication, J Am Coll Cardiol 34 (5): 1618–24 JACCDI, ISSN: 0735-1097, PB: Elsevier Sci Inc (1999).

Literatur

Brevetti G, Fanin M, De Amicis V, Carrozzo R, Di Lello F, Martone VD, Angelini C, Changes in skeletal muscle histology and metabolism in patients undergoing exercise deconditioning: effect of propionyl-L-carnitine, Muscle and Nerve 20 (9) 1115-20, J code: NN9, ISSN: 0148-639X (1997).

Brevetti G, Perna S, Sabba C, Martone VD, Condorelli M, Propionyl-L-carnitine in intermittent claudication: double-blind, placebo-controlled, dose titration, multicenter study, J Am Coll Cardiol 26 (6): 1411-16 JACCDI, ISSN: 0735-1097 (1995).

Brevetti G, Perna S, Sabba C, Rossini A, Scotto di Uccio V, Berardi E, Godi L, Superiority of l-propionylcarnitine vs. L-carnitine in improving walking capacity in patients with peripheral vascular disease: an acute, intravenous, double-blind, cross-over study, Eur Heart J 13 (2): 251-5 (1992).

Brevetti G., et al., Increases in walking distance in patients with peripheral vascular disease treated with L-carnitine: a double blind, cross over study, Circulation 77 (4): 767-773 (1988).

Brijlal S, Lakshmi AV, Bamji MS, Mitochondrial oxidative metabolism during respiratory infection in riboflavin deficient mice, Journal of Nutritional Biochemistry 10/12: 728-32, Refs: 30, ISSN: 0955-2863, CODEN: JNBIEL (1999).

Broad EM, Galloway SDR, Effect of two weeks supplementation with L-carnitine tartrate on plasma ammonia response to exercise, Institute for Sports Research, University of Stirling, Airthrey Road, Stirling, Stirlingshire FK9 4LA, United Kingdom, FASEB, Washington DC, USA (2004).

Brooks DE, Carnitine in the male reproductive tract and its relation to the metabolism of the epididymis and spermatozoa, in: Carnitine biosynthesis, metabolism, and functions, Frenkel RA, McGarry JD (eds.), Academic Press New York, pp. 219-35, ISBN 0-12-267060-4 (1980).

Brooks DE, McIntosh JEA, Turnover of carnitine by rat tissues, Biochem J 148: 439-445 (1975).

Broquist HP, Borum, PR, Carnitine biosynthesis: nutritional implications, Adv Nutr Res 4, 181-204, CODEN: ANURD9, ISSN: 0149-9483 (1982).

Broquist HP, Mason PS, Felice JH, Enhancement of tissue carnitine levels by choline, 66th Annual Meeting of the Federation of American Societies for Experimental Biology, New Orleans, Los Angeles, USA, April 15-23. Fed Proc 41 (3) 1982, Abstract 1562, CODEN: FEPRA7, ISSN: 0014-9446 (1982).

Brouns F, Essentials of sports nutrion, Wiley 2003.

Brouns F, Saris WHM, Beckers E, Aldercreutz H, van der Vusse GJ, Keizer HA, Kuipers H, Menheere P, Wagenmkers AJM, ten Hoor F, Metabolic changes induced by sustained exhaustive cayclin and diet manipulation, Int J Sports Med 10, 49-62 (1989).

Bruno G, Scaccianoce S, Bonamini M, Patacchioli FR, Cesarino F, Grassini P, Sorrentino E, Angelucci L, Lenzi GL, Acetyl-L-carnitine in Alzheimer disease: a short-term study on csf neurotransmitters and neuropeptides, Alzheimer Dis Assoc Disord Fall 9 (3): 128-31 (1995).

Buhl, Funktionelle und morphologische Veränderungen beim Höhentraining unter besonderer Berücksichtigung des Verhaltens von L-Carnitin, Medical Triathlon World 10-16 (1992).

Burtis CA, Ashwood ER, Tietz Textbook of clinical chemistry, 3rd ed., p. 1365, WB Saunders Company Philadelphia, ISBN 0-7216-5610-2 (1999).

Burtle GJ, Newton GL, Blum SA, L-carnitine supplemented catfish diet, US 5030657 (1991).

Bykov IL, Carnitine in riboflavin-deprived rats, Vyestsi Akademii Navuk Byelarusi Syeryya Biyalahichnykh Navuk 0 (4): 77-80 (1996).

Bykov IL, Shigematsu E, Effect of L-carnitine on glycine conjugates excretion in B2-deficient rats, Vopr Pitan (6): 9-11, CODEN: VPITAR, ISSN: 0042-8833, PB: AO Nutritek (1997).

Caldarone G, Giampietro M, Berlutti G, Ciampini M, On the administration of L-carnitine and a vitamine complex in a group of high performance rowers, RIFORMA MED, 102/4: 149-55, ISSN: 0035-5259 CODEN: RIMEAB, Italy (1987).

Campos Y, Huertas R, Lorenzo G, et al., Plasma carnitine insufficiency and effectiveness of L-Carnitine therapy in patients with mitochondrial myopathy, Muscle Nerve 16, 150-3 (1993).

Canale C, Terrachini V, Biagini A, Vallebona A, Masperone MA, Valice S, Castellano A, Bicycle ergometer and echocardiographic study in healthy subjects and patients with angina pectoris after administration of L-carnitine: semiautomatic computerized analysis of M-mode tracing, Int J Clin Pharmacol Ther Toxicol 26 (4): 221-4 (1988).

Capecchi PL, Laghi Pasini F, Quartarolo E, Di Perri T, Carnitines increase plasma levels of adenosine and ATP in humans, Vasc Med 2 (2): 77-81 (1997).

Carlin JI, et al., Carnitine metabolism during prolonged exercise and recovery in humans, J Appl Physiol 61: 1275-8 (1986).

Carlin JI, Harris RC, Cederblad G, Constantin-Teodosiu D, Snow DH, Hultman E, Association between muscle acetyl-CoA and acetylcarnitine levels in the exercising horse, J Appl Physiol 69 (1): 42-5, CODEN: JAPHEV, ISSN: 8750-7587 (1990).

Carnicero HH, Englard S, Seifter S, Ringel SP, Carnitine uptake and fatty acid utilization by diploid cells aging in culture, Arch Biochem Biophys 215: 78-88 (1982).

Carpentier YA, Thonnart N, Denis P, Metabolic utilization of lct vs. mixed mct/lct emulsion during intravenous infusion in man, Fett Parenter Ernähr, 3, 40-51 FPEREX, ISSN: 0720-8731 (1985).

Carroll JE, Brooke MH, Shumate JB, Janes NJ, Carnitine intake and excretion in neuromuscular diseases, Am

Literatur

J Clin Nutr 34 (12): 2693–8, CODEN: AJCNAC, ISSN: 0002-9165 (1981).

Carter AL, Frenkel RA, The role of the kidney in the biosynthesis of carnitine in the rat, J Biol Chem 254 (21): 10670–4 JBCHA3, ISSN: 0021-9258 (1979).

Carter AL, Stratman FW, Hutson SM, Lardy HA, The role of carnitine and its esters in sperm metabolism, in: Carnitine Biosynthesis Metabolism, and Functions, Proc Virginia Lazenby O'Hara Biochem Symp, Frenkel RA, McGarry, JD (eds.), pp. 251–69, Academic Press, New York (1980).

Carter HE, Bhattacharyya PK, Weidman KR, Fraenkel G, Chemical studies on vitamin Bt. Isolation and characterization as carnitine, Arch Biochem Biophys 38: 405–16 (1952).

Carter, AL, Lennon, DLF, Stratman FW, Increased acetyl carnitine in rat skeletal muscle as a result of high-intensity short-duration exercise. Implications in the control of pyruvate dehydrogenase activity, FEBS Lett 126 (1): 21–4, CODEN: FEBLAL, ISSN: 0014-5793 (1981).

Cavaliere S, Spampinato D, Caruso P, Monachella R, Villareale G, Franco L, Marino V, Drago F, Anticataract action of L-acetylcarnitine, Boll Ocul 69 (5): 899–908, CODEN: BOOCDK (1990).

Cavazza C, Therapeutical method of treating patients with impaired immune system, US Pat 4,415,88 (1983).

Cederblad G, Bylund AC, Holm J, Schersten T, Carnitine concentration in relation to enzyme activities and substrate utilization in human skeletal muscles, Scand J Clin Lab Invest 36: 548–51 (1976).

Cederblad G, Hermansson G, Ludvigsson J, Plasma and urine carnitine in children with diabetes mellitus, Clin Chim Acta 125: 207–17 (1982).

Cederblad G, Lindstedt S, A method for the determination of carnitine in the picomole range. Clin Chim Acta 37: 235–43 (1972).

Cederblad G, Lindstedt S, Lundholm K, Concentration of carnitine in human muscle tissue, Clin Chim Acta 28, 53 (3): 311–21 (1974).

Cederblad G, Lindstedt S, Metabolism of labeled carnitine in the rat, Arch Biochem Biophys 175: 173–82 (1976).

Cerretelli P, et al., L-Carnitine supplementation in humans. The effects on physical performance, Int J Sports Med 11, 1–14 (1990).

Challoner DR, Prols HG, Free fatty acid oxidation and carnitine levels in diphtheritic guinea pig myocardium, J Clin Invest 51 (8): 2071–6 (1972).

Chalmers, et al., Secondary carnitine insufficiency in disorders of organic acid metabolism. Modulation of acyl-CoA/CoA ratios by L-carnitine in vivo, Biochem Soc Trans 11: 724–5 (1983).

Chen WJ, J Formosan Med Assoc, 82, 203–212 (1983).

Cho, Youn Ok, Leklem, JE, In vivo evidence for a vitamin B-6 requirement in carnitine synthesis, J Nutr 120 (3): 258–65, CODEN: JONUAI, ISSN: 0022-3166 (1990).

Choi YR, Fogle PJ, Bieber LL, The effect of long-term fasting on the branched chain acylcarnitines and branched chain carnitine acyltransferases, J Nutr 109 (1): 155–61 (1979).

Chrobok C, Effekt einer L-Carnitinzulage auf Leistungsparameter und den Muskelcarnitinspiegel bei jungen Trabern im Laufe eines Trainings, Diss Tierärztliche Hochschule Hannover (2000).

Cipolla MJ, Nicoloff A, Rebello T, Amato A, Porter JM, Propionyl-L-carnitine dilates human subcutaneous arteries through an endothelium-dependent mechanism, Journal of Vascular Surgery 29 (6): 1097–1103, ISSN: 0741-5214 (1999).

Clair F, Caillat S, Soufir JC, Lafforgue B, Drueke T, Said G, Myasthenic syndrome induced by DL-carnitine in a chronic hemodialysis patient (letter), Presse Med 28, 13 (18): 1154–5 (1984).

Clarke PJ, Dennison AR, Ball MJ, Hands LJ, Kettlewell MGW, Experiences with an mct medium chain triglyceride-containing parenteral nutrition regimen in patients receiving routine tpn total parenteral nutrition, Creutzfeldt W, Schauder P (eds.), Beiträge zu Infusionstherapie und klinische Ernährung, Bd. 20, Mittelkettige Triglyzeride in der parenteralen Ernährung (Contributions To Infusion Therapy And Clin Nutr, Vol. 20, The importance of medium-chain triglycerides for parenteral nutr), Symposium Göttingen, 27.–28. Juni 1986, Vii+197p S Karger Ag: Basel, Switzerland; New York, USA Illus 0 (0) 1988, 119–25 BKEPDF ISBN: 3-8055-4741-2 ISSN: 0378-8 (1988).

Colombani P, Wenk C, Kunz I, Krähenbühl S, Kuhnt M, Arnold M, Frey-Rindova P, Frey W, Langhans W, Effects of L-carnitine supplementation on physical performance and energy metabolism of endurance-trained athletes: a double-blind crossover field study, Eur J Appl Physiol 73: 434–9 (1996).

Constantin-Teodosiu D, Carlin JI, Cederblad G, Harris RC, Hultman E, Acetyl group accumulation and pyruvate dehydrogenase activity in human muscle during incremental exercise, Acta Physiol Scand 143 (4): 367–72, CODEN: APSCAX, ISSN: 0001-6772 (1991).

Constantin-Theodesiu D, Regulation of PDC activity and acetyl group formation in skeletal muscle during exercise (dissertation), Huddinge University Hospital 1992.

Conti P, Reale M, Stuard S, Spoto G, Picerno F, Ferrara T, Placido FC, Barbacane RC, Albertazzi A, Errichi BM, Reduced human lymphocyte blastogenesis and enhancement of adenosine triphosphate (ATP) by L-carnitine, Mol Cell Biochem 131 (1): 1–8 (1994).

Conti P, Reale M, Stuard S, Spoto G, Picerno F, Ferrara T, Placido FC, Barbacane RC, Albertazzi A, Errichi BM, L-carnitine enhances adenosine triphosphate (ATP) and inhibits lymphocyte proliferation, Res Commun

Mol Pathol Pharmacol 87 (1): 77–8 RCMPE6, ISSN: 1078-0297 (1995).

Cooper MB, Forte, CA, Jones DA, Carnitine and acetylcarnitine in red blood cells, Biochim Biophys Acta 959 (2): 100–5, CODEN: BBACAQ, ISSN: 0006-3002 (1988).

Cooper MB, Jones DA, Edwards RHT, Corbucci GC, Montanari G, Trevisani C, The effect of marathon running on carnitine metabolism and on some aspects of muscle mitochondrial activities and antioxidant mechanisms, J Sport Sci 4: 79–87 (1986).

Corbucci G, Montanari G, Cooper MB, Effects of prolonged physical exercise on Carnitine metabolism in athletes, Atleticastudi 15 (6): 507–15, Nov/Dec (1984).

Corr PB, Staffitz JE, Sobel BE, Lysophospholipids, longchain acylcarnitines and membrane dysfunction in the ischaemic heart, Basic Res Cardiol 82 (suppl. 1): 199–208 (1987).

Corredor CF, Mansbach C, Bressler R, Carnitine depletion in the choline-deficient state, Biochim Biophys Acta 144 (2): 366–74, CODEN: BBACAQ (1967).

Corsico N, Nardone A, Lucreziotti MR, Spagnoli LG, Pesce D, Aureli T, Di Cocco ME, Miccheli A, Conti F, Arrigoni-Martelli E, Effect of propionyl-L-carnitine in a rat model for peripheral arteriopathy: a functional, histologic, and NMR spectroscopic study, Cardiovasc Drugs Ther 7: 241–51 (1993).

Costa A, Martignoni E, Bono G, Monzani A, Nappi G, Acetyl-L-carnitine, adrenocortical hyperactivity and pathological aging brain, in: Stress, immunity and ageing. A role for acetyl-L-carnitine, De Simone C, Martelli EA (eds.), Excerpta Medica, Elsevier Sci Publishers, Amsterdam, New York: pp. 119–23 (1990).

Costa A, Martignoni E, Bono G, Sinforiani E, Petraglia F, Genazzani AR, Nappi G, Pituitary-adrenal function and cognitive performance in demented patients on acetyl-L-carnitine treatment, Med Sci Res 21: 589–91 (1993).

Costa ND, Labuc RH, Case Report: efficacy of oral carnitine therapy for dilated cardiomyopathy in boxer dogs, J Nutr 124, 2687–92 (1994).

Costell M, Grisolia S, Effect of L-Carnitine feeding on the levels of heart and skeletal muscle carnitine of elderly mice, FEBS Lett 315, 43–6 (1993).

Costell M, Miguez MP, O'Connor JE, Grisolia S, Effect of hyperammonemia on the levels of carnitine in mice, Neurology 37 (5): 804–8, CODEN: NEURAI, ISSN: 0028-3878 (1987).

Costell M, O'Connor JE, Miguez MP, Grisolia S, Effects of L-carnitine on urea synthesis following acute ammonia intoxication in mice, Biochem Biophys Res Comm 120: 726–33 (1984).

Cotter R, Taylor CA, Johnson R, Rowe WB, A metabolic comparison of a pure long-chain triglyceride lipid emulsion (lct) and various medium-chain triglyceride (mct)-lct combination emulsions in dogs, Am J Clin Nutr 45 (5): 927–39, CODEN: AJCNAC, ISSN: 0002-9165 (1987).

Cox RA, Hoppel CL, Biosynthesis of carnitine and 4-(N-trimethylamino)butyrate from lysine, Biochem J 136 (4): 1075–82, CODEN: BIJOAK (1973).

Cox RA, Hoppel CL, Carnitine and trimethylaminobutyrate synthesis in rat tissues, Biochem J 142 (3): 699–701, CODEN: BIJOAK (1974).

Cox RA, Hoppel CL, Carnitine biosynthesis in rat liver slices, Biochim Biophys Acta 362 (2): 403–13, CODEN: BBACAQ (1974).

Cronin JR, The biochemistry of alternative medicine: Acetyl-L-carnitine and alpha-lipoic acid. A possible antiaging combination. Alternative and Complementary Therapies 8/4: 242–5, Refs: 25, ISSN: 1076-2809, CODEN: ACTHFZ (2002).

Da Torre SD, Creer MG, Pogwizd SM, Corr PB, Amphipathic lipid metabolites and their relation to arrhythmogenesis in the ischemic heart, J Mol Cell Cardiol 23 (suppl. 1): 11–22 (1991).

Daily J, Sachan DS, supplementary choline causes decreased urinary carnitine excretion in guinea-pig, Meeting Fed of Am Societies for Experimental Biology on Experimental Biology 1993, New Orleans, Louisiana, USA, March 28–Apr 1, FASEB (Fed Am SOC EXP BIOL) J 7 (3–4) 1993 A615 FAJOEC, ISSN: 0892-6638 (1993).

Daily JW, Hongu N, Mynatt RL, Sachan DS, Choline supplementation increases tissue concentrations of carnitine and lowers body fat in guinea pigs, J Nutr Biochem, 9 (8): 464–70, CODEN: JNBIEL, ISSN: 0955-2863PB: Elsevier Sci Inc (1998).

Daily JW, Sachan DS, Tissue carnitine concentrations are increased by supplementary choline in guineapigs, Experimental Biology 95, pt I, Atlanta, Georgia, USA, Apr 9–13, FASEB J 9 (3) 1995 A437, ISSN: 0892-6638 (1995).

Dal Negro R, Pomari G, Zoccatelli O, Turco P, Changes in physical performance of untrained volunteers: effects of L-carnitine, Clinical Trials Journal 23 (4): 242–8, (1986).

Davis AT, Carnitine depletion in rat pups of lactating mothers given sodium pivalate, 74th Ann Meet Fed Am Soc Exp Biol, Atlanta, Georgia, USA, Apr 21–25, FASEB (Fed Am Soc Exp Biol) J 5 (4) 1991 A713 FAJOEC, ISSN: 0892-6638 (1991b).

Davis AT, Crady SK, Strong SA, Albrecht RM, Scholten DJ, Increased acylcarnitine clearance and excretion in septic rats, Biomed Biochim Acta 50 (1): 81–6 BBIADT, ISSN: 0232-766X (1991a).

Davis AT, Hoppel CL, Effect of starvation in the rat on trimethyllysine in peptide linkage, J Nutr 113 (5): 979–85 (1983).

Davis AT, Hoppel CL, Effect of starvation on the disposition of free and peptide-linked trimethyllysine in the rat, J Nutr 116 (5): 760–7 (1986).

Literatur

De Grandis D, Mezzina C, Fiaschi A, Pinelli P, Bazzato G, Morachiello M, Myasthenia Due to Carnitine Treatment. Journal of the Neurological Sciences 46: 365-37 (1980).

De Grandis D, Mezzina C, Fiaschi A, Pinelli P, Bazzato G, Morachiello M, Myasthenia due to carnitine treatment, J Neurol Sci 46 (3): 365-71 (1980).

De Simone C, Foresta P, Famularo G, Ruggiero V, Arrigoni-Martelli E, Chirigos M, L-carnitine in experimental septic shock, Adv Biosci (Oxford) 94 (Advances in the Treatment of Radiation Injuries): 187-8, CODEN: AVBIB9, ISSN: 0065-3446 (1996).

Debeer LJ, Mannaerts GP, The mitochondrial and peroxisomal pathways of fatty acid oxidation in rat live, Diabete Metab May-Jun, 9 (2): 134-40 (1983).

Decombaz J, Deriaz O, Acheson K, Gmuender B, Jequier E, Effect of L-carnitine on submaximal exercise metabolism after depletion of muscle glycogen, Med Sci Sports Exercise 25 (6): 733-40, CODEN: MSPEDA, ISSN: 0195-9131 (1993).

Decombaz J, Gmuender B, Sierro G, Cerretelli P, Muscle carnitine after strenuous endurance exercise, J Appl Physiol 72 (2): 423-7 (1992).

Decombaz J, Reffet B, Bloemhard Y, L-Carnitine supplementation, caffeine and fuel oxidation in the exercising rat, Nutr Res 7 (9): 923-33, CODEN: NTRSDC, ISSN: 0271-5317 (1987).

Delanghe J, De Slypere JP, De Buyzere M, Robbrecht J, Wieme R, Vermeulen A, Normal reference values for creatine, creatinine, and carnitine are lower in vegetarians, Clin Chem, 35 (8): 1802-3, CODEN: CLCHAU, ISSN: 0009-9147 (1989).

Demirkol M, Sewell AC, Böhles H, The variation of carnitine content in human blood cells during disease - a study in bacterial infection and inflammatory bowel disease, Eur J Pediatr 153: 565-8 (1994).

Demmelmair H, Sauerwald T, Koletzko B, Richter T, New insights into lipid and fatty acid metabolism via stable isotopes, Eur J Pediatr 156: 70-4 (1997).

Deniz, Gonen, Yildiz, Oguzhan, Comparison of the effects of aminoguanidine and L-carnitine treatments on peripheral neural responses in alloxan-diabetic rats, Acta Pharm Turc 40 (4): 161-168, CODEN: APTUES, ISSN: 1300-638XPB: Acta Pharmaceutica Turcica (1998).

Deufel T, Determination of L-Carnitine in biological fluids and tissues, J Clin Chem Clin Biochem 28: 307-11 (1990).

Dhitavat S, Ortiz D, Shea TB, Rivera ER, Acetyl-L-carnitine protects against amyloid-beta neurotoxicity: roles of oxidative buffering and ATP levels, Neurochemical research 27 (6) 501-5. Journal code: 7613461, ISSN: 0364-3190 (2002).

Di Donato S, Garavaglia B, Rimoldi M, Carrara F, Clinical and biomedical phenotypes of carnitine deficiencies, in: L-carnitine and its role in medicine: from function to therapy, Ferrari R, Di Mauro S, Sherwood G (eds.), Academic Press, London, pp 81-98 (1992).

Di Lisa F, Barbato R, Menabo R, Siliprandi N, Carnitine and carnitine esters in mitochondrial metabolism and function, Dev Cardiovasc Med 162: 21-38 (1995)

Dodson WL, Sachan DS, Choline supplementation reduces urinary carnitine excretion in humans, Am J Clin Nutr 63: 904-10 (1996).

Donatelli M, Terrizzi C, Zummo G, Russo V, Bucalo M, Scarpinato A, Effects Of L-carnitine on chronic anemia and erythrocyte atp-concentration in hemodialyzed patients, Curr Ther Res Clin Exp 41 (5): 620-24, CODEN: CTCEA9, ISSN: 0011-393X (1987).

Dragan GI, Contribution à l'augmentation de la capacité d'effort des sportifs par utilisation de facteurs physiologiques ergotropes. Études pharmacologiques au sujet de l'efficacité de la L-carnitine. Contribution to increasing sporting effort capabilities by using ergotropic physiologic factors, Medecine du Sport 58 (5) (1984).

Dragan GI, Vasiliu A, Georgescu E, Dumas I, Studies concerning chronic and acute effects of L-carnitine on some biological parameters in elite athletes, Physiologie 24 (1): 23-8 (1987a).

Dragan GI, Vasiliu A, Georgescu E, Dumas I, Studies concerning chronic and acute effects of L-carnitine on some biological parameters in elite athletes, Rev Roum Morphol, Embryol Physiol, Physiol 24 (1): 23-8, CODEN: RMEPDZ (1987).

Dragan GI, Vasiliu A, Georgescu E, Eremia N, Studies concerning chronic and acute effects of L-carnitine in elite athletes, Physiologie Apr-Jun, 26 (2): 111-29 (1989).

Dragan GI, Vasiliu D, Eremia NM, Georgescu E, Studies concerning some acute biological changes after endovenous administration of 1 g l-carnitine in elite athletes, Physiologie 1987 Oct-Dec, 24 (4): 231-4 (1987b).

Dubelaar ML, Carnitine and paced muscles. Improvement of vascular metabolism, Proefschrift, Cip-Gegevens Koninklijke Bibliotheek, Den Haag (1992).

Dubelaar ML, Carnitine and paced muscles. Improvement of vascular metabolism, Proefschrift Universitaire Pers Maastricht, p. 20 (1992).

Dubelaar ML, Glatz JFC, De Jong YF, Van Der Veen FH, Hulsmann WC, L-carnitine combined with minimal electrical stimulation promotes type transformation of canine latissimus dorsi, J Appl Physiol 76 (4): 1636-42, CODEN: JAPHEV, ISSN: 8750-7587 (1994).

Dubelaar ML, Lucas CM, Huelsmann WC, Acute effect of L-carnitine on skeletal muscle force tests in dogs, Am J Physiol 260: E189-E193 (1991).

Dubelaar ML, Lucas CM, Hulsmann WC, The effect of L-carnitine on force development of the latissimus dorsi muscle in dogs, J Card Surg 6 (1 suppl): 270-5 (1991).

Literatur

Dubelaar ML, Lucas CMHB, Hulsmann WC, Acute effect of L-carnitine on skeletal muscle force tests in dogs, Am J Physiol 260 (2, Pt. 1): E189–E193, CODEN: AJPHAP, ISSN: 0002-9513 (1991).

Dunn WA, Rettura G, Seifter E, Englard S, Carnitine biosynthesis from g-butyrobetaine and from exogenous protein-bound 6-N-trimethyl-L-lysine by the perfused guinea pig liver. Effect of ascorbate deficiency on the in situ activity of g-butyrobetaine hydroxylase, J Biol Chem 259 (17): 10764–70, CODEN: JBCHA3, ISSN: 0021-9258 (1984).

Dunn, WA, Aronson NN, Englard S, The effects of 1-amino-d-proline on the production of carnitine from exogenous protein-bound trimethyllysine by the perfused rat liver, J Biol Chem 257 (14): 7948–51 JBCHA3, ISSN: 0021-9258 (1982).

Easy Biosystem (Korea) and LONZA AG (Switzerland), Trial to investigate the effects of L-Carnitine supplementation on pig finishing (1999).

Eclache JP, Quard S, Carrier H, Berthiller G, Marnot B, Eischenbeger D, Effets d'une adjonction de carnitine au regime alimentaire sur l'exercise intense et prolongue. Place de l'alimentation dans la preparation biologique a la competition. Comptes rendus du colloque de St-Etienne 2–3 Juillet 1987, Proceedings 163–171 (1979).

Eder K, Gutachten L-Carnitin als Nahrungsergänzung, Universität Halle, Institut für Ernmährungswissenschaften (2001).

El Hayek R, Valdivia C, Valdivia HH, Hogan K, Coronado R. Biophys J 65: 779–89 (1993).

Ellrott T, Pudel V, Fischer R, L-Carnitin als supplement während einer 12-wöchigen Formuladiät führt nicht zu einer Verbesserung der Körperzusammensetzung bei stark Adipösen, Ernährungsumschau, DGE Info 1/2003 p. 8 (2003).

Elmadfa I, Leitzmann C, Ernährung des Menschen, Eugen Ulmer, Stuttgart, p. 405, ISBN 3-8001-2726-1 (1998).

Engel AG, Angelini C, Carnitine deficiency of human muscle with associated lipid storage myopathy a new syndrome, Sci 179: 899–902 (1973).

Engel AG, Rebouche CJ, Carnitine metabolism and inborn errors, J Inherited Metab Dis 7 (suppl. 1): 38–43 (1984).

Engel AG, Rebouche CJ, Wilson, DM, Glasgow AM, Romshe CA, Cruse RP, Primary systemic carnitine deficiency II renal handling of carnitine, Neurology 31 (7): 819–25, CODEN: NEURAI, ISSN: 0028-3878 (1981).

Englard S, Carnicero, HH, Gamma-butyrobetaine hydroxylation to carnitine in mammalian kidney, Arch Biochem Biophys 190 (1): 361–4 ABBIA4, ISSN: 0003-9861 (1978).

Englard S, Horwitz LJ, Mills JT, A simplified method for the measurement of gamma-butyrobetaine hydroxylase activity, J Lipid Res 19 (8): 1057–63 (1978).

Englard S, Hydroxylation of gamma-butyrobetaine to carnitine in human and monkey tissues, FEBS Lett 15, 102 (2): 297–300 (1979).

Enns GM, Barkovich AJ, Rosenblatt DS, Fredrick DR, Weisiger K, Ohnstad C, Packman S, Progressive neurological deterioration and mri changes in cblc methylmalonic acidaemia treated with hydroxocobalamin, J Inherit Metab Dis 22 (5): 599–607, ISSN: 0141-8955 (1999).

Erfle JD, Fisher LJ, Sauer F, Carnitine and acetylcarnitine in milk of normal and ketotic cows, J Dairy Sci 53: 486–89 (1970).

Erfle JD, Sauer FD, Fisher LJ, Interrelationships between milk carnitine and blood and milk components and tissue carnitine in normal and ketotic cows, J Dairy Sci 57 (6): 671–76, CODEN: JDSCAE, (1974).

Etzioni A, Levy J, Nitzan M, Erde P, Benderly A, Systemic carnitine deficiency exacerbated by a strict vegetarian diet, Arch Dis Child 59 (2): 177–9 (1984).

Fagher B, et al., Carnitine and left ventricular function in hemodialysis patients, J Clin Lab Invest 45, 193–8 (1985).

Falaschini A, Trombetta MF, Use of diets containing soybean oil and L-carnitine in trotting-horses (Translation), Zoot Nutr Anim 20: 253–62 (1994).

Famularo G, De Simone C, A new era for carnitine? Immunol. Today 16 (5): 211–3, CODEN: IMTOD8, ISSN: 0167-4919 (1995).

Famularo G, De Simone C, Arrigoni-Martelli E, Jirillo E, Carnitine and septic shock: A review, Journal of Endotoxin Research 2/2, 141–7, ISSN: 0968-0519 CODEN: JENREB, United Kingdom (1995).

Famularo G, Tzantzoglou S, Santini G, Trinchieri V, Moretti S, Koverech A, De Simone C, L-carnitine a partner between immune response and lipid metabolism? Mediators Inflammation 2: S29–S32 (1993).

Felipo V, Kosenko E, Minana MD, Marcaida G, Grisolia S, Molecular mechanism of acute ammonia toxicity and of its prevention by L-carnitine, Adv Exp Med Biol 368: 65–77 (1994).

Feller AG, Rudman D, Role of carnitine in human nutrition, J Nutr 118 (5): 541–7, CODEN: JONUAI, ISSN: 0022-3166 (1988).

Fernandez C, Proto C, L-carnitine in the treatment of chronic myocardial ischemia. An analysis of three multicenter studies and a bibliographic review, Clin Ter 140 (4): 353–77 (1992).

Ferrannini E, Buzzigoli G, Bevilacqua S, Boni C, Del Chiaro D, Oleggini M, Brandi L, Maccari F, Interaction of carnitine with insulin-stimulated glucose metabolism in humans, Am J Physiol, Endocrinol Metabol, 255/6 (18/6): e946–e952, ISSN: 0002-9513 CODEN: AJPMD, United States (1988).

Ferrari R, Di Mauro S, Sherwood G (eds), L-carnitine and its role in medicine: from function to therapy, Academic Press (1992).

Literatur

Ferrari R, et al., Prolonged propionyl-L-carnitine pretreatment of rabbit: biochemical hemodynamic and electrophysiological effects on myocardium, J Mol Cell Cardiol 24, 219-32 (1992).

Ferrari R, Visioli O, Carnitine and lactate metabolism, Dev Cardiovasc Med 162 (Carnitine System), 209-24, CODEN: DCMEDM, ISSN: 0166-9842 (1995).

Ferretti G, Effects of a single dose L-carnitine administration on maximal aerobic power and anaerobic threshold in normoxic and hypoxic (acute and chronic) humans, Proc Congress Physiology Exercise Switzerland, in: Ferrari R, De Jong JW, The carnitine system, Kluwer Academic Publishers Doordrecht, Netherlands, pp. 212-3 (1995).

Fink WJ, Barnett C, Costill DL, Vukovich MD, Cole KJ, Goodpaster BH, Trappe SW, The effect of L-carnitine supplementation on lactate accumulation during high intensity exercise, 40th Anniversary Meeting of the American College of Sports Medicine, Indianapolis, Indiana, USA, June 1-4, 1994, und in: Medicine and Science in Sports and Exercise 26 (5 suppl.) S38, ISSN: 0195-9131 (1994).

Flores CA, Hu C, Koldovsky O, Milk carnitine affects organ carnitine concentration in rats, J Nutr 126, 1673-82 (1996).

Föhrenbach R, et al., Der Einfluß von L-Carnitin auf den Lipidstoffwechsel von Hochleistungssportlern, Dtsch Z Sportmed 44 (8): 349-56 (1993).

Forster ME, Staib W, Beta-oxidation as channeled reaction linked to citric acid cycle: evidence from measurements of mitochondrial pyruvate oxidation during fatty acid degradation, Int J Biochem 24 (7):1111-6 (1992).

Fraenkel G, Blewett M, Coles M, Bt - a new vitamin of the B-group and its relation to the folic acid group, and other anti-anaemia factors, Nature 161, 981-3 (1948).

Fraenkel G, Friedman S, Carnitine, in: Vitamins and Hormones - Advances in research and applications, vol. 15, Harris RS, Marrian GF, Thimann GV (eds.), Academic Press, New York, pp. 73-118 (1957).

Franceschi C, Cossarizza A, Troiano L, Salati R, Monti D, Immunological parameters in aging: studies on natural immunomodulatory and immunoprotective substances, Int J Clin Pharm Res 10: 53-57 (1990).

Frenkel, RA, Carter AL, Synthesis of carnitine precursors in rat kidney, in: Carnitine biosynthesis metabolism and functions, Proc Virginia Lazenby O'Hara Biochem Symp, Frenkel RA, McGarry JD (eds.), pp. 19-33, Academic Press, New York (1980).

Friedmann S, Fraenkel G, Reversible enzymatic acylation of L-carnitine, Arch Biochem Biophys 59, 491-501 (1955).

Fritz IB, Action of carnitine on long chain fatty acid oxidation by liver, Am J Physiol 197: 297-303 (1959).

Fritz IB, Arrigoni-Martelli E, Sites of action of carnitine and its derivatives on the cardiovascular system. Interactions with membranes, Trends Pharmacol Sci 14: 355-60 (1993).

Fritz IB, Kaplan E, Yue KTN, Specifity of carnitine action on fatty acid oxidation by heart muscle, Am J Physiol 202, 117-21 (1962).

Fritz IB, McEwen B, Effects of carnitine on fatty acid oxidation by muscle, Sci 129: 334 (1959).

Fritz IB, The effects of muscle extracts on the oxidation of palmitic acid by liver slices and homogenates, Acta Physiol Scand 34: 367-85 (1955).

Fritz IB, Wong K, Burdzy K, Clustering of erythrocytes by fibrinogen is inhibited by carnitine: evidence that sulfhydryl groups on red blood cell membranes are involved in carnitine actions, J Cell Physiol 149 (2): 269-76 (1991).

Fritz IB, Yue KTN, Long-chain carnitine acyltransferase and the role of acylcarnitine derivatives in the catalytic increase of fatty acid oxidation induced by carnitine, J Lipid Res 4: 279-87 (1963).

Frohlich J, Seccombe DW, Hahn P, Dodek P, Hynie I, Effect of fasting on free and esterified carnitine levels in human serum and urine: correlation with serum levels of free fatty acids and beta-hydroxybutyrate. Metabolism 27 (5): 555-61 (1978).

Frösch P, Erfolgreiche Carnitinbehandlung bei Polimyelitis, Ärztewoche 11. Mai 1994 (1994).

Fuentes E, Padilla C, Effectos de la L-carnitina sobre el metabolismo lipidico des deportista de alta competition. Repercusiones practicas, 14th International Congress of Sport Medicine, Madrid, Juni 1983 (1983).

Fujisawa S, Kobayashi A, Hironaka Y, Yamazaki N, Effect of L-carnitine on the cellular distribution of carnitine and ist acyl derivatives in the ischemic heart, Jpn Heart J 33, 693-705 (1992).

Fujita Y, Shinzato T, Takai I, Kobayakawa H, Ozawa Y, Maeda K, Efficacy of L-carnitine administration for long-term dialysis patients with continuous hypotension, Jinko Zoki 17 (1): 132-5, CODEN: JNZKA7, ISSN: 0300-0818 (1988).

Gahl WA, Bernardini IM, Dalakas MC, Markello TC, Krasnewich DM, Charnas LR, Muscle carnitine repletion by long-term carnitine supplementation in nephropathic cystinosis Pediatr Res 34 (2): 115-9 (1993).

Galanos C, Freudenberg MA, Bacterial endotoxins: biological properties and mechanisms of action, Mediat Inflamm 2, suppl. 1: 11-6 (1993).

Galloway SDR, Clegg NH, Tytler P, The effects of L-Carnitine Administration on the metabolic responses to exercise in female games players, University of Stirling Scotland, UK, submitted to FASEB (2001).

Garzya G, Amico RM, Comparative study on the activity of racemic and laevorotatory carnitine in stable angina pectoris, Int J Tissue React 2 (4): 175-80, CODEN: IJTEDP, Switzerland (1980).

Literatur

Gasparetto A, Corbucci GG, De Blasi RA, Antonelli M, Bagiella E, D'Iddio S, Trevisani C, Influence of acetyl-L-carnitine infusion on haemodynamic parameters and survival of circulatory-shock patients, Int J Clin Pharmacol Res 11 (2): 83–92 (1991).

Gasser P, Martina B, Dubler B, Reaction of capillary blood cell velocity in nailfold capillaries to L-carnitine in patients with vasospastic disease, Drugs Exp Clin Res 23 (1): 39–43 (1997).

Gecele M, Francesetti G, Meluzzi A, Acetyl-L-carnitine in aged subjects with major depression: clinical efficacy and effects on the circadian rhythm of cortisol, Dementia 2 (6): 333–7, ISSN: 1013-7424 DEMNEU, Switzerland (1991).

Genuth SM, Hoppel CL, Plasma and urine carnitine in diabetic ketosis, Diabetes, 28. Dez. 1979 (1979).

Gessler NN, Fedotcheva NI, Kondrashova MN, Bykhovskii V, Effect of propionate pathway metabolites on the oxidative activity of liver mitochondria under normal conditions and in vitamin B12 deficiency, Prikl Biokhim Mikrobiol 28 (4): 607–13 (1992).

Gheith S, Böhles H, Hepatic CoA availability during the use of long chain (lct) or medium-chain (mct) triglycerides, Monatsschr Kinderheilkd 136 (10): 669–72 MOKIAY, ISSN: 0026-9298 (1988).

Gheith S, Böhles H, Lehnert W, Platt D, The influence of lct vs. mct on the availability of coenzyme a in the perfused rat liver, 24th Workshop for Pediatric Res, Göttingen, 25.–26. Feb. 1988, Eur J Pediatr 147 (2), CODEN: EJPEDT, ISSN: 0340-6199 (1988).

Giamberardino MA, Dragani L, Valente R, Di Lisa F, Saggini R, Vecchiet L, Effects of prolonged L-carnitine administration on delayed muscle pain an dck release after eccentric effort, Int J Sports Med 17: 320–4 (1996).

Giovannini M, Agostoni C, Salari PC, Is carnitine essential in children? J Int Med Res 119: 88–102 (1991).

Goñi FM, Requero MA, Alonso A, Palmitoylcarnitine, a surface-active metabolite, FEBS Lett 390: 1–5 (1996).

Gorostiaga EM, Maurer CA, Eclache JP, Decrease in respiratory quotient during exercise following L-carnitine supplementation, Int J Sports Med 10 (3): 169–74 (1989).

Gregus Z, Fekete T, Halaszi E, Klaassen CD, Lipoic acid impairs glycine conjugation of benzoic acid and renal excretion of benzoylglycine, Drug Metab Dispos 24 (6): 682–8 DMDSAI, ISSN: 0090-9556 (1996).

Greig C, Finch KM, Jones DA, Cooper M, Sargeant AJ, Forte CA, The effect of oral supplementation with L-carnitine on maximum and submaximum exercise capacity, Eur J Appl Physiol Occup Physiol 56 (4): 457–60, CODEN: EJAPCK, ISSN: 0301-5548 (1987).

Gross CJ, Henderson LM, Savaiano DA, Uptake of L-carnitine, D-carnitine and acetyl-L-carnitine by isolated guineapig enterocytes, Biochim Biophys Acta 886 (3): 425–33 (1986).

Gudjonsson H, Li BU, Shug AL, Olsen WA, In vivo studies of intestinal carnitine absorption in rats, Gastroenterology 88 (6):1880–7 GASTAB, ISSN: 0016-5085 (1985).

Gudjonsson H, Ulysses B, Li K, Shug AL, Olsen WA, Studies of carnitine metabolism in relation to intestinal absorption, Am J Physiol 248 (3, Pt 1): G313–G319 AJPHAP, ISSN: 0002-9513 (1985).

Gulewitsch WI, Krimberg R, Zur Kenntnis der Extraktivstoffe der Muskeln, Hoppe-Seyler's Z Physiol Chem 45: 325–30 (1905).

Gusmano R, Oleggini R, Perfumo F, Plasma carnitine concentrations and dyslipidaemia in children on maintainance hemodialysis, J Pediatr 99: 429–432 (1981).

Gustavsen HSM, Bestimmung des L-Carnitin-Gehaltes in rohen und zubereiteten pflanzlichen und tierischen Lebensmitteln, Dissertation Physiologisches Institut der tierärztlichen Hochschule Hannover unter der Leitung von Prof. Harmeyer (2000).

Guzman M, et al., Effects of anandamide on hepatic fatty acid metabolism, Biochem Pharmacol 50: 885–8 (1995).

Haeckel R, Kaiser E, Oellerich M, Siliprandi N, Carnitine: metabolism, function and clinical application, J Clin Chem Clin Biochem 28 (5): 291–5 (1990).

Hagen TM, Liu J, Lykkesfeldt J, Wehr CM, Ingersoll RT, Vinarsky V, Bartholomew JC, Ames BN, Feeding acetyl-L-carnitine and lipoic acid to old rats significantly improves metabolic function while decreasing oxidative stress, Proceedings of the National Academy of Sciences of the United States of America 99 (4): 1870–5, CODEN: PNASA6, ISSN: 0027-8424 (2002).

Hagen TM, Moreau R, Suh JH, Visioli F, Mitochondrial decay in the aging rat heart: evidence for improvement by dietary supplementation with acetyl-L-carnitine and/or lipoic acid, Annals of the New York Academy of Sciences 959: 491–507, Journal code: 7506858, ISSN: 0077-8923 (2002).

Hahn P, Allardyce D, Frohlich J, Plasma carnitine levels during total parenteral nutrition of adult surgical patients, Am J Cl Nutr 36 (4): 569–572 (1982).

Hahn P, Skala JP, The role of carnitine in brown adipose tissue of suckling rats, Comp Biochem Physiol 51: 507–515 (1975).

Hahn P, Taller M, Ketone formation in the intestinal mucosa of infant rats, Life Sci 41 (12): 1525–8 LIFSAK, ISSN: 0024-3205 (1987).

Haigler HT, Broquist HP, Carnitine synthesis in rat tissue slices, Biochem Biophys Res Commun 56 (3): 676–81 BBRCA9 (1974).

Hall, RI, Ross LH, Grant JP, Bozovic MG, Effect of DL-carnitine on fat utilization in the parenterally fed rat, Surg Forum 34: 71–4 SUFOAX, ISSN: 0071-8041 (1983).

Hanschmann H, Ehricht R, Kleber HP, Purification and properties of l(-)-carnitine dehydrogenase from agro-

Literatur

bacterium sp, Biochim Biophys Acta 1290 (2): 177–83 BBACAQ, ISSN: 0006-3002 (1996).

Harmeyer J, Coenen M, Verfuehrt I, Sporleder HP, Effect of L-carnitine (LC) supplementation during training on muscle, carnitine and plasma biochemical values, carnitine, blood lactate and other plasma biochemical values, Proceedings of the 17th Symposium on equine nutrition and physiology society, May 31–June 2 2001, Lexington, Kentucky, USA, p. 282 (2001).

Harmeyer J, Die physiologische Rolle von L-Carnitin, Auswirkungen von Mangel und Zulagen bei Haustieren, in: Aktuelle Themen der Tierernährung und Veredelungswirtschaft, Lohmann (ed.), Anim Health GmbH, Cuxhaven, pp 99–116 (1998).

Harmeyer J, Gutachten über die Anreicherung von L-Carnitin in der Muskulatur, Tierärztliche Hochschule Hannover (2000).

Harmeyer J, Gutachten, Beurteilung alimentärer L-Carnitinaufnahmen, Physiologisches Institut der Tierärztlichen Hochschule Hannover 30. Sep 2002 (2000).

Harmeyer J, Stellungnahme: zusätzliche Zufuhr von L-Carnitin: empfehlenswert oder nicht (Gesellschaft für Ernährungsforschung) Februar (2001).

Harmeyer J, Zusätzliche orale Zufuhr von L-Carnitin: Sinnvoll oder nicht? Tierärztliche Hochschule Hannover (2001).

Harper P, Wadstrom C, Cederblad G, Carnitine measurements in liver, muscle tissue, and blood in normal subjects, Clin Chem 39 (4):592–9 (1993).

Harris RC, Foster CVL, Changes in muscle free carnitine and acetylcarnitine with increasing work intensity in the thoroughbred horse, Eur J Appl Physiol 60 (2): 81–5 (1990).

Harris RC, Foster CVL, Hultman E, Acetylcarnitine formation during intense muscular contraction in humans, J Appl Physiol 63 (1): 440–2, CODEN: JAPHEV, ISSN: 8750-7587 (1987).

Harris RC, Foster CVL, Snow DH, Plasma carnitine concentration and uptake into muscle following oral and intravenous administration, Equine Vet J 18: 382–7 (1995).

Harris RC, Paxton R, Regulation of branched chain alpha-keto acid dehydrogenase complex by phosphorylation-dephosphorylation, Fed Proc 44: 305–15 (1985).

Hayashi N, Kashiwabara N, Yanai M, Kawanishi G, Yamakawa M, Absorption and oxidation of medium-chain triglyceride and long-chain triglyceride in rats with peritonitis and effect of carnitine supplementation, Nippon Eiyo, Shokuryo Gakkaishi 42 (6): 441–8, CODEN: NESGDC, ISSN: 0287-3516 (1989).

Hayashi N, Yoshihara D, Kashiwabara N, Takeshita Y, Handa H, Yamakawa M, Effect of carnitine on decrease of branched chain amino acids and glutamine in serum of septic rats, Biol Pharm Bull 19 (1): 157–9, CODEN: BPBLEO, ISSN: 0918-6158 (1996).

Hearn TJ, Coleman AE, Lai JC, Griffith OW, Cooper AJ, Effect of orally administered L-carnitine on blood ammonia and L-carnitine concentrations in portacaval-shunted rats, Hepatology 10 (5): 822–8 (1989).

Heinonen OJ, Carnitine and physical exercise, Sports Med 22 (2): 109–32 (1996).

Heinonen OJ, Carnitine: effect on palmitate oxidation, exercise capacity, and nitrogen balance. An experimental study with special reference to carnitine depletion and supplementation, Dissertation, University of Turku, p. 55 (1992).

Heinonen OJ, Takala J, Kvist MH, Effect of carnitine loading on long chain fatty acid oxidation, maximal exercise capacity and nitrogen balance, Eur J Appl Physiol 65: 13–17 (1992).

Heller W, Musil HE, Gäbel G, Hempel V, Krug W, Köhn HJ: Der Einfluß von L-Carnitin auf den Postaggretionsstoffwechsel operierter Patienten, Infusionstheraphie 13: 268–276 (1986).

Helmke A, Ergometrische, pharmakokinetische, hämatologische und blutchemische Untersuchungen von gesunden Hunden bei unterschiedlichen L-Carnitingehalten eines Standardfutters, Dissertation Uni Gießen, p. 198, Veterinärmedizin der Justus-Liebig-Universität Gießen (2000).

Henry JP, Stephens PM, Stress health and the social environment. A sociobiological approach to medicine, Springer, New York (1977).

Hiatt WR, et al., Carnitine and acylcarnitine metabolism during exercise in humans, J Clin Invest 84: 1167–73 (1989).

Hiatt WR, Medical treatment of peripheral arterial disease and claudication, New England J of Medicine 344/21: 1608–21, CODEN: NEJMAG, Refs: 125, ISSN: 0028-4793 (2001a).

Hiatt WR, New treatment options in intermittent claudication: the US experience, International J of Clinical Practice, supplement, 119: 20–7, Ref: 60 Journal code: CW2, 9712380, ISSN: 1368-504X (2001b).

Hiatt WR, Regensteiner JG, Creager MA, Hirsch AT, Cooke JP, Olin JW, Gorbunov GN, Isner J, Lukjanov YV, Tsitsiashvili MS, Zabelskaya TF, Amato A, Propionyl-L-carnitine improves exercise performance and functional status in patients with claudication, Am J of Med 110 (8): 616–22, Journal code: 3JU, 0267200, ISSN: 0002-9343 (2001c).

Hochman JH, Fic JA, Lecluyse EL, J Pharmacol Exp Ther 269: 813–18 (1994).

Hodges RE, Hood J, Canham J, Sauberlich HE, Baker EM, Clinical manifestations of ascorbic acid deficiency in man, Am J Clin Nutr 24: 432–43 (1971).

Hongu N, Sachan, DS, Heart carnitine and fat oxidation are increased by choline, carnitine and caffeine supplementation and exercise, Journal of the American College of Nutrition 19 (5): 700, Meeting Info: 41st Annual Meeting of the American College of Nutrition: Symposium on Advances in Clinical Nutrition

Literatur

Las Vegas, Nevada, USA, 12.-15. Oktober 2000, ISSN: 0731-5724 (2000).

Hoppel CL, Davis AT, Inter-tissue relationships in the synthesis and distribution of carnitine, Biochem Soc Trans 14 (4): 673-4, CODEN: BCSTB5, ISSN: 0300-5127 (1986).

Hoppel CL, Di Marco JP, Tandler B, Riboflavin and rat hepatic cell structure and function. Mitochondrial oxidative metabolism in deficiency states, J Biol Chem 254 (10): 4164-70, CODEN: JBCHA3, ISSN: 0021-9258 (1979).

Hoppel CL, Genuth SM, Urinary excretion of acetyl-carnitine during human diabetic and fasting ketosis, Am J Physiol 243 (2): E168-72 (1982).

Hoppel CL, Tandler B, Relationship between hepatic mitochondrial oxidative metabolism and morphology during riboflavin deficiency and recovery in mice, J Nutr 106 (1): 73-6 (1976).

Horne DW, Broquist HP, Role of lysine and e-N-trimethyl-lysine in carnitine biosynthesis. I. Studies in Neurospora crassa, J Biol Chem 248 (6): 2170-5, CODEN: JBCHA3 (1973).

Horne DW, Tanphaichitr V, Broquist HP, Role of lysine in carnitine biosynthesis in Neurospora crassa, J Biol Chem 246 (13): 4373-5 (1971).

Huertas R, Campos Y, Diaz E, Esteban J, Vechietti L, Montanari G, D'Iddio S, Corsi M, Arenas J, Respiratory chain enzymes in muscle of endurance athletes: effect of L-carnitine, Biochem Biophys Res Comm 188: 102-7 (1992).

Hughes, RE, Ascorbic acid, carnitine and fatigue, Med Sci Res 16 (14): 721-3, CODEN: MSCREJ, ISSN: 0269-8951 (1988).

Hülsmann WC, Dubelaar ML, Aspects of fatty acid metabolism in vascular endothelial cells, Biochimie 70: 681-6, CODEN: BICMBE, ISSN: 0300-9084 (1988).

Hülsmann WC, Dubelaar ML, Carnitine requirement of vascular endothelial and smooth muscle cells in imminent ischemia, Mol Cell Biochem 116 (1-2): 125-9, CODEN: MCBIB8, ISSN: 0300-8177 (1992).

Iben C, Bergmeister G, Sadila E, Leibetseder J, Einfluss von oralen Carnitingaben auf einige Blut- und Leistungsparameter beim Pferd, Proc Eur Konferenz über die Ernährung des Pferdes in Pferdeheilkunde (Sonderausgabe): 150-2 (1992).

Iben C, Meinhart S, Carnitin beim Masthuhn - Wirkung von L- und DL-Carnitin (Carnitine in broiler chickens - influence of L- and DL-carnitine), Wien Tierärztl Monatsschr 84 (8): 228-32, CODEN: WTMOA3, ISSN: 0043-535X (1997).

Idell-Wenger JA, Grotyohann LW, Neely JR, Coenzyme A and carnitine distribution in normal and ischemic hearts, J Biol Chem 253 (12): 4310-8, CODEN: JBCHA3, ISSN: 0021-9258 (1978).

Idell-Wenger JA, Grotyohann LW, Neely JR, Regulation of fatty acid utilization in heart. Role of the carnitine-acetyl-CoA transferase and carnitine-acetyl carnitine translocase system, J Mol Cell Cardiol 14 (7): 413-7, CODEN: JMCDAY, ISSN: 0022-2828 (1982).

Igisu H, Matsuoka M, Iryo Y, Protection of the brain by carnitine, Sangyo Eiseigaku Zasshi 37 (2): 75-82 (1995).

Ishida A, Goto A, Takahashi Y, Nakajima W, Arai H, Tazawa Y, Takada G, A preterm infant with secondary carnitine deficiency due to mct formula-effective treatment of L-carnitine, Tohoku J Exp Med 172 (1): 59-64 (1994).

Jacob RA, Pianalto FS, Urinary carnitine excretion increases during experimental vitamin C depletion of healthy men, J Nutr Biochem 8 (5): 265-9, CODEN: JNBIEL, ISSN: 0955-2863 (1997).

Jacobs A, Iron metabolism, deficiency and overload, in : Weatherall DJ, Ledgeham JGG, Warrell DJ (eds.), Oxford Textbook of Medicine, Oxford University Press, Kap. 19.17-19.28 (1983).

Jakobs BS, Wanders RJ, Fatty acid beta-oxidation in peroxisomes and mitochondria: the first, unequivocal evidence for the involvement of carnitine in shuttling propionyl-CoA from peroxisomes to mitochondria, Biochem Biophys Res Commun 24, 213 (3): 1035-41 (1995).

Jakobs BS, Wanders RJA, Conclusive evidence that very-long-chain fatty acids are oxidized exclusively in peroxisomes in human skin fibroblasts, Biochem Biophys Res Commun 178 (3): 842-7, CODEN: BBRCA9, ISSN: 0006-291X (1991).

Jakobs C, Kneer J, Martin D, Boulloche J, Brivet M, Poll-The BT, Saudubray JM, In vivo stable isotope studies in three patients affected with mitochondrial fatty acid oxidn disorders: limited diagnostic use of 1-13C fatty acid breath test using bolus technique, Eur J Pediatr 156 (suppl. 1): S78-S82 CODEN: EJPEDT, ISSN: 0340-6199 (1997).

Jakobs G, Kneer J, Martin D, Boulloche D, Brivet M, Poli-The BT, Saudubray JM, In vivo stable isotope studies in three patients affected with mitochondrial fatty acid oxidation disorders. Limited diagnostic use of 1-13C fatty acid breath tests, using bolus technique, Eur J Pediatr 156 (suppl.): 578-82 (1997).

Janiri L, Falcone M, Persico A, Tempesta E, Activity of L-carnitine and L-acetylcarnitine on cholinoceptive neocortical neurons of the rat in vivo, J Neural Transm Gen Sect 86 (2): 135-46 (1991).

Janssen GME, Scholte HR, Vaandrager-Verduin MHM, Ross JD, Muscle carnitine level in endurance training and running a marathon, Int J Sports Med 10/suppl. 3 (S153-S155): CODEN: IJSMDA, Germany, ISSN: 0172-4622 (1989).

Jebbar M, Champion C, Blanco C, Bonnassie S, Carnitine acts as a compatible solute in Brevibacterium linens, Res Microbiol 149 (3): 211-9, CODEN: RMCREW, ISSN: 0923-2508, Éditions Scientifiques et Médicales Elsevier (1998).

Literatur

Ji H, Bradley TM, Tremblay GC, Atlantic salmon (Salmo salar) fed L-carnitine exhibit altered intermedioary metabolism and reduced tissue lipid but no change in growth rate, J Nutr 126 (8): 1937-50 (1996).

Jirillo E, Altamura M, Marcuccio C, Tortorella C, De Simone C, Antonaci S, Immunological responses in patients with tubercolosis and in vivo effects of acetyl-L-carnitine oral administration, Mediat Inflamm 2, suppl. 1: 17-20 (1993).

Jirillo E, et al., Effects of acetyl-L-carnitine oral administration on lymphocyte antibacterial activity and TNF-alpha levels in patients with active pulmonary tuberculosis. A double blind versus placebo study, Immunopharmacol immunotoxicol 13 (1-2): 135-46 (1991).

Juliet Arockia Rani, P, Panneerselvam C, Carnitine as a free radical scavenger in aging, Experimental Gerontology 36 (10): 1713-26, CODEN: EXGEAB, ISSN: 0531-5565 (2001).

Kaeser HE, Drug-induced myasthenic syndromes, Acta Neurol Scand suppl. 100: 39-47 (1984).

Kaiser E, Lohninger A, Carnitine: its role in lung and heart disorders satellite, in: diess., ebd., Satellite Symposium Held at the Central Eur Congr for Anesthesiology, Graz, 13. Sept 1985, IX+139, S Karger AG: Basel, New York, USA, Illus 0 (0), IX+139P, ISBN: 3-8055-4438-3 (1987).

Kamikawa T, Suzuki Y, Kobayashi A, Hayashi H, Masumura Y, Yamazaki N, Effects of L-carnitine on tissue levels of acyl-carnitine acyl coenzyme A and ATP in ischemic dog hearts, 44th Ann Scientific Meet Jpn Circulation Society, Tokyo, Japan, 27.-29. März 1981, Jpn Circ J 45 (8): 978, CODEN: JCIRA2, ISSN: 0047-1828 (1981).

Kanaka C, Schutz B, Zuppinger KA, Risks of alternative nutrition in infancy: a case report of severe iodine and carnitine deficiency, Eur J Pediatr 151 (10): 786-8 (1992).

Kargas SA, Gilbert EF, Bruyere HJ, Shug AL, The effects of L- and D-carnitine administration on cardiovascular development of the chick embryo, Teratology 32 (2): 267-72, CODEN: TJADAB, ISSN: 0040-3709 (1986).

Karlic H, Lohninger S, Laschan C, Lohninger A, Relationship between transcription of carnitine palmitoyltransferase (CPT) in rat liver and in human peripheral blood monocytes and carnitine levels, International Congress of Human Genetics, 15.-19. Mai 2001, Ludwig Boltzmann Institute for Leukemia Research and Hematology (2001b).

Karlic H, Lohninger S, Laschan C, Lohninger A, Relationship between carnitine levels and transcription of carnitine palmitoyltransferase (CPT) in rat liver and in human peripheral blood mononuclear cells (PBMC), Experimental Biology, Orlando USA (2001a).

Karlic H, Lohninger A, Köck T, Lohninger A, Age related effect of L-carnitine on carnitine palmitoyltransferase, 17th International Congress of Nutrition, Modern Aspects of Nutrition – Present Knowledge and Future Perspectives, 27.-30. August, Wien (2001)

Karlic H, Lohninger S, Köck T, Lohninger A, Age related effect of L-carnitine on carnitine palmitoyltransferase, 17th International Congress of Nutrition, 27.-30. August 2001, Wien (2001).

Karlic H, Lohninger S, Koeck T, Lohninger A, Dietary L-carnitine stimulates carnitine acyltransferases in the liver of aged rats, Journal of Histochemistry and Cytochemistry 50: 1-8, 0022-1554/02 (2002).

Kaspers C, Reeves B, Flynn M, Andres F, L-carnitine supplementation and running performance, Med Sci Sports Excercise 26: 39 (1994).

Katircioglu SF, Grandjean PA, Kucuker S, Saritas Z, Yavas S, Tasdemir O, Bayazit K, Effects of carnitine on preconditioned latissimus dorsi muscle at different burst frequencies, J Card Surg 12 (2): 120-5 (1997).

Katz ML, Siakotos AN, Canine hereditary ceroid-lipofuscinosis: evidence for a defect in the carnitine biosynthetic pathway, Am J Med Genet 5, 57 (2): 266-71 (1995).

Kaufmann RL, Matson CF, Rowberg AH, Beisel WR, Metabolism 25, 615-24 (1976).

Kavadias D, Fourtounas C, Tsouchnikas J, Vlachonasios T, Barboutis K, Reduction of the cost of erythropoietin therapy by coadministration of L-carnitine in hemodialysis patients. XXXIInd Annual Congress of the European Dialysis and Transplant Association-European Renal Association, Athen, 11.-14. Juni 1995, Nephrology Dialysis Transplantation 10 (6): 1047, ISSN: 0931-0509 (1995).

Keith RE, Symptoms of carnitinelike deficiency in a trained runner taking DL-carnitine supplements (letter), J Am Med Assoc 255/9: 1137, CODEN: JAMAAP; United States (1986).

Kendler BS, Carnitine: an overview of its role in preventive medicine, Prev Med 15 (4): 373-90 (1986).

Kerby GP, Taylor SM, Effect of carnitine and ergothioneine on human platelet metabolism, Proc Soc Exp Biol Med 132 (2): 435-9, CODEN: PSEBAA (1969).

Kerner J, Froseth JA, Miller ER, Bieber LL, A study of the acylcarnitine content of sows' colostrum, milk and newborn piglet tissues: demonstration of high amounts of isovalerylcarnitine in colostrum and milk, J Nutr 114 (5): 854-61, CODEN: JONUAI, ISSN: 0022-3166 (1984).

Khamaisi M, Gutman A, Rudich A, Potashnik R, Tritschler HJ, Bashan N, Inhibition of hepatic glucose production by lipoic acid is associated with increased acyl-carnitine production, Diabetologia 41 (suppl. 1): A203, Meet Info: 34th Ann Meet Eur Assoc for the Study of Diabetes, Barcelona, 11. Sept. 1998, Eur Assoc for the Study of Diabetes, ISSN: 0012-186X (1998).

Literatur

Khamaisi M, Rudich A, Potashnik R, Tritschler HJ, Gutman A, Bashan N, Lipoic acid acutely induces hypoglycemia in fasting nondiabetic and diabetic rats, Metab Clin Exp 48 (4): 504–10, CODEN: METAAJ, ISSN: 0026-0495, WB Saunders Co (1999).

Khan L, Bamji MS, Plasma L-carnitine level in children with protein-calorie malnutritionbefore and after rehabilitation, Clin Chim Acta 75: 163–166 (1977).

Khan L, Bamji MS, Tissue carnitine deficiency due to dietary lysine deficiency, triglyceride accumulation and concominant impairement in fatty acid oxidation, J Nutr 109: 24–31 (1979).

Khan-Siddiqui L, Bamji MS, Effect of riboflavin or pyridoxine deficiency on tissue carnitine levels in rats, Nutr Res 7 (4): 445–8, CODEN: NTRSDC, ISSN: 0271-5317 (1987).

Khedara A, Kawai Y, Kayashita J, Kato N, Feeding rats the nitric oxide synthase inhibitor, L- N(omega)nitro-arginine, elevates serum triglyceride and cholesterol and lowers hepatic fatty acid oxidation, J Nutr 126 (10): 2563–7 (1996).

Kim CS, Dorgan DR, Roe RC, L-carnitine, therapeutic strategy for metabolic encephalopoathy, Brain Res 310: 149–53 (1984).

Kleber HP, Seim H, Gutachten: Die Bedeutung des Ergänzungsnährstoffes L-Carnitin für die Gesundheit und Leistungsfähigkeit, Universität Leipzig (1994).

Kloiber O, Banjac B, Drewes LR, Protection against acute hyperammonemia: the role of quaternary amines, Toxicology 49: 83–90 (1988).

Kneer J, Jakobs C, Poll-The BT, Ogier H, Paturneau JM, Saudubray M, Defective long-chain fatty acid oxidation in primary systemic carnitine deficiency (pscd) in vivo study with 13C palmitic acid, in: Clin Aspects of Human Carnitine Deficiency, Borum PR (ed.), Pergamon Press, New York, p. 150 (1986).

Kneer J, Paust H, Jakobs C, Brockstedt M, Penn D, Mönch E, Helge H, In-vivo estimation of enhanced long-chain fatty-acid oxidation by carnitine treatment in methylmalonic-acidemia, 21st Workshop for Pediatric Res, Göttingen, 28. Feb. – 1. März 1985, Eur J Pediatr 143 (3): 247, CODEN: EJPEDT, ISSN: 0340-6199 (1985).

Koeck T, Kremser K, Unsaturated fatty acids alter nitric oxide synthase activity and nitric oxide metabolism depending on functional peroxisomes and carnitine, Nitric Oxide 2 (2): 97, Meeting Info: 3rd International Conference on Biochemistry and Molecular Biology of Nitric Oxide, Los Angeles, California, USA, July 11–15, 1998, Nitric Oxide Society, ISSN: 1089-8603 (1988).

Koletzko B, Demmelmair H, Hartl W, Kindermann A, Koletzko S, Sauerwald T, Szitanyi P, The use of stable isotope techniques for nutritional and metabolic research in paediatrics, Early Hum Dev 53 (suppl.): S77–S97, CODEN: EHDEDN, ISSN: 0378-3782, Elsevier Science Ireland Ltd. (1998).

Kossak BD, Schmidt-Sommerfeld E, Schoeller DA, Rinaldo P, Penn D, Tonsgard JH, Impaired fatty acid oxidation in children on valproic acid and the effect of L-carnitine, Neurology 43 (11): 2362–8 (1993).

Krähenbühl S, L-Carnitin and vegetarism, Ann Nutr Metab 44, 75–96 (2000).

Krähenbühl S, L-Carnitine and physical perfomance, Ann Nutr Metab 44, 75–96 (2000).

Krajcovicova-Kudlackova M, Simoncic R, Bederova A, Risks and advantages of the vegetarian diet, Cas Lek Cesk 136 (23): 715–9 (1997).

Krajcovicova-Kudlakova M, Simoncic R, Bederova A, Magalova T, Babinska K, Brtkova A, Carnitine levels in three adult population groups on different diets, Hladiny Karnitinu u Troch Nutricnych Skupin Dospelej Populacie, Klinicka Biochemie a Metabolismus 7 (3): 185–189, Refs: 30 (1999).

Krämer WJ, Volek JS, L-carnitine supplementation for the athlete. A new perspective, Ann Nutr Metab 44: 75–96 (2000).

Kremser K, Koeck T, In fibroblasts nitric oxide synthase activity is affected by L- carnitine and the peroxisomal status, Nitric Oxide 6 (4): 418–419. http://www.academicpress.com/nox, ISSN: 1089-8603 (2002).

Kremser K, Kurzfristige Auswirkungen einer Carnitin-Therapie auf die Aktivität peroxisomaler Enzyme und der eNOS am Zellmodell Fibroblasten mit genetisch bedingten peroxisomalen Erkrankungen, FASEB, Orlando, Florida, USA 2001, Basel Nr. 3663 (2001).

Kremser K, The activity of nitric oxide synthase is regulated by carnitine, unsaturated fatty acids and depends on the functionality of peroxisomes, FASEB (ASNS) Experimental Biology, 31. März–4. April 2001 (2001).

Kulla H, Lehky P, to Lonza Ltd., Eur. Patent 0,158,194 (1985).

Kushnir MM, Shushan B, Roberts WL, Pasquali M, Serum acylcarnitines and vitamin B12 deficiency, Clinical Chemistry 48 (7): 1126–8, CODEN: CLCHAU, ISSN: 0009-9147 (2002).

Kutscher F, Über Liebig's Fleischextrakt, Mitteilung I. Z Untersuch Nahr Genußm 10, 528–537 (1905).

Kuzmits R, Lohninger A, Legensteiner E, Ludwig H, Ann Meet Austrian Soc of Hematology and Oncology, Feldkirch, Österreich, 22.–24. Sept 1986, Blut 53 (3) 1986 132 Blut A9, ISSN: 0006-5242 (1986).

LaBadie J, Dunn WA, Aronson NN Jr., Hepatic synthesis of carnitine from protein-bound trimethyllysine. Lysosomal digestion of methyllysine-labeled asialofetuin, Biochem J 160 (1): 85–95, CODEN: BIJOAK (1976).

Labonia WD, L-Carnitine effects on anaemia in hemodialysed patients treated with erythropoietin, Am J Kid Dis 26: 757–64 (1995).

Literatur

Labonia, WD, Morelli OH Jr., Gimenez MI, Freuler PV, Morelli OH, Effects of L-carnitine on sodium transport in erythrocytes from dialyzed uremic patients, Kidney Int 32 (5): 754–9, CODEN: KDYIA5, ISSN: 0085-2538 (1987).

L-Carnitine as active cosmetic principle (Forschungsbericht), Institut Ager SRI, 20092 Cinisello, Via Dante 41, Milano, Italien (1995).

Lebrun P, Guezennec Y, Bonnet P, Muh JP, Aymonod M., Morand PH, Influence of an intake of D,L-Carnitine per os on physiological and biochemical parameters during a stress test at VO2 max, Med et Nut 20: 230–5 (1984).

Lehmann T, Poliomyelitis. Spätfolgen, Klinik und Behandlungsmöglichkeiten, Therapiewoche Schweiz 9 (7): 421–4 (1993), und: Poliomyelitis-Spätfolgen werden oft unterschätzt, Niedersächsisches Ärzteblatt 67 (5): 14–6 (1994).

Leibetseder J: Effects of L-carnitin in poultry, Arch Tierernähr 48: 97–108 (1995).

Leichter J, Ottem A, Hahn P, Does carnitine have a role in fat absorption? Life Sci 41 (8): 941–4, CODEN: LIFSAK, ISSN: 0024-3205 (1987).

Lennon DLF, et al., Dietary carnitine intake related to skeletal muscle and plasma carnitine concentration in adult men and women, Am J Clin Nutr 43: 234–8 (1986).

Lennon, DLF, Stratman FW, Shrago E, Nagle FJ, Madden M, Hanson P, Carter AL, Effects of acute moderate-intensity exercise on carnitine metabolism in men and women, J Appl Physiol Respir, Environ Exercise Physiol 55 (2): 489–95, CODEN: JARPDU, ISSN: 0161-7567 (1983).

Leschke M, Rumpf KW, Eisenhauer T, Becker K, Bock U, Scheler F, Serum levels and urine excretion of L-carnitine in patients with normal and impaired kidney function, Klin Wochenschr 62 (6): 274–7 (1984).

Levi-Gigi C, Mandelowitz N, Peled Y, Ayalon D, Gilat T, Is the fat breath test effective in the diagnosis of fat malabsorption and pancreatic disease? Digestion 18: 77–85 (1978).

Li B, Lloyd ML, Gudjonsson H, Shug AL, Olsen WA, The effect of enteral carnitine administration in humans, Am J Clin Nutr 55 (4): 838–45 (1992).

Liu J, Head E, Gharib A, Cotman CW, Ames BN, Mitochondrial metabolites, acetyl-L-carnitine and R-lipoic acid, improve age-associated memory decline and inhibit brain oxidative damage in old rats, Society for Neuroscience Abstracts 27 (2): 2064, Meeting Info: 31st Annual Meeting of the Society for Neuroscience San Diego, California, USA, 10.–15. Nov. 2001, ISSN: 0190-5295 (2001).

Liu J, Head E, Gharib AM, Yuan W, Ingersoll RT, Hagen TM, Cotman CW, Ames BN, Memory loss in old rats is associated with brain mitochondrial decay and RNA/DNA oxidation: partial reversal by feeding acetyl-L-carnitine and/or R-α-lipoic acid, Proc of the Nat Acad of Sciences of the USA 99 (4): 2356–61, CODEN: PNASA6, ISSN: 0027-8424 (2002).

Liu J, Killilea DW, Ames BN, Age-associated mitochondrial oxidative decay: improvement of carnitine acetyltransferase substrate-binding affinity and activity in brain by feeding old rats acetyl-L-carnitine and/or R-α-lipoic acid, Proc of the Nat Acad of Sciences of the USA 99 (4): 1876–81, CODEN: PNASA6, ISSN: 0027-8424 (2002).

Lockwood EA, Bailey E, Fatty acid utilization during development of the rat, Biochem J 120 (1): 49–54, CODEN: BIJOAK (1970).

Lohninger A, Legenstein E, Kuzmits R, Laschan C, Karlic H, Carnitine supplementation in cancer patients receiving chemotherapy, 17th Int. Congress of Nutrition Department of Medical Chemistry, Universität Wien (2000).

Lohninger A, Persönliche Mitteilung (Arbeitspapier zur Veröffentlichung über dieses Thema ist in Arbeit), Universität Wien (2001).

Lohninger A, Role of L-carnitine in pregnancy and effects of maternal L-carnitine administration on fetal rat lung surfactant content, in: L-carnitine – pathochemical basics and clinical applications, Seim H, Löster H. (eds.), pp 157–66, Ponte Press, Bochum (1996).

Lohninger A, Salzer H, Hofbauer R, Karlic H, Pregnancy-associated carnitine deficiency causes downregulation of carnitine acyltransferase genes: reversal by carnitine supplementation is dose-dependent, FASEB (ASNS), Experimental Biology, Orlando, USA (2001).

Lohninger, et al., persönliche Mitteilung, Universität Wien (2000).

Lombard KA, Olson AL, Nelson SE, Rebouche CJ, Carnitine status of lactoovovegetarians and strict vegetarian adults and children, Am J Clin Nutr 50 (2): 301–6 (1989).

Loo G, Smith JT, Muscle carnitine and palmitate oxidation in the pyridoxine-deficient and feed-restricted rat, Biochem Arch 3 (2): 189–96, CODEN: BIAREM, ISSN: 0749-5331 (1987).

Lorenz H, Wutzke K, Der Einfluss von L-Carnitin auf die Fettoxidation, den Proteinturnover und die Körperzusammensetzung bei leicht übergewichtigen Erwachsenen, Diss., Forschungslabor der Universitäts-Kinder- und Jugendklinik, Rostock (2002).

Löster H, Bohm U, L-carnitine reduces malondialdehyde concentrations in isolated rat hearts in dependence on perfusion conditions, Mol Cell Biochem 217 (1–2): 83–90, CODEN: MCBIB8, ISSN: 0300-8177 (2001).

Löster H, Carnitine and cardiovascular diseases, Ponte Press, Bochum, ISBN 3-920328-45-0 (2003).

Löster H, Keller T, Grommisch J, Grunder W, Effects of L-carnitine and its acetyl and propionyl esters on ATP and PCr levels of isolated rat hearts perfused without fatty acids and investigated by means of 31P-NMR spectroscopy, Mol Cell Biochem 200 (1–2): 93–102,

CODEN: MCBIB8, ISSN: 0300-8177, Kluwer Academic Publishers (1999).

Lowitt S, Malone JI, Salem AF, Korthals J, Benford S, Acetyl-L-carnitine corrects the altered peripheral nerve function of experimental diabetes, Metabolism 44 (5): 677-80 (1995).

Luppa D, Löster H, L-carnitine through urine and sweat in athletes in dependence on energy expenditure during training, in: L-carnitine - Pathochemical basics and clinical applications, Seim H, Löster H. (eds.), Ponte Press, Bochum, pp. 278 (1996).

Lurz R, Fischer R, Carnitin zur Unterstützung der Gewichtsabnahme bei Adipositas, Ärztezeitschrift für Naturheilverfahren 39 (1): 12-5 (1998).

Maccari F, Arseni A, Chiodi P, Ramacci MT, Angelucci L, The effect of endogenous L-carnitine on biochemical parameters in serum and in heart of the hyperlipidaemic rat, Basic Res Cardiol 82 (suppl. 1): 75-81 (1987).

Macri MA, Campanella R, De Luca F, Montalbano A, Taggi F, Maraviglia B, In vivo 31P spectroscopy study of treated and untreated recovery of rat partial brain ischemia, Magn Reson Med 34 (4): 542-7 (1985).

Maebashi M, Imamura A, Yoshinaga K, Effect of aging on lipid and carnitine metabolism, Tohoku J Exp Med 138 (2): 231-6, CODEN: TJEMAO, ISSN: 0040-8727 (1982).

Maebashi M, Kawamura N, Sato M, Imamura A, Yoshinaga K, Suzuki, M, Urinary excretion of carnitine in patients with hyperthyroidism and hypothyroidism: augmentation by thyroid hormone, Metabolism 26: 351-6, CODEN: METAAJ (1979).

Maebashi M, Kawamura N, Sato M, Yoshinaga K, Suzuki M, Urinary excretion of carnitine in man, J Lab Clin Med 87: 760-6 (1976).

Maggiani S, Bänzinger KR, Walter P, L-carnitine supplementation results in improved recovery after strenous exercise, Ann Nutr Metab 44: 75-96 (2000).

Marconi C, Sassi G, Carpinelli A, Cerretelli P, Effects of L-carnitine loading on the aerobic and anaerobic performance of endurance athletes, Eur J Appl Physiol Occup Physiol 54 (2): 131-5, CODEN: EJAPCK, ISSN: 0301-5548 (1985).

Mares F, Natural supplements im Sport, Eigenverlag, Wien (2000).

Mares-Perlman JA, Farrell PM, Gutcher GR, Changes in erythrocyte and plasma carnitine concentrations in preterm neonates, Am J Clin Nutr 43 (1): 77-84 (1986).

Martinez BT, Bobrowski PJ, Sulaeman E, Williams JD, Schmidt-Sommerfeld E, Penn D, Effect of medium-chain triglycerides (mct) on biliary excretion of carnitine in the neonatal pig, Meeting Am Pediatric Soc and the Soc for Pediatric Res, Washington, D.C., USA, 2.-6. Mai 1997, Pediatric Res 41 (4 pt 2) 236A, ISSN: 0031-3998, Conference (1997).

Martinez-Triana BT, Bobrowski PJ, Sulaeman E, Williams JD, Schmidt-Sommerfeld E, Penn D, dietary medium-chain triglycerides (mct) increase biliary excretion of carnitine in the neonatal pig, Ann Meeting Professional Res Scintists on Experimental Biology 98, pt 1, San Francisco, California, USA, 18.-22. April 1998, FASEB J 12 (4) A512, ISSN: 0892-6638 (1998).

Matsuoka M, Igisu H, Kohriyama K, Inoue N, Suppression of neurotoxicity of ammonia by L-carnitine, Brain Res 567 (2): 328-31, CODEN: BRREAP, ISSN: 0006-8993 (1991).

Matsuoka M, Igisu H, Comparison of the effects of L-carnitine, D-carnitine and acetyl-L-carnitine on the neurotoxicity of ammonia, Biochem Pharm 36: 159-64 (1993.)

Maurer C, Les effets de ladjonction orale del L-carnitine sur l'exercise intense et prolongé chez le sportif, Diss., Université Claude Bernard, Lyon (1987).

May ME, Aftring RP, Buse MG, Mechanism of the stimulation of branched chain oxoacid oxidation in liver by carnitine, J Biol Chem 255 (18): 8394-7, CODEN: JBCHA3, ISSN: 0021-9258 (1980).

McCarty MF, A note on orthomolecular aids for dieting - myasthenic syndrome due to DL-carnitine, Med Hypotheses 9 (6): 661-2 (1982).

McGarry JD, Foster DW, In support of the roles of malonyl-CoA and carnitine acyltransferase I in the regulation of hepatic fatty acid oxidation and ketogenesis, J Biol Chem 254 (17): 8163-8, CODEN: JBCHA3, ISSN: 0021-9258 (1979).

McGarry JD, Foster DW, Regulation of hepatic fatty acid oxidation and ketone body production, Annu Rev Biochem 49: 395-420 (1980).

McGarry JD, Robles-Valdes C, Foster DW, Role of carnitine in hepatic ketogenesis, Proc Natl Acad Sci USA 72 (11): 4385-8, CODEN: PNASA6 (1975).

McNeil, PH, Thomas DR, Carnitine content of pea seedling cotyledons, Phytochemistry 14 (11): 2335-6, CODEN: PYTCAS (1975).

Mehlman MA, Therriault DG, Tobin BB, Carnitine 14C metabolism in choline-deficient, alloxan-diabetic choline deficient and insulin treated rats, Metabolism 20: 109-07 (1971).

Meier PJ, D-Carnitin - harmlos? in: Gitzelmann R, Bärlocher K, Steinmann B. (eds.), Carnitin in der Medizin, Schattauer, Stuttgart, pp.101-4 (1987).

Meszaros J, Villanova L, Pappano AJ, Calcium ions and L-palmitoyl carnitine reduce erythrocyte electrophoretic mobility: test of a surface charge hypothesis, J Mol Cell Cardiol 20: 481-92 (1988).

Michalak A, Lambert MA, Dallaire L, Melancon SB, Laframboise R, Lemieux B, Qureshi IA, Hypocarnitinemia in patients affected by a primary defect of ammonia metabolism treated with sodium benzoate, Diabete Metab 16 (3): 226-33 (1990)

Michalak A, Qureshi IA, Plasma and urinary levels of carnitine in different experimental models of hyperammonemia and the effect of sodium benzoate treatment, Biochem Med Metab Biol 43 (2): 163–74, CODEN: BMMBES, ISSN: 0885-4505 (1990).

Miguez MP, Costell M, O'Connor JE, Grisolia S, L-carnitine and hyperammonemia, Adv Clin Enzymol 4 (Carnitine, Enzymes Isoenzymes Dis): 111–7, CODEN: ACENEB, ISSN: 0250-4197 (1986).

Mikhail MM, Mansour MM, The relationship between serum carnitine levels and the nutritional status of patients with schistosomasis, Clin Chim Acta 71: 201–14 (1976).

Milman N, et al., Iron status in young danish men and women: a population survey comprising 548 individuals, Ann Hematol 70: 215–222 (1995).

Milman N, et al., Iron stores in 70-year old Danish men and women. Evaluation in 469 individuals by serum ferritin and hemoglobin, Aging 6: 97–103 (1994).

Mitchell G, Demaugre F, Pelet A, Bonnefont JP, Paturneau JM, Saudubray JM, Defective palmitate oxidation and lack of carnitine accumulation in intact fibroblasts from two patients with primary systemic carnitine deficiency, in: Clin aspects of human carnitine deficiency, Borum PR (ed.), Pergamon Press, New York, pp. 148–9 (1982).

Mitchell ME, Carnitine metabolism in human subjects – I Normal metabolism, Am J Clin Nutr 31 (2): 293–306 (1978).

Mitchell ME, Carnitine metabolism in human subjects – II values of carnitine in biological fluids and tissues of normal subjects, Am J Clin Nutr 31 (3): 481–91 (1978).

Mitchell ME, Carnitine metabolism in human subjects – III metabolism in disease, Am J Clin Nutr 31 (4): 645–59 (1978).

Miyajima H, Sakamoto M, Oikawa T, Honjou H, Kanaoka S, Honda N, Carnitine deficiency following massive intestinal resection: a morphological and biochemical study, Jpn J Med 29 (1): 95–8 (1990).

Mølstad P, Bøhmer T, Eiklid K, Specificity and characteristics of the carnitine transport in human heart cells (CCL 27) in culture, Biochim Biophys Acta 471 (2): 296–304 (1977).

Mølstad P, Bøhmer T, Hovig T, Carnitine-induced uptake of L-carnitine into cells from an established cell line from human heart, (ccl 27) Biochim Biophys Acta 512 (3): 557–65 (1978).

Mølstad P, Bøhmer T, The effect of diphtheria toxin on the cellular uptake and efflux of L-carnitine evidence for a protective effect of prednisolone, Biochim Biophys Acta 641 (1): 71–8, CODEN: BBACAQ, ISSN: 0006-3002 (1981).

Montanari G, Corbucci GG, Biochemical aspects of L-carnitine role in the cellular oxidative metabolism evalued in the athletic performance, First European Congress for Clinical Enzymology, Madrid (1985).

Montanari G, Corbucci GG, Cooper MB, Muscle cell biochemical activity during athletes' prolonged effort: study on L-carnitine and on some aspects of its metabolism, Atleticastudi 15 (6): 499–505 (1984).

Moorthey AV, Rosenblum M, Rajaram R, Shug AL, A comparison of plasma and muscle carnitine levels in patients on peritoneal and hemodialysis for renal failure, Am J Nephrol 3: 205–208 (1983).

Müller DM, Richter T, Seim H, Effects of oral L-carnitine supplementation on in vivo oxidation of 1-[13C] palitic acid in healthy adults, Abstract submitted to FASEB, Orlando (2001).

Müller DM, Seim H, Kiess W, Loster H, Richter T, Effects of oral l-carnitine supplementation on in vivo long-chain fatty acid oxidation in healthy adults, Metabolism 51 (11): 1389–91 (2002).

Müller DM, Seim H, Rotzsch C, Richter T, Oxidation von Triolein-1.1.1-13C3 bei Patienten mit ernährungsbedingtem Carnitinmangel, 16. Jahrestagung der GPGE, 4.–6. April 2001 Bozen (2001).

Müller MJ, Ernährungsmedizinische Praxis, Springer, p. 128, ISBN 3-540-58665-2 (1998).

Müller S, Muscheites J, Wutzke KD, Stolpe HJ, Wigger M, Der Einfluss von L-Carnitin auf die Fettverbrennung bei Dialysepatienten, Nieren- und Hochdruckkrankheiten Jg. 31 (2): 45–82 (2002).

Müller-Tyl E, Lohninger A, Fischl F, Legenstein E, Staniek H, Kaiser E, Wirkung von L-Carnitin auf die Spermienzahl und Spermienmotilität, Fertilität 4: 1–4 (1988).

Munck A, Guyre PM in: Chrousos GP, Loriuax DL, Lipsett MB (eds.), Steroids hormone resistence: mechanism and clinical aspects, Plenum Press, New York, pp 81–96 (1986).

Munck A, Guyre PM, Holbrook NJ, Endocr Rev 5: 25–44 (1984).

Nappi G, Martignoni E, Sinforiani E, Facchinetti F, Genazzani A, Racetyl-L-carnitine normalizes pituitary-adrenocortical hyperactivity in pathological ageing brain, Med Sci Res 16 (6): 291–2, CODEN: MSCREJ, ISSN: 0269-8951 (1988).

Natali A, Santoro D, Brandi LS, Faraggiana D, Ciociaro D, Pecori N, Buzzigoli G, Ferrannini E, Effects of acute hypercarnitinemia during increased fatty substrate oxidation in man, Metabolism 42 (5): 594–600 (1993).

Navarez-Perez GE, Alvarez Casado JJ, Mollerach M, Caprile AW, Caubet JC, Action of carnitine on the submaximal work time and lipid metabolism in trained subjects, in: Borum PR (ed): Clinical aspects of human carnitine deficiency, Pergamon Press, New York, p 44 (1986).

Neary JP, Martin TP, Reid DC, Burnham R, Quinney HA, The effects of a reduced exercise duration taper programme on performance and muscle enzymes of endurance cyclists, Eur J Appl Physiol 65 (1): 30–6 (1992).

Neely JR, Idell-Wenger J, Cellular distribution of CoA and carnitine in cardiac muscle, J Mol Cell Cardiol 10

Literatur

(suppl. 1): 68, CODEN: JMCDAY, ISSN: 0022-2828 (1978).

Negrao CE, Ji LL, Schauer JE, Nagle FJ, Lardy HA, Carnitine supplementation and depletion: Tissue carnitines and enzymes in Fatty acid oxidation, J Appl Physiol 63: 315–21 (1987).

Nelson PJ, Pruitt RE, Henderson LL, Jenness R, Henderson LM, Effect of ascorbic acid deficiency on the in vivo synthesis of carnitine, Biochim Biophys Acta 672 (1): 123–7, CODEN: BBACAQ, ISSN: 0006-3002 (1981).

Neufeld HA, Kaminski MV, Wannemacher RW, Amer J Clin Nutr 1357–8 (1977).

Neumann G, Effect of L-carnitine on athletic performance, in: Carnitine – pathochemical basics and clinical applications, Seim H, Löster H (eds.), Ponte Press, Bochum, pp. 61–71 (1996).

Neumann G, Gutachterliche Stellungnahme zur Sporternährung unter Beachtung von L-Carnitin als Bestandteil der diätetischen Ernährung, Gutachten für die Gesellschaft für Ernährungsforschung Neu Ulm, Universität Leipzig (1999).

Neumann G, Wirkung von L-Carnitin auf den Sportler, Universität Leipzig, Edition Lonza, ISBN 3-9520460-3-5 (1995).

Nishida N, Sugimoto T, Kobayashi Y, Effect of L-carnitine on glycogen synthesis and ATP production in cultured hepatocytes of the newborn rat, J Nutr 119: 1705–8 (1989).

Nosadini R, Avogaro A, Mollo F, Marescotti C, Tiengo A, L-carnitine does improve acetoacetate disposal in insulin dependent diabetics, Proc 11th Congr Int Diabetes Fed, 10.–17. Nov. 1982, Nairobi (1982).

O'Connor JE, Costell M, Grisolia S, Prevention of ammonia toxicity by L-carnitine: metabolic changes in brain, Neurochem Res 9: 563–70, und O'Connor JE, Costell M, Grisolia S, Protective effect of L-carnitine on hyperammonemia, FEBS Lett 166: 331–4 (1984).

Odle J, Lin X, van Kempen TA, Drackley JK, Adams SH, Carnitine palmitoyltransferase modulation of hepatic fatty acid metabolism and radio-HPLC evidence for low ketogenesis in neonatal pigs, J Nutr 125 (10): 2541–9, CODEN: JONUAI, ISSN: 0022-3166 (1995).

Ohtani Y, et al., Renal handling of free and acylcarnitine in secondary carnitine deficiency, Neurology 34: 977–9 (1984).

Ohtsuka Y, Griffith OW, L-carnitine protection in ammonia intoxication. Effect of aminocarnitine on carnitine-dependent metabolism and acute ammonia toxicity, Biochem Pharm 41: 1957–61 (1991).

Olpin SE, Bates CJ, Lipid metabolism in riboflavin-deficient rats. 2. Mitochondrial fatty acid oxidation and the microsomal desaturation pathway, Br J Nutr 47 (3): 589–96 (1982).

Olson AL, Rebouche CJ, g-Butyrobetaine hydroxylase activity is not rate limiting for carnitine biosynthesis in the human infant, J Nutr 117 (6): 1024–31, CODEN: JONUAI, ISSN: 0022-3166 (1987).

Opalka et al., Persönliche Mitteilung, Muskelabor Halle (2000).

Opinion of Advocate General Fennely, delivered 22 Oct 1998, Case C-107/97, Arkopharma (Urteil des französischen Gerichtshofes in Grasse) (1998).

Owen KQ, et al., Effect of dietary L-carnitine on growth, carcass characteristics, and metabolism of swine, Swine Day Report (1996).

Owen KQ, et al., The effect of L-carnitine on growth and carcass characteristics of growing-finishing pigs, Swine Day 161–4 (1994).

Owen KQ, Ji H, Maxwell CV, Nelssen JL, Goodband RD, Tokach MD, Tremblay GC, Koo SI, Dietary l-carnitine suppresses mitochondrial branched-chain keto acid dehydrogenase acitvity and enhances protein accretion and carcass characteristics of swine, J Anim Sci 79: 3104–12 (2001).

Owen KQ, Ji H, Maxwell CV, Nelssen JL, Goodband RD, Tokach MD, Tremblay GC, Koo SI, Blum SA, Effect of dietary L-carnitine on growth metabolism, and carcass characteristics of swine. J Nutr (1996).

Oyono-Enguelle S, Freund H, Ott C, Gartner M, Heitz A, Marbach J, Maccari F, Frey A, Bigot H, Bach AC, Prolonged submaximal exercise and L-carnitine in humans, Eur J Appl Physiol 58 (1–2): 53–61 (1988).

Pace JA, Beall FA, Neufeld HA, Wannemacher RW Jr, Alterations in carnitine acylation states in streptococcus pneumoniae-infected rats, Fed Proc 36 (3): 788, CODEN: FEPRA7, ISSN: 0014-9446 (1977).

Pagan JD, Jackson SG, Duren SE, The effect of chromium supplementation on metabolic response to exercise in thoroughbred horses, Proc Alltech Lecture Tour 249–56 (1996).

Palm F, Wutzke K, Der Einfluß von L-Carnitin auf die Fettoxidation und die Körperzusammensetzung beim gesunden Erwachsenen, Diss., Forschungslabor der Universitäts-Kinder- und Jugendklinik Rostock (2001).

Panter RA, Mudd JB, Carnitine levels in some higher plants, FEBS Lett 5: 169–70 (1969).

Paradies M, Universität Iserlohn, persönliche Mitteilung (1997).

Parnetti L, Gaiti A, Mecocci P, Gottfries CG, Santucci C, Reboldi GP, Senin U, Effect of acetyl-L-carnitine on serum levels of cortisol and adrenocorticotropic hormone and its clinical effect in patients with senile dementia of Alzheimer type dementia, 1/3: 165–8, CODEN: DEMNEU; Switzerland, ISSN: 1013-7424 (1990).

Patel TB, DeBuysere MS, Barron LL, Olson MS, Studies on the regulation of the branched chain a-keto acid dehydrogenase in the perfused rat liver, J Biol Chem 256 (17): 9009–15, CODEN: JBCHA3, ISSN: 0021-9258 (1981).

Literatur

Patrikarea A, Stamatelou K, Ntaountaki I, Papadakis IT, The effect of combined L- carnitine and erythropoietin administration on the anaemia and on the lipid profile of patients of hemodialysis, Annual Congress of the European Renal Association and the European Dialysis and Transplant Association, Amsterdam, 18.–21. Juni 1996, Nephrology Dialysis Transplantation 11 (6): A262, ISSN: 0931-0509 (1996).

Paul HS, Adibi S, Effect of carnitine on oxidation of branched chain amino acids by liver and skeletal muscle., FED.PROC., 36/3 (No. 1356), CODEN: FEPRA7; United States (1977).

Paul HS, Adibi SA, Mechanism of carnitine stimulation of branched chain amino-acid oxidation, Fed Proc 38 (3 Pt. 1): 355, Coden: FEPRA7, ISSN: 0014-9446 (1979).

Paulson DJ, Shug AL, Tissue specific depletion of L-carnitine in rat heart and skeletal muscle by D-carnitine, Life Sci 28 (26): 2931–8, CODEN: LIFSAK, ISSN: 0024-3205 (1981).

Peluso G, et al., Carnitine: an osmolyte that plays a metabolic role, J Cell Biochem 80: 1–10 (2000).

Penn D, Bobrowski PJ, Zhang LY, Schmidt-Sommerfeld E, Neonatal carnitine deficiency: a piglet model, Ped Res 42: 114–21 (1997).

Penn D, Schmidt-Sommerfeld E, Effect of medium chain triglyceride mct administration upon carnitine and carnitine esters in the plasma urine and bile of neonatal pigs, Joint Meeting Am Pediatric Soc and the Soc for Pediatric Res, Anaheim, California, USA, 7.–10. Mai 1990, Pediatr Res 27 (4 pt 2): 113A, CODEN: PEREBL, ISSN: 0031-3998 (1990).

Pepine CJ, The therapeutic potential of carnitine in cardiovascular disorders, Clin Ther 13 (1): 2–21, discussion 1 (1991).

Peschechera A, Ferrari LE, Arrigoni-Martelli E, Hulsmann WC, Uptake and release of carnitine by vascular endothelium in culture, effects of protons and oxygen free radicals, Mol Cell Biochem 142 (2): 99–106 (1995).

Petraglia F, Bakalakis S, Facchinetti F, Volpe A, Muller EE, Genazzani AR, Effects of sodium valproate and diazepam on beta-endorphin, beta-lipotropin and cortisol secretion induced by hypoglycaemic stress in humans, Neuroendocrinology 44: 320–5 (1986).

Pettegrew JW, Levine J, Gershon S, Stanley JA, Servan-Schreiber D, Panchalingam K, McClure RJ, 31P-MRS study of acetyl-L-carnitine treatment in geriatric depression: preliminary results, Bipolar Disord 4 (1): 61–6, Journal code: 100883596, ISSN: 1398-5647 (2002).

Pieper GM, Murray WJ, Salhany JM, Wu ST, Eliot RS, Attenuation by levo carnitine of ATP reduction in perfused diabetic rat heart, 64th Ann Meet Fed Am Soc Exp Biol, Chicago, Ill., USA, 10–15. April 1983, Fed Proc 42 (5): Abstr 5661, CODEN: FEPRA7, ISSN: 0014-9446 (1983).

Pieront MEM, Judd DB, Tukey DP, Smith CM, Erythrocyte carnitine: a study of erythrocyte fractions isolated by discontinous density gradient centrifugation, Biochem Med Metab Biol 40: 237 (1988).

Pitts BJR, Okhuysen CH, Effects of palmitoyl carnitine and LPC on cardiac sarcolemmal Na+-K+-ATPase, Am J Physiol 247: H840–H846 (1984).

Platen P, Mader A, Duperly J, Pöhlmann M, Hannig H, Bärhausen M, Prüfer J, Rost R, Wirksamkeit einer L-Carnitinsubstitution auf die Leistungsfähigkeit sowie auf verschiedene metabolische und hormonelle Parameter bei Triathleten, in: Bremer D, Engelhardt M, Jottenrodt K, Neumann G, Pfützner A (eds.), Triathlon: Orthopädische und internistische Aspekte, Czwalina, Hamburg, pp. 101–114 (1993).

Plotzky PM, Hypophysiotropic regulation of adenhypophyseal adrenocorticotropic secretion, Fed Proc 44: 189–95 (1984).

Podlepa EM, Lyudkovskaya IV, Dmitrovskii AA, Bykhovskii VY. The effect of vitamin B12 on carnitine synthesis in rats, Biol Nauki (Moskau) 5: 20–3, CODEN: BINKBT, ISSN: 0470-4606 (1988).

Pola P, Flore R, Serricchio M, Tondi P, New carnitine derivatives for the therapy of cutaneous ulcers in vasculopathics, Drugs Exp Clin Res 17 (5): 277–82 (1991b).

Pola P, Flore R, Tondi P, Nolfe G, Rheological activity of propionyl L-carnitine, Drugs Exp Clin Res 17 (3): 191–6 (1991a).

Poleszynski DV, Bøhmer T, Improved oxygen uptake, bloodpressure and triglyceride reduction by oral L-carnitine in healthy women, Int J Med Research 13: 180–91 (1991).

Pons R, De Vivo DC: Primary and secondary carnitine deficiency syndromes, J Child Neurol 10: 8–24 (1995)

Portela A, Cornelissen G, Blank M, Kumagai Y, Bingham C, Bartolomucci G, Halberg F, Circadian stage-dependence of acetyl-L-carnitine effects on blood pressure and heart rate of clinically healthy subjects, Chronobiologia 20 (1–2): 63–76, CODEN: CBLGA2, ISSN: 0390-0037 (1993).

Qureshi IA, Ratnakumari L, Michalak A, Giguere R, Cyr D, Butterworth RF, A profile of cerebral and hepatic carnitine, ammonia, and energy metabolism in a model of organic aciduria: BALB/cByJ mouse with short- chain acyl-CoA dehydrogenase deficiency, Biochem Med Metab Biol 50 (2): 145–58 (1993).

Rahman A, Ustundag B, Burma O, Ozercan H, Erol FS, Neuroprotective effect of regional carnitine on spinal cord ischemia-reperfusion injury, European Journal of Cardio-thoracic Surgery, 20/1: 65–70, CODEN: EJCSE7, Refs: 25, ISSN: 1010-7940 (2001).

Ransone JW, Atterbom HA, The effects of L-carnitine on exercise lactate accumulation, 40th Anniversary Meeting of the American College of Sports Medicine, Indianapolis, Indiana, USA, 1.–4. Juni 1994, Medicine

Literatur

and Science in Sports and Exercise 26 (5 suppl.): S38, ISSN: 0195-9131 (1994).

Ransone JW, Lefavi RG, The effects of dietary L-carnitine on anaerobic exercise lactate in elite male athletes, Journal of Strength and Conditioning Research 11 (1): 4–7 (1997).

Ratnakumari L, Qureshi IA, Butterworth RF, Effect of L-carnitine on cerebral and hepatic energy metabolites in congenitally hyperammonemic sparse-fur mice and its role during benzoate therapy, Metabolism 42 (8): 1039–46, CODEN: METAAJ, ISSN: 0026-0495 (1993).

Rauchova H, Dobesova Z, Drahota Z, Zicha J, Kunes J, The effect of chronic L-carnitine treatment on blood pressure and plasma lipids in spontaneously hypertensive rats, Eur J Pharmacol 342 (2/3): 235–9, CODEN: EJPHAZ, ISSN: 0014-2999 (1998).

Rebouche CJ, Ascorbic acid and carnitine biosynthesis, Am J Clin Nutr 54 (6 suppl.): 1147S–1152S, CODEN: AJCNAC, ISSN: 0002-9165. (1991).

Rebouche CJ, Bosch EP, Chenard CA, Schabold KJ, Nelson SE, Utilization of dietary precursors for carnitine synthesis in human adults, J Nutr 119 (12): 1907–13 (1989).

Rebouche CJ, Broquist HP, Carnitine biosynthesis in Neurospora crassa: enzymic conversion of lysine to epsilon-N-trimethyllysine, J Bacteriol 126 (3): 1207–14, CODEN: JOBAAY (1976).

Rebouche CJ, Carnitine function and requirements during the life cycle, FASEB J, 6 (15): 3379–86, CODEN: FAJOEC, ISSN: 0892-6638 (1992).

Rebouche CJ, Carnitine movement across muscle cell membranes studies in isolated rat muscle, Biochem Biophys Acta 471: 145–55 (1977).

Rebouche CJ, Chenard CA, Metabolic fate of dietary carnitine in human adults: identification and quantification of urinary and fecal metabolites, J Nutr 121: 539–46 (1991).

Rebouche CJ, Comparative aspects of carnitine biosynthesis in microorganisms and mammals with attention to carnitine biosynthesis in man, in: Carnitine biosynthesis metabolism and functions, Proc Virginia Lazenby O'Hara Biochem Symp, Frenkel RA, McGarry Jdenis (eds.), pp. 57–72, Academic Press, New York (1980).

Rebouche CJ, Effect of dietary carnitine isomers and g-butyrobetaine on L-carnitine biosynthesis and metabolism in the rat, J Nutr 113 (10): 1906–13, CODEN: JONUAI, ISSN: 0022-3166 (1983).

Rebouche CJ, Engel AG, Carnitine metabolism and deficiency syndromes, Mayo Clin Proc 58: 533–540 (1983).

Rebouche CJ, Engel AG, Carnitine transport in cultured muscle cells and skin fibroblasts from patients with primary systemic carnitine deficiency, In Vitro 18 (5): 495–500, CODEN: ITCSAF, ISSN: 0073-5655 (1982).

Rebouche CJ, Engel AG, Significance of renal gamma-butyrobetaine hydroxylase for carnitine biosynthesis in man, J Biol Chem 255 (18): 8700–5, CODEN: JBCHA3, ISSN: 0021-9258 (1980.)

Rebouche CJ, Engel AG, Tissue distribution of carnitine biosynthetic enzymes in man, Biochim Biophys Acta 630 (1): 22–9, CODEN: BBACAQ, ISSN: 0006-3002 (1980).

Rebouche CJ, L-Carnitine, modern nutrition in health and disease, 9th ed., pp. 505–12, Lippincott, Williams & Wilkins, ISBN 0-683-30769-X (1998).

Rebouche CJ, Lehman LJ, Olson AL, e-N-Trimethyllysine availability regulates the rate of carnitine biosynthesis in the growing rat, J Nutr 116 (5): 751–9, CODEN: JONUAI, ISSN: 0022-3166 (1986).

Rebouche CJ, Lehman LJ, Olson AL, N-trimethyllysine availability regulates the rate of carnitine biosynthesis in the growing rat, J Nutr 116: 751–59 (1986).

Rebouche CJ, Lombard KA, Chenard CA, Renal adaptation to dietary carnitine in humans, Am J Clin Nutr 58: 660–5 (1993).

Rebouche CJ, Metabolic fate of dietary carnitine in humans, in: Current concepts in carnitine research, Carter AL (ed.), pp 37–48, CRC Press, Boca Raton, Ann Arbor & London (1992).

Rebouche CJ, Panagides DD, Nelson SE, Role of carnitine in utilization of dietary medium-chain triglycerides by term infants, Am J Clin Nutr 52 (5): 820–4 (1990).

Rebouche CJ, Quantitative estimation of absorption and degradation of a carnitine supplement by human adults, Metab Clin Exp 40: 1305–10 (1991).

Rebouche CJ, Recent advances in carnitine biosynthesis and transport, in: Clinical aspects of human carnitine deficiency, Borum PR (ed.), pp 37–48, Pergamon Press, New York. 1–15 (1986).

Rebouche CJ, Seim H, Carnitine metabolism and its regulation in microorganisms and mammals, Ann Rev Nutr 18: 39–61, CODEN: ARNTD8, ISSN: 0199-9885, Ann Reviews Inc (1998).

Rebouche CJ, Sites and regulation of carnitine biosynthesis in mammals, Fed Proc, Fed Am Soc Exp Biol 41 (12): 2848–52, CODEN: FEPRA7, ISSN: 0014-9446 (1982).

Rebouche CJ, Synthesis of carnitine precursors and related compounds, Methods Enzymol 123: 290–7 (1986).

Rebouche CJ, Tissue distribution of carnitine biosynthetic enzymes in man, Biochim Biophys Acta 630: 22–9 (1980).

Regitz V, Fleck E, Shug, Böhles HJ, Ein Metabolit auf dem Weg zum Therapeutikum L-Carnitin: Anti-Ischämikum-Symposium über den myocardialen Carnitin-Metabolismus, MMW Spezial pp. 1–12 (1987).

Reibel DK, Uboh CE, Kent RL, Altered coenzyme A and carnitine metabolism in pressure-overload hypertrophied hearts, Am J Physiol 244 (6): H839–H843, CODEN: AJPHAP, ISSN: 0002-9513 (1983).

Literatur

Reichmann H, van Lindeneiner N, Carnitine analysis in normal human red blood cells, plasma, and muscle tissue, Eur Neurol 34 (1): 40-3 (1994).

Rein D, Krasin B, Sheard NF, Dietary choline supplementation in rats increases carnitine concentration in liver, but decreases plasma and kidney carnitine concentrations (1997).

Requero MA, Goñi FM, Alonso A, Biochem 34: 10400-5 (1995).

Resnick AZ, et al., Arch Biochem Biophys 296: 394-401 (1992).

Rhead WJ, Fritchman KN, Clofibric acid stimulates oxidation of (1-14C) octanoate by intact fibroblasts, Pediatr Res 17: 294A (1983).

Richter T, Müller DM, Rotzsch C, Seim H, Carnitinmangel bei Kindern nach langzeitiger Sondenernährung über eine perkutane endoskopisch kontrollierte Gastrostomie (PEG), Monatsschr Kinderheilkunde 144: 716-21 (1996).

Richter T, Seim H, Rotzsch C, Müller DM, Carnitine deficiency and fatty acid oxidation in patients with long term formula feeding, in: Carnitine - pathochemical basics and clinical applications, Seim H, Löster H. (eds.), p. 264, Ponte Press, Bochum (1996).

Richter V, Purschwitz K, Bohusch A, Seim H, Weisbrich C, Reuter W, Sorger D, Rassoul F, Lipoproteins and other clinical-chemistry parameters under the conditions of lacto-ovo-vegetarian nutrition, Nutr Res 19 (4): 545-54, CODEN: NTRSDC, ISSN: 0271-5317, Elsevier Science (1999).

Richtlinie Nr. 96/5 EG der Kommission vom 16. Feb. 1996 über Getreidekost und andere Beikost für Säuglinge und Kleinkinder (1996).

Riedel et al., Carnitinsubstitution im Sport, Deutsche Zeitschrift für Sportmedizin 43 (2) (1992).

Rifici VA, Schneider SH, Khachadurian AK, Stimulation of low-density lipoprotein oxidation and insulin like growth factor I, Atherosclerosis 107: 99-108 (1994).

Rizza V, Lorefice R, Rizza N, Calabrese V, Pharmacokinetics of L-carnitine in human subjects, in: L-carnitine and its role in medicine: from function to therapy, Ferrari R, Di Mauro S, Sherwood G (eds.), pp. 63-77, Academic Press, London, San Diego (1992).

Robert H, et al., Glycine betaine, carnitine and choline enhance salinity tolerance and prevent the accumulation of sodium to a level inhibiting growth of tetragenouscoccushalophila, Appl Environ Microbiol 66: 509-517 (2000).

Roe CR, Bohan TP, L-carnitine therapy in propionic acidaemia, Lancet I: 1411-2 (1982).

Roe CR, et al., L-Carnitine therapy in isovaleric acidaemia, J Clin Invest 74: 2290-5 (1984).

Roe CR, et al., Metabolic response to methylmalonic aciduria, Arch Dis Child 58: 916-20 (1983).

Roessle C, Carpentier YA, Richelle M, Dahlan W, Attelis NPD, Elwyn DH, Stehle P, Fuerst P, Medium-chain triglycerides induce alterations in carnitine metabolism, Infusionstherapie 18 (4): 167-71, CODEN: INFUEW (1991).

Rokitzki L, Andree N, Sagredos N, Reuß F, Büchner M, Keul J, Acute changes in vitamin B6-status in endurance athletes before and after running a marathon, Int J J Sports Nutr 4, 154-65 (1994).

Roos N, De Vrese M, Schulte-Coerne H, Barth CA, L-carnitine in milk of monozygous bovine twins, Kiel Milchwirtsch Forschungsber 44 (4): 363-70, CODEN: KMWFAF, ISSN: 0023-1347 (1992).

Ross NS, Hoppel CL, Acyl-CoA dehydrogenase activity in the riboflavin-deficient rat. Effects of starvation, Biochem J 244 (2): 387-91 (1987).

Rossini PM, Marchionno L, Gambi D, Pirchio M, Del Rosso G, Albertazzi A, emg changes in chronically dialyzed uraemic subjects undergoing DL-carnitine treatment, Ital J Neurol Sci 2 (3): 255-62 (1981).

Rudman D, Sewell CW, Ansley JD, Deficiency of carnitine in cachectic cirrhotic patients, J Clin Invest 60 (3): 716-23, CODEN: JCINAO (1977).

Ruff LJ, Miller LG, Brass EP, Effect of exogenous carnitine on carnitine homeostasis in the rat, Biochim Biophys Acta 1073 (3): 543-9, CODEN: BBACAQ, ISSN: 0006-3002 (1992).

Ruggiero V, D'Urso CM, Albertoni C, Campo S, Foresta P, Martelli EA, lps-induced serum tnf production and lethality in mice: effect of L-carnitine and some acyl-derivatives, Mediat Inflamm 2: S43-S50 (1994).

Rumpf KW, et al. Quantitative assessment of carnitine loss during haemodialysis and haemofiltration, Proc EDTA 19: 229-301 (1982).

Sahlin K, Muscle carnitine metabolism during incremental dynamic exercise in humans, Acta Physiol Scand 138: 259-62 (1990).

Sandor A, Hoppel CL, Butyrobetaine availability in liver is a regulatory factor for carnitine biosynthesis in rat. Flux through butyrobetaine hydroxylase in fasting state, Eur J Biochem 185 (3): 671-5, CODEN: EJBCAI, ISSN: 0014-2956 (1989).

Sandor A, Pecsuvac K, Kerner J, Alkonyi I, On carnitine content of the human breast milk, Pediatr Res 16 (2): 89-91 (1982).

Sartorelli L, Ciman M, Rizzoli V, Siliprandi N, On the transport mechanisms of carnitine and its derivatives in rat heart slices, Ital J Biochem 31 (4): 261-8, CODEN IJBIAC, ISSN: 0021-2938 (1982).

Sartorelli L, Mantovani G, Ciman M, Carnitine and deoxycarnitine concentration in rat tissues and urine after their administration, Biochim Biophys Acta 1006 (1): 15-8 (1989).

Savica V, et al., The effect of D,L-Carnitine supplementation on muscle metabolism, neuropathy, cardiac and hepatic function in hemodialysis patients, Acta med Scand 212: 115-120 (1982).

Schaefer J, Pourfarzam M, Bartlett K, Jackson S, Turnbull DM, Fatty acid oxidation in peripheral blood cells: characterization and use for the diagnosis of defects

Literatur

of fatty acid oxidation, Pediatr Res 37 (3): 354-60 (1995).

Schek A, L-Carnitin: Sinn und Unsinn der Substitution einer körpereigenen Substanz, Teil 2: Zur fragwürdigen und unsinnigen Substitution, Ernährungs-Umschau 41: 61-67 (1994).

Schek A, L-Carnitin: Sinn und Unsinn der Substitution einer körpereigenen Substanz, Teil 1: Zur Physiologie und sinnvollen Substitution, Ernährungs-Umschau 41 (1), 9-10, 12-15, CODEN: ERUMAT, ISSN: 0014-021X (1994).

Schmidt-Sommerfeld E, Penn D, Carnitine and total parenteral nutrition of the neonate, Biol Neonate 58 suppl. 1: 81-8 (1990).

Scholte HR, Boonman AMC, Hussaarts-Odijk LM, Ross JD, Van Oudheusden LJ, Pereira RR, Wallenburg HCS, New aspects of the biochemical regulation of the carnitine system and mitochondrial fatty acid oxidation, in: Carnitine - pathochemical basics and clinical applications, Seim H, Löster H (eds.), pp. 11-31, Ponte Press, Bochum (1996).

Scholte HR, de Jonge PC, Metabolism, function and transport of carnitine in health and disease, in: Carnitin in der Medizin, Gitzelmann R, Bärlocher K, Steinmann B, pp. 21-59, Stuttgart, New York (1987).

Scholte HR, Luyt-Houwen IEM, Busch HFM, Jennekens FOI, Muscle mitochondria from patients with Duchenne muscular dystrophy have a normal beta-oxidation but an impaired oxidative phosphorylation, Neurology 35: 1396-7 (1985).

Scholte HR, Meijer AE, van Wijngaarden GK, Leenders KL, Familial carnitine deficiency: a fatal case and subclinical state in a sister, J Neurol Sci 42 (1): 87-101 (1979).

Scholten DJ, Davis AT, Albrecht RM, Morgan RE, Carnitine femoral arterial-venous differences in the stressed critically ill, J Am Coll Nutr 8 (2): 121-4 (1989).

Schweizerisches Vitamininstitut, Bestimmung von L-Carnitin (säurelösliches Gesamtcarnitin) in Futtermitteln Analysen für Lonza (1994).

Schwenk WF, Hale DE, Haymond MW, Decreased fasting free fatty acids with L-carnitine in children with carnitine deficiency, Pediatr Res 23 (5): 491-4 (1988).

Seim H, Biosynthesis, turnover, and degradation of carnitine in mammals, Wiss Z Karl-Marx-Univ. Leipzig, Math.-Naturwiss. Reihe 34 (3): 247-58, CODEN: WZMNA8, ISSN: 0043-6860 (1985).

Seim H, Kleber HP, Die Bedeutung des Ergänzungsnährstoffs Carnitin für Gesundheit und Leistungsfähigkeit, Gutachten, Lonza 1994.

Seim H, Kleber HP, Strack E, Reduktion von L-Carnitin zu γ-Butyrobetain durch Escherichia coli, Z Allg Mikrobiol 19: 753-8 (1979).

Seim H, Löster H, Claus R, Kleber HP, Strack E, Formation of g-butyrobetaine and trimethylamine from quaternary ammonium compounds structure-related to L-carnitine and choline by Proteus vulgaris, FEMS Microbiol Lett 13 (2): 201-5, CODEN: FMLED7, ISSN: 0378-1097 (1982).

Seim H, Löster H, Claus R, Kleber HP, Strack E, Stimulation of the anaerobic growth of Salmonella typhimurium by reduction of L-carnitine, carnitine derivatives and structure-related trimethylammonium compounds, Arch Microbiol 132 (1): 91-5 (1982).

Seim H, Löster H, Kleber HP, Reductive metabolism of L-carnitine and structure-related trimethylammonium compounds in Escherichia coli, Acta Biol Med Ger 41: 1009-18 (1982).

Seim H, Löster H, Strack E, Catabolism of carnitine: reaction products of carnitine decarboxylase and carnitine dehydrogenase in vivo, Hoppe-Seyler's Z Physiol Chem 361 (9): 1427-35, CODEN: HSZPAZ, ISSN: 0018-4888 (1980).

Seim H, Schulze J, Strack E, Catabolic pathways for high dosed L(-)- or D(+)-carnitine in germ-free rats, Hoppe-Seyler's Z Physiol Chem 366: 1017-21 (1985).

Seyle H, Textbook of endocrinology, Montreal: Acta Endocrinologia (1947).

Shaw AG, Hemolysis in chronic renal failure, Br Med J 11: 213-44 (1967).

Shaw RD, Li BUK, Hamilton IW, Shug AL, Olsen WA, Carnitine transport in rat small intestine, Am J Physiol 8/3: G376-G381, CODEN: APGPDF; United States (1983).

Shen JB, Pappano AJ, Palmitoyl-L-carnitine acts like ouabain on voltage, current, and contraction in guinea pig ventricular cells, Am J Physiol 268: H1027-H1036 (1995).

Shennan DB, Grant A, Ramsay RR, Burns C, Zammit VA, Characteristics of L-carnitine transport by lactating rat mammary tissue, Biochim Biophys Acta 1393: 49-56 (1998).

Shores KV, Otto RM, Wygand JW, Perez HR, Effect of L-carnitine supplementation on maximal oxygen consumption and free fatty acid serum levels, Medicine and Science in Sports and Exercise 19: 68 (1987).

Shug AL, Gravenstein S, Method of stimulating antibody formation, US Pat 5,569,457 (1996).

Siami G, Clinton ME, Mrak R, Griffis J, Stone W, Evaluation of the effect of intravenous L-carnitine therapy on function, structure and fatty acid metabolism of skeletal muscle in patients receiving chronic hemodialysis, Nephron 57: 306-13 (1991).

Siani V, Alim Nutr Metab 5: 89-92 (1984).

Sidossis LS, Gastaldelli A, Klein S, Wolfe RR, Regulation of plasma fatty acid oxidation during low- and high-intensity exercise, Am J Physiol 272 (6 pt 1): E1065-E1070, ISSN: 0002-9513 (1997).

Sidossis LS, Wolfe RR, Coggan AR, Regulation of fatty acid oxidation in untrained vs. trained men during exercise, Am J Physiol Endocrinology and Metabolism 274/3: 37-3 (E510-E515), Refs: 27, CODEN: AJPMD, United States, ISSN: 0193-1849 (1998).

Literatur

Sidossis LS, Wolfe RR, Glucose and insulin-induced inhibition of fatty acid oxidation: The glucose-fatty acid cycle reversed, Am J Physiol Endocrinology and Metabolism 270/4: 33-4 (E733-E738), CODEN: AJPMD, United States, ISSN: 0193-1849 (1996).

Siliprandi N, Carnitine in physical exercise, Biochem Aspects Phys Exercise, Proc Int Congr Probl Biochem Phys Exercise Train, Benzi G, Packer L, Siliprandi N (eds.), pp. 197-206, Elsevier, Amsterdam, CODEN: 55GLAR (1986).

Siliprandi N, Di Lisa F, Pieralisi G, Ripari P, Maccari F, Menabo R, Giamberardino MA, Vecchiet, L, Metabolic changes induced by maximal exercise in human subjects following L-carnitine administration, Biochim Biophys Acta 1034 (1): 17-21, CODEN: BBACAQ, ISSN: 0006-3002. (1990).

Siliprandi N, Di Lisa F, Vecchiet L, Effect of exogenous carnitine on muscle metabolism: A reply to Hultman et al., Eur J Appl Physiol Occup Physiol 64/3: 278, CODEN: EJAPCK, Germany, ISSN: 0301-5548 (1992).

Siliprandi N, Sartorelli L, Ciman M, Di Lisa, F, Carnitine: metabolism and clinical chemistry, Clin Chim Acta 183 (1): 3-11, CODEN: CCATAR, ISSN: 0009-8981 (1989).

Siliprandi N, Venerando R, Tassani V, The »carnitine system«: recent aspects, Adv Exp Med Biol 368: 161-4 (1994).

Simi B, Mayet MH, Sempore B, Favier RJ, Large variations in skeletal muscle carnitine level fail to modify energy metabolism in exercising rats, Comp Biochem Physiol A: Comp Physiol 97A (4): 543-9, CODEN: CBPAB5, ISSN: 0300-9629 (1990).

Singh H, Brogan M, Johnson D, Poulos A, Peroxisomal beta-oxidation of branched chain fatty acids in human skin fibroblasts, J Lipid Res 33 (11): 1597-605, CODEN: JLPRAW, ISSN: 0022-2275 (1992).

Sleboda J, Pourfarzam M, Bartlett K, Osmundsen H, Effects of added l-carnitine, acetyl-CoA and CoA on peroxisomal beta- oxidation of [U-14C]hexadecanoate by isolated peroxisomal fractions, Biochim Biophys Acta 1258 (3): 309-18 (1995).

Slonim AE, Borum PR, Tanaka K, Stanley CA, Kasselberg AG, Greene HL, Burr IM, Dietary-dependent carnitine deficiency as a cause of nonketotic hypoglycemia in an infant, J Pediatr 99 (4): 551-5 (1981).

Snoswell AM, Koundakjian PP, Relations between carnitine and coenzyme A esters in tissues of normal and alloxan-diabetic sheep, Biochem J, 127 (1): 133-41, CODEN: BIJOAK (1972).

Snoswell AM, Linzell JL, Carnitine secretion into milk of ruminants, J Dairy Res 42 (3): 371-80, CODEN: JDRSAN (1975).

Solberg HE, Bremer J, Formation of branched chain acylcarnitines in mitochondria, Biochim Biophys Acta 222 (2): 372-80, CODEN: BBACAQ (1970).

Soop M, Bjoerkman O, Cederblad G, Hagenfeldt L, Wahren J, Influence of carnitine supplementation on muscle substrate and carnitine metabolism during exercise, J Appl Physiol 64 (6)_ 2394-9, CODEN: JAPHEV, ISSN: 8750-7587.

Spagnoli LG, Corsi M, Villaschi S, Palmieri G, Maccari F, Myocardial carnitine deficiency in acute myocardial infarction, Lancet 1 (8286): 1419-20, CODEN: LANCAO, ISSN: 0023-7507 (1982).

Spagnoli LG, Palmieri G, Mauriello A, Vacha GM, D'Iddio S, Giorcelli G, Corsi M, Morphometric evidence of the trophic effect of L-carnitine on human skeletal muscle, Nephron 55(1):16-23 (1990).

Spedding M, Mir A. Br J Pharmacol 92: 457-68 (1987).

Stadler DD, Chenard CA, Rebouche CJ, Effect of dietary macronutrient content on carnitine excretion and efficiency of carnitine reabsorption, Am J Clin Nutr 58 (6): 868-72, CODEN: AJCNAC, ISSN: 0002-9165 (1993).

Stanley CA, New genetic deffects in mitochondrial fatty acid oxidation and carnitine deficiency, Adv Pediatr 34: 59-88 (1983).

Starritt EC, Angus D, Hargreaves M, effect of short-term training on mitochondrial ATP production rate in human skeletal muscle, J Appl Physiol 86 (2): 450-4, CODEN: JAPHEV, ISSN: 8750-7587, Am Physiological Soc (1999).

Stieger B, O'Neill B, Krähenbühl S, Characterization of L-carnitine transport by rat kidney brush-border-membrane vesicles, Biochem J 309: 643-7 (1995).

Strack E, Bemm H, Rotzsch W, Trimethylamin und Trimethylaminoxid im Urin nach Zufuhr von 14N- und 15N-markiertem Carnitin, Acta Biol Med Germ 11: 14-28 (1963).

Strack E, Försterling K, Über die Reizwirkungen von Estern des L-Carnitins auf isolierte Organe, Hoppe-Seyler's Z Physiol Chem 295 (1953): 377-87 (1953).

Strack E, Lorenz I, Verfahren zur Herstellung von D- und L-Carnitin, Patent DD 23217, 31.1.1959 (1959).

Strack E, Röhnert H, Lorenz L, Die Darstellung von D,L-Carnitin, Chem Ber 86: 525-9 (1953).

Strack E, Seim H, Die Bildung von Gamma-Butyrobetain aus exogenem L(-)-Carnitinin vivo bei Maus und Ratte, Hoppe-Seyler's Z Physiol Chem 360 (2): 207-15 (1979).

Stumpf DA, Parker WD, Angelini C: Carnitine deficiency organic acidemias, Reye's syndrome, Neurology 35: 1041-5 (1985).

Sushamakumari S, Jayadeep A, Kumar JS, Suresh M, Venugopal P, Effect of carnitine on malondialdehyde, taurine and glutathione levels in heart of rats subjected to myocardial stress by isoproterenol, Indian J Exp Biol 27 (2): 134-7, CODEN: IJEBA6, ISSN: 0019-5189 (1989).

Suzuki M, et al., Effects of carnitine administration, fasting, and exercise on urinary carnitine excretion in man, J Nutr Sci Vitaminol 22: 169-74 (1976).

Suzuki Y, Kamikawa T, Kobayashi A, Masumura Y, Yamazaki N, Effects of L-carnitine on tissue levels of

Literatur

acyl-carnitine, acyl coenzyme A and high energy phosphate in ischemic dog hearts, Jap Circ J 45: 687 (1981).

Swart I, Rossouw J, Loots JM, Kruger MC, The effect of L-carnitine supplementation on plasma carnitine levels and various performance parameters of male marathon athletes, Nutr Res 17 (3): 405-414, CODEN: NTRSDC, ISSN: 0271-5317 (1997).

Taniguchi M, Yamauchi R, Nakamura M, Fatty acid oxidation in liver mitochondria from riboflavine-deficient rats, Eiyo To Shokuryo 25 (9): 681-5, CODEN: EISOAU (1972).

Tanphaichitr V, Broquist HP, Lysine deficiency in the rat. Concomitant impairment in carnitine biosynthesis, J Nutr 103 (1), 80-7, CODEN: JONUAI (1973).

Tanphaichitr V, Broquist HP, Role of lysine and e-N-trimethyllysine in carnitine biosynthesis. II. Studies in the rat, J Biol Chem 248 (6), 2176-81, CODEN: JBCHA3 (1973).

Tanphaichitr V, Broquist HP, Site of carnitine biosynthesis in the rat, J Nutr 104 (12): 1669-73, CODEN: JONUAI (1974).

Tanphaichitr V, Horne DW, Broquist HP, Lysine, a precursor of carnitine in the rat, J Biol Chem 246 (20): 6364-6, CODEN: JBCHA3 (1971).

Tanphaichitr V, Lerdvuthisopon N, Dhanamitta S, Broquist HP, Carnitine status in Thai adults Am J Clin Nutr 33 (4): 876-80 (1980).

Tein I, Di Mauro S, Primary systemic carnitine deficiency manifested by carnitine-responsitve cardiomyopathie, in: L-Carnitine and its role in medicine. From function to therapy, Ferrari RS, Di Mauro S (eds.), pp. 155-86, Academic Press, New York (1992).

Thornalley P, Monosacharide auto-oxidation in health and disease, Environ Health Perspect 64: 297-307 (1985).

Tomita M, Sendju Y, Über die Oxyaminoverbindungen, welche die Biuretreaktion zeigen. III. Spaltung der g-Amino-b-oxy-Buttersäure in die optisch-aktiven Komponenten, Hoppe-Seyler's Z Physiol Chem 169: 263-77 (1927).

Trappe SW, Costill DL, Goodpaster B, Vukovich MD, Fink WJ, Int J Sports Med 15 (4): 181-5, CODEN: IJSMDA, ISSN: 0172-4622 (1994).

Tremblay GC, Bradley TM, L-carnitine protects fish against acute ammonia toxicity. Comp Biochem Physiol 101: 349-51 (1990).

Tripp ME, et al., Systemic carnitine deficiency presenting as familial endocardial fibroelastosis. A treatable cardiomyopathy, N Engl J Med 305: 385-90 (1981).

Trovato GM, Ginardi V, Di Marco V, Dell'Aira AE, Corsi M, Long term L-carnitine treatment of chronic anaemia of patients with endstage renal failure. Curr Ther Res 31: 1042-9 (1982).

Tsai AC, Romsos DR, Leveille GA, Determination of carnitine turnover in choline-deficient and cold-exposed rats, J Nutr 105: 301-7 (1975).

Tsoko M, Beauseigneur F, Gresti J, Niot I, Demarquoy J, Boichot J, Bezard J, Rochette L, Clouet P, Enhancement of activities relative to fatty acid oxidation in the liver of rats depleted of L-carnitine by D-carnitine and a gamma-butyrobetaine hydroxylase inhibitor, Biochem Pharm 49: 1403-10 (1995).

Tsuchiyama T, Katayama K, Nakagawara G, Effect of intravenous L-carnitine administration on lipid utilization in hepatectomized rats, Geka to Taisha, Eiyo 27 (2): 149-58, CODEN: GTEIDA, ISSN: 0389-5564 (1993).

Turnbull DM, et al., Short chain acyl-Coa dehydrogenase deficiency associated with a lipid storage myopathy and secondary carnitine deficiency, N Engl J Med 311: 1232-6 (1987).

Uhlenbruck G, L-carnitine and the immune system: from the mode of metabolism to the modulation of membranes, in: L-carnitine - pathochemical basics and clinical applications, Seim H, Löster H (eds), pp. 47-60, Ponte Press, Bochum (1996).

Uhlenbruck G, van Mil A, Immunbiologische und andere neue Aspekte der Membranmodulation durch L-Carnitin, Köln, Echo (1993).

Uhlenbruck G, van Mil A, Immunologische Experimente mit L-Carnitin: Neue sportmedizinisch relevante Aspekte? Dtsch Z Sportmed 43: 502-10 (1992).

Urteil des EuGH, 18.Mai 2000/Arkopharma (2000).

Uziel G, Garavaglia B, Di Donato S, Carnitine stimulation of pyruvate dehydrogenase complex (pdhc) in isolated human skeletal muscle mitochondria, Muscle Nerve 11 (7): 720-4, CODEN: MUNEDE, ISSN: 0148-639X (1988).

Vacha GM, et al., Favourable effects of l-carnitine treatment of hypertriglyceridaemia in hemodialysed patients decisive role of low levels of high density lipoprotein-cholesterol, Am J Clin Nutr 38, 532-40 (1983).

van der Vusse GJ, Glatz JFC, Stam HCG, Reneman RS, Physiol Rev 72: 881-940 (1992).

van Hinsbergh VMM, Emeis JJ, Havekes J, Interaction of lipoproteins with cultured endothelial cells, in: The endothelial-A pluripotent cell of the vessel wall, Thilo-Korner DGS, Freshney RI (eds.), pp. 99-112, Karger, Basel (1983).

van Kempen TA, Odle J, Carnitine affects octanoate oxidation to carbon dioxide and dicarboxylic acids in colostrum-deprived piglets: in vivo analysis of mechanisms involved based on CoA- and carnitine-ester profiles, J Nutr 125 (2): 238-50, CODEN: JONUAI, ISSN: 0022-3166 (1995).

van Kempen TA, Odle J, Medium-chain fatty acid oxidation in colostrum-deprived newborn piglets: stimulative effect of L-carnitine supplementation, J Nutr 123 (9): 1531-7, CODEN: JONUAI, ISSN: 0022-3166 (1993).

van Loon, Luc JC, Greenhaff PL, Constantin-Teodosiu D, Saris WHM, Wagenmakers AJM, The effects of incre-

Literatur

asing exercise intensity on muscle fuel utilisation in humans, Journal of Physiology 536 (1): 295–304, CODEN: JPHYA7, ISSN: 0022-3751 (2001).

Vary TC, Neely JR, Characterization of carnitine transport in isolated perfused adult rat hearts, Am J Physiol Heart Circ Physiol 11/4: H-585–H-592, CODEN: AJPPDI; United States (1982).

Vecchiet L, Di Lisa F, Pieralisi G, Ripari P, Menabo R, Giamberardino MA, Siliprandi N, Influence of L-carnitine administration on maximal physical exercise (see comments), Eur J Appl Physiol 61 (5-6): 486–90 (1990).

Veerkamp JH, Wagenmakers AJM, Branched chain 2-oxo acid metabolism in human and rat muscle (Metab. Clin. Implic. Branched Chain Amino Ketoacids), Dev Biochem 18: 163–8, CODEN: DEBIDR, ISSN: 0165-1714 (1981).

Veitch RK, Draye JP, Vamecq J, Causey AG, Bartlett K, Sherratt HSA, van Hoof F, Altered acyl-CoA metabolism in riboflavin deficiency, Biochim Biophys Acta 1006 (3): 335–43, CODEN: BBACAQ, ISSN: 0006-3002 (1989).

Veitch RK, Meredith EJ, Turnbull DM, Sherratt HSA, Mitochondrial oxidations and tissue carnitine concentrations in riboflavin-deficient rats, Biochem Soc Trans 13 (5): 895–6, CODEN: BCSTB5, ISSN: 0300-5127 (1985).

Vesela E, Racek J, Trefil L, Jankovych V, Pojer M, Effect of L-carnitine supplementation in hemodialysis patients, Nephron 88 (3): 218–23, ISSN: 0028-2766 (2001).

Viell, Gutachten des BGVV Berlin vom 11.4.2001 (2001).

Volek JS, Kraemer WJ, Rubin MR, Gomez AL, Ratamess NA, Doan BK, French DN, Mazzetti SA, Wickham RB, Jemiolo B, Newton RU, The effects of L-carnitine supplementation on exercise responses in recovery, Kansas Universitry USA in press abstract submitted to FASEB Orlando USA (2001).

Volek JS, The Effects of L-carnitine supplementation on stress and responses in recovery, Environmental and Exercise Physiology S:14, FASEB Orlando USA (2001).

Vukovich MD, Costill DL, Fink WJ, Carnitine supplementation: effect on muscle carnitine and glycogen content during exercise, Med Sci Sports Exercise 26 (9), 1122–9, CODEN: MSPEDA, ISSN: 0195-9131 (1994).

Wagenmakers AJM, L-carnitine supplementation and performance in man, Med Sport Sci, 32: 110–27 (1991).

Wagner C, Treffpunkt Sport im SWR 3, 7.10.2002, 18:51 (2002).

Walter P, Gutachten L-Carnitin und Sport, Biochemisches Institut im Vesalium Universität Basel (1989).

Wanner C, Forstner-Wanner S, Rossle C, Furst P, Schollmeyer P, Horl WH, Carnitine metabolism in patients with chronic renal failure: Effect of L-carnitine supplementation, Kidney Int 32/suppl. 22: 132–5, CODEN: KDYIA5; United States, ISSN: 0085-2538 (1987).

Watanabe S, Ajisaka R, Masuoka T, Yamanouchi T, Saitou T, Toyama M, Takeyasu N, Sakamoto K, Sugishita Y, Effects of L- and DL-carnitine on patients with impaired exercise tolerance, Jpn Heart J 36: 319–31 (1995).

Weiz M, et. al. The relative importance of N-Methylation in the metanbolism of trimethylamine in man, in: Toxicology 43: 177 (1987).

Welling PG, Thomsen JH, Shug AL, Tse FLS, Pharmacokinetics of L-carnitine in man following intravenous infusion of DL-carnitine, Int J Clin Pharmacol Biopharmacy 17: 56–60 (1979).

Wienecke E, Rehaklinikum Gerry Weber Stadion in Halle/Westfalen, Deutschland, Persönliche Mitteilung (2003).

Willner JH, Ginsburg S, Di Mauro S, Active transport of carnitine into skeletal muscle, Neurology 28 (7): 721–4 (1978).

Wills RJ, Thomsen JH, Welling PG, The pharmacokinetics of L-carnitine in the dog in the presence and absence of D-carnitine, Drugs Exp Clin Res 5 (1), 19–23, CODEN: DECRDP (1979).

Winter SC, et al., Carnitine deficiency, Lancet 335: 981–2 (1990).

Winter SC, Vance WH, Zorn EM, Vance CK, Jue K, Opala G, Linn L, Szabo A, Winter H, Bakas M, Carnitine deficiency in paediatrics: experience at Valley Children's Hospital, Fresno, in: L-carnitine and its role in medicine: from function to therapy, Ferrari R, Di Mauro S, Sherwood G (eds.), pp 209–21, Academic Press, London (1992).

Winter SC, Zorn EM, Vance H, Linn L, O'Hara T, The clinical use of carnitine for the treatment of organic acidurias, Int Pediatr 6/1: 62–5, CODEN: INPDEV; United States, ISSN: 0885-6265 (1991).

Wittels B, Bressler R, Biochemical lesion of diphtheria toxin in the heart, J Clin Investigation 43 (4): 630–7 (1964).

Wohlers M, Legenstein E, Kuzmits R, Lechner S, Dobianer K, Lohninger A, Carnitine substitution in cancer patients receiving chemotherapy, in: Carnitine – pathochemical basics and clin applications, Seim H, Löster H (eds.), pp. 265–6, Ponte Press, Bochum (1996).

Wolf G, Berger CRA, Studies on the biosynthesis and turnover of carnitine, Arch Biochem Biophys 92: 360–5 (1961).

Wu J, Corr PB, Am J Physiol 263: H410–H417 (1992).

Wu J, Corr PB, Am J Physiol 266: H1034–H1046 (1994).

Wu J, McHowat J, Saffitz JE, Yamada KA, Corr PB, Circ Res 72: 879–889 (1993).

Wyss V, Ganzit GP, Rienzi A, Effects of L-carnitine administration on VO2max and the aerobic-anaerobic threshold in normoxia and acute hypoxia, Eur J Appl Physiol 60 (1): 1–6 (1990).

Literatur

Yamada H, Hironaka Y, Hama T, Effects of levocarnitine chloride, a new mitochondrial function reactivating agent, on fatty acid and glucose oxidation under hypoxic condition in homogenates from rat heart, Yakugaku Zasshi 110 (3): 225-34 (1990).

Yu Z, Iryo Y, Matsuoka M, Igisu H, Ikeda M, Suppression of pentylenetetrazol-induced seizures by carnitine in mice, Naunyn Schmiedebergs Arch Pharmacol 355 (4): 545-9 (1997).

Zablah E, Melton S, O'Neil C, Fernandez M, Hegsted M, Keenan M, Stanciu C, Changes in ammonia levels and body composition in older rats fed L-carnitine, Dietary supplement, Micronutrient and Food Chemical Evaluation Group, LAES (2000).

Zapf J, Knoll M, Bergner H, Kemmler W, Der Einfluß von L-Carnitin auf die aerobe Leistungsfähigkeit nach einem vierwöchigen Ausdauertraining auf dem Fahradergometer - eine Doppelblindstudie mit 23 Probanden, Abt. für Sportmedizin am Sportwissenschaftlichen Institut der Universität Bayreuth, in: Regulatios- und Repairmechanismen, Liesen, Weiss und Baum (eds.), Deutscher Ärzte Verlag Köln, 727-32 (1994).

Zaspel BJ, Sheridan KJ, Henderson LM, Transport and metabolism of carnitine precursors in various organs of the rat, Biochim Biophys Acta 631 (1): 192-202, CODEN: BBACAQ, ISSN: 0006-3002 (1980).

Zeyner A, Harmeyer J, Metabolic functions of L-carnitine and its effects as feed additive in horses, a review, Arch Anim Nutr 52 (2): 115-38, CODEN: AANUET, ISSN: 0003-942X, Harwood Academic Publishers (1999).

Zissner H, Erfahrungen mit Phyto-Immun F&M plus sowie L-Carnitin, Naturheilpraxis 3: 37-8 (1999).

15 Register

A
Acyl-Carnitin 31, 38, 73, 74, 75, 99, 102, 103
Acyl-/Acetyl–Co A-Produktion 40
Acyl-Coenzym A 37, 44, 54, 55, 56
Acetyl-L-Carnitinspiegel 77
Alpha-Liponsäure 48
Aminosäuren 9
Ammonium 68, 69, 70, 71, 72
Antikatabole Effekte des L-Carnitins 67
ATP 29, 35, 36, 41, 43, 50, 51, 58, 66, 69, 70, 77, 81, 91, 117, 129, 130
Ausscheidung von L-Carnitin 27, 31, 42, 66, 99, 112

B
B6-Unterversorgung 24, 101
Blutgefäße 50, 51, 52, 73, 77, 112

C
Chemische Struktur von L-Carnitin 13, 146
Cobalaminmangel 24
Coenzym A 35, 36, 37, 38, 39, 40, 41, 42, 43, 45, 46, 48, 49, 56, 57, 66, 74, 103
Creatin 9

D
Diabetes 25, 40, 44, 45, 46, 47, 49, 57, 79, 110
Dialysepatienten 40, 48, 56, 62, 77, 78, 110, 124, 135, 146, 147
Diäten 25, 46, 68, 69
Diphtherie 85, 86
Doping 9, 79, 90

E
Eisenmangel 23, 101
Entgiftungsfunktion 35, 41
Erythrozyten-Zellmembranen 77

F
Fettsäuretransport 77
Fettstoffwechsel 13, 26, 36, 46, 54, 56, 57, 58, 62, 81, 102, 146
Fettverbrennung 13, 24, 37, 38, 44, 45, 49, 53, 55, 56, 57, 58, 59, 60, 61, 62, 64, 65, 91, 99, 102, 103, 105, 106, 119, 136

freie Radikale 47
Funktionaler L-Carnitinmangel 102

G
Gefäßerweiterung 35, 51, 52, 54, 57, 109, 117, 124, 131
Gesamt-L-Carnitinspiegel 39, 146
Glucoseverwertung 55

H
Herzerkrankungen 32, 130, 148
Hippursäureproduktion 35, 42, 43
Hyperammonie 71

I
Immunstimulanzien 80
Immunsystem 9, 11, 53, 73, 79, 80, 81, 83, 84, 85, 86, 87, 91, 128, 147
Immunzellen 15, 35, 41, 73, 77, 79, 80, 81, 84, 87, 112, 129, 147
Ischämie 40, 50, 51, 72, 110
Isotopenstudien 59, 61

K
Kalorienreduktion 25
KCT 36, 42
Ketonkörper 43, 44, 45, 46, 136
Kinder 18, 26, 42, 44, 45, 60, 78, 107
Kohlenhydratstoffwechsel 54, 55
kurzkettige und mittelkettige Fettsäuren 36

L
Laktatbildung 54, 55, 91
Laktatproduktion 55
L-Carnipure®-Verfahren 145
L-Carnitin 9, 13, 16
L-Carnitin Biosynthese 19, 20, 21, 23, 24, 25, 26, 28, 101, 102
L-Carnitin und Ammonium 68, 71
L-Carnitin und das Immunsystem 80
L-Carnitinaufnahme 16, 100
L-Carnitinausscheidung 22, 25, 27, 30
L-Carnitinbedarf bei Sportlern 99
L-Carnitin-Bedarfsdeckung 28

Register

L-Carnitin-Gehalt 15, 16, 26, 35, 53, 57, 81, 109, 112, 113
L-Carnitin-Gehalt der Muskulatur 111
L-Carnitinkonzentration 29, 86, 99, 104
L-Carnitinmangel 18, 20, 21, 23, 25, 26, 28, 32, 38, 42, 50, 56, 60, 77, 78, 81, 83, 84, 87, 102, 107, 110, 146
L-Carnitinspiegel 15, 23, 24, 26, 38, 42, 81, 86, 99, 102, 106, 109, 110, 111, 112, 113
L-Carnitin-Supplementation 11, 51, 61, 66, 106, 109, 111, 113
L-Carnitin-Turnover 31
L-Carnitin-Unterversorgung 33
LCT 42
Leber 15, 20, 21, 22, 25, 28, 29, 30, 31, 32, 43, 44, 48, 54, 56, 66, 68, 70, 81, 145, 146
Leistungsfähigkeit 9, 11, 23, 33, 53, 54, 72, 73, 79, 89, 90, 91, 93, 107, 124, 136, 151
Leistungssteigerung 52, 89, 93, 124, 126, 131, 135, 136
Lipoperoxide 47
LONZA 145
Lysinmangelernährung 21

M
MCT und KCT 42
MDA-Konzentration 48
Membranen 36, 38, 72, 73, 74, 75, 76, 77, 83
Metabolische Effekte 35
Mischköstler 16
Mitochondrienmembran 35, 41
Mitochondrium 37, 38, 40, 41, 103
Muskelbiopsien 57, 112, 129, 130
Muskelcarnitinspiegel 107, 109, 110, 111, 112
Muskelkraft 53, 146
Muskel-L-Carnitin-Gehalt 58, 110
Muskelschäden 89, 90, 91, 116, 124, 135, 138
Muskelschmerzen 91, 116, 118, 135
Muskulatur 15, 16, 21, 23, 32, 43, 46, 52, 53, 54, 56, 57, 59, 66, 67, 68, 81, 87, 91, 99, 102, 103, 104, 106, 109, 110, 111, 118, 129, 130, 146
Muttermilch 15, 23, 26, 31, 44, 45
Myokarditis 85, 86

N
Nährstoffe 9, 25, 59, 66, 89, 90, 145
Nahrung 28
Nahrungsergänzung 11, 13, 29, 31, 90
Neugeborene 15, 26
Normalwerte für L-Carnitin 15, 109

O
Omega-3-Fettsäuren 9
Oxidativer Stress 138

P
Periphere Verschlusskrankheiten 53
Physiologie des L-Carnitins 12, 35
Plasma-Carnitinspiegel 18, 29, 99, 102, 109, 110, 111, 112
Plasma-Membranen 50
Proteinstoffwechsel 66
Proteinsynthese 19, 43, 59, 66, 67, 69, 72, 91
Pufferreaktion 41, 49

Q
Q10 9

R
Raynaud Syndrom 52
Resorptionsquote 29
Riboflavinmangel 19, 24

S
Sauerstoffunterversorgung 50
Schilddrüsenhormone 57, 58
Schwangerschaft 20, 23, 31, 56, 57, 110, 112
Sekundärer L-Carnitinmangel 102
Skelettmuskulatur 15, 19, 21, 109, 146
Sport 11, 46, 54, 68, 79, 80, 85, 86, 89, 99, 101, 103, 124
Sporternährung 18, 68, 69, 90, 93
Sportler 9, 11, 18, 24, 46, 65, 66, 73, 79, 86, 89, 90, 93, 101, 109, 115, 118, 124, 131, 146, 151
Sportlernahrung 9, 89, 90
Stoffwechselfunktionen 50, 90, 126
Supplementation 9, 11, 48, 49, 56, 57, 81, 107, 112, 123, 131, 136

T
Transport der Fettsäuren 35, 38, 39, 146
Trimethyl-L-Lysin 19, 20, 21

U
Unterversorgung 18, 24, 32

V
Vegetarier 16, 18, 102
Vitamin C-Mangel 22

Vorkommen im menschlichen Körper 15
Vorkommen in der Nahrung 16
Vorkommen von L-Carnitin 15

W
Wundheilung 53

Z
Zellmembranen 13, 38, 44, 47, 72, 77, 84, 86
Zitratzyklus 44, 55, 58, 77
Zitronsäuresäurezyklus 37

Maria-Elisabeth Lange-Ernst

Einfach gesund bleiben

Warum L-Carnitin für Frauen so wichtig ist

2003. 96 Seiten, 46 Abbildungen, 12 Tabellen,
15,5 x 21,0 cm, kartoniert
ISBN 3-87706-884-7
€ 12,90

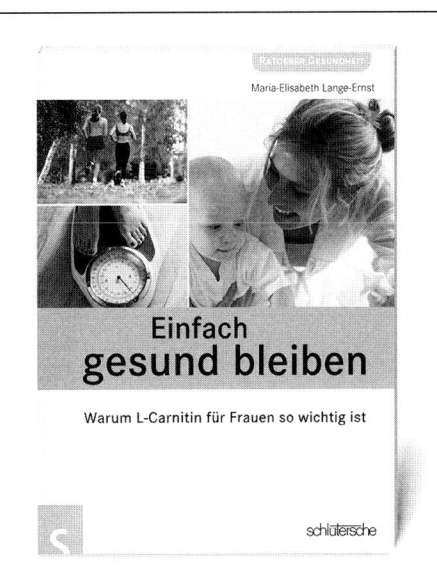

L-Carnitin ist ein vitaminartiger Nährstoff, den der Körper selbst herstellt und der auch in der Nahrung vorkommt. Er ist wichtig für die körpereigene Energiebereitstellung und unseren gesamten Organismus. L-Carnitin verfügt über Eigenschaften, die bei gesundheitlichen Fragen, die speziell Frauen beschäftigen, von Bedeutung sind. Er transportiert Energie in die Zellen und unterstützt den Fettabbau. Es schützt den Herzmuskel vor Sauerstoffmangel und trägt dazu bei, dass sich die Muskeln nach Belastung schneller erholen.

Die bekannte Ratgeberautorin Maria-Elisabeth Lange-Ernst beschreibt, wie jede Frau die gesundheitsfördernde Wirkung von L-Carnitin im Alltag nutzen kann: zur Unterstützung von Diäten, während der Schwangerschaft oder als Energielieferant. Richtig dosiert unterstützt L-Carnitin eine Vielzahl von Körperfunktionen und sorgt für mehr Wohlbefinden.

Aus dem Inhalt:

- Der Weg von der Nahrung zur Lebensenergie des Menschen
- Ernährungssituation heute – Hunger im Schlaraffenland
- Nährstoffbedarf und Nährstoffmangel
- Was ist eigentlich L-Carnitin?
- Warum L-Carnitin für Frauen so wichtig ist
- Übergewicht, Idealfigur und Diätenwahn

Die Autorin

Maria-Elisabeth Lange-Ernst ist Medizinjournalistin, Vorsitzende des Kollegiums der Medizinjournalisten und Vorstandsvorsitzende von Lust auf Gesundheit e.V.
Sie hat zahlreiche Artikel und Bücher zu medizinischen und ernährungswissenschaftlichen Themen verfasst.

Änderungen vorbehalten. Stand Mai 2004.

schlütersche